U0208919

裴正学医话医案集

PEI ZHENGXUE

YIHUA YIAN JI

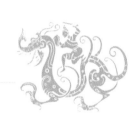

裴正学 编著

甘肃科学技术出版社

图书在版编目(CIP)数据

裴正学医话医案集 / 裴正学编著. -- 兰州：甘肃科学技术出版社，2008.2（2021.8重印）
ISBN 978-7-5424-1180-8

Ⅰ.①裴… Ⅱ.①裴… Ⅲ.①医话－汇编－中国－现代 ②医案－汇编－中国－现代 Ⅳ.①R249.7

中国版本图书馆CIP数据核字(2008)第002604号

裴正学医话医案集

裴正学　编著

责任编辑　陈学祥
封面设计　陈妮娜

出　版　甘肃科学技术出版社
社　址　兰州市读者大道568号　　730030
网　址　www.gskejipress.com
电　话　0931-8125103（编辑部）　0931-8773237（发行部）
京东官方旗舰店　https://mall.jd.com/index-655807.html

发　行　甘肃科学技术出版社　　印　刷　三河市华东印刷有限公司
开　本　880毫米×1230毫米 1/32　印　张　9.375　插　页　6　字　数　252千
版　次　2008年2月第1版
印　次　2021年8月第2次印刷
印　数　1001~1750
书　号　ISBN 978-7-5424-1180-8　定　价　58.00元

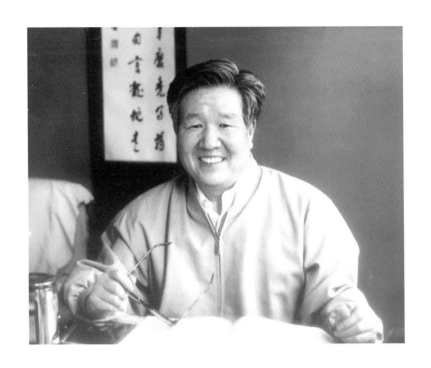

裴正学教授简介

男，生于1938年2月，甘肃武山人，1961年毕业于西安医科大学医疗系。教授，主任医师，国家级高徒导师。我国著名中西医结合专家。现任甘肃省医学科学研究院首席专家，甘肃省中西医结合学会名誉会长，中国中西医结合学会理事。曾任6、7、8届甘肃省政协委员。1991年始享受国务院特殊津贴。

出版专著《血证论评释》《新编中医方剂学》《大黄的药理与临床》《乙型肝炎的诊断与治疗》《裴慎医案选》《新编温病学》《中西医结合实用内科学》《高血压的中西医结合治疗》《糖尿病的中西医结合治疗》《肝病的中西医结合治疗》《胃脘痛的中西医结合治疗》

《裴正学医学经验集》《裴正学医话医案集》等15部，发表医学论文80余篇。曾获省、部级科技进步奖多项，国家级大奖1项，世界大奖1项。

裴正学教授编著的《血证论评释》在日本发行后，影响很大，1985年5月日本静冈大学校长田荣一教授专程来兰州向裴教授请教书中的有关问题。裴正学教授拟定的治疗白血病传方1974年在全国血液病会议上定名为"兰州方"，在国内各地医院广泛使用，疗效显著。

由他主编的《中西医结合实用内科学》在1996年4月美国召开的世界第三届传统医学大会上获"突出贡献国际奖"。裴正学教授荣获"世界民族医药之星"殊荣。1997年被国家中医药管理局认定为全国500名著名老中医之一，先后被香港中医药大学等五所国内中医院聘请为客座教授。

裴正学教授提出的中西医结合"十六字方针"，已被全国中西医界所关注，成为当前中西医领域的重要学派。1994年被评为全国中西医结合先进工作者，2000年被授予全国中西医结合突出贡献称号，2004年当选为甘肃省名老中医。裴正学教授尚爱好文学、诗词、书法，现有《裴正学小说散文集》《裴正学诗文集》《裴正学书法集》出版发行。

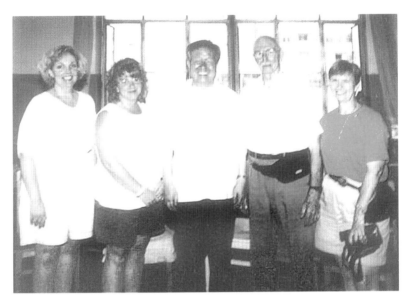

2001 年 8 月世界卫生组织官员哈里德教授一行在兰州会见了裴正学教授

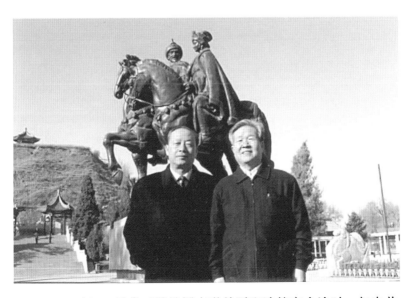

2004 年 10 月裴正学教授应邀赴呼和浩特市会诊时，与中共内蒙古自治区党委杨利民副书记合影

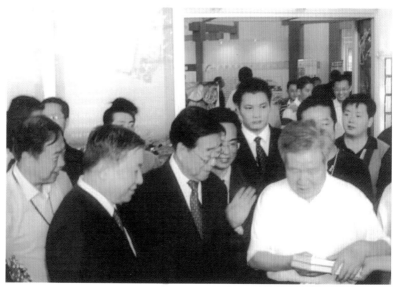

　　2005年2月在裴正学教授《裴正学医学经验集》、《裴正学医话医案集》新书发布会上，甘肃省医学科学研究院为裴正学教授颁发了"陇上名医"的奖牌

　　2005年8月在成都举行的"国际中医高峰研讨会"上，中央科技部部长徐冠华、四川省委书记张学忠与裴正学教授交谈

序

　　正学教授寄来他的力作《裴正学医话医案集》文稿，通读后耳目为之一新，精神为之一振。全书文字洗练，语叙流畅，78篇医话寓医理、趣味、学识于一炉，阅后令人广开思绪，爱不释手。医案部分力求实事求是、方治精契。在癌症、白血病、再生障碍性贫血等疑难危重病证的诊疗案例中，渗透着作者丰富的诊疗实践和临床心得，体现了他在前贤学术经验基础上的创新意念。而经治患者所获得的良效、奇效，又反映了他在辨证、辨病、立法、疏方、遣药等方面的临床造诣，其中不乏发人深省、令人鼓舞的学验内涵。充分说明正学教授在中医药继承与发展工作中所做出的积极贡献。

　　我与裴教授相识已有40余年，20世纪60年代初期，正学曾任天水地区人民医院内科主任，当时他虽职司西医临床，但在其父——著名中医学家裴慎先生的耳濡目染下，对中医药学心有独钟，矢志不移。他也经常与我通信共同探讨中医学术问题。30余年前，正学教授偕夫人一起被下放农村公社卫生院，在此期间他真正开始了中西医结合的临床生涯。他在不断实践的基础上，经历了三年的埋头著述，编撰了《血证论评释》，由人民卫生出版社出版刊行，这也是"十年动乱"后首批允许作者署名的医籍。1974年正学奉调至甘肃省新医药学研究所工作后，主持中西医结合临床实践，笔耕不辍，几乎是年年传佳讯，岁岁有新作。"士别三日，当须刮目相看"，目前他已是主编、出版13部医学专著，荣获国家级优秀论著奖和部级科技进步奖等重要奖项的知名专家，并曾应邀赴美国和西欧讲学，学术临床影响不断扩大，成为国内中西医结合的杰出代表之一。值得一提的是，1991年在卫生部陈敏章部长的提议和鼓励下，由正学教授牵头组织了5个省区21位著名中西医结合专家，历经4年，完成了当时我国第一部中西医结合内科宏编——《中西医结合实用内科学》，全书160余万字，于1995年刊行问世。由正学教授提出的中西医结合"十六字方针"在全国各地中西医结合界受到广泛的重视,被认为这是当前"中医走向现代化"值得借鉴的思路与方法,并被誉为中西医结合的"临床十六字方针"。

在临床方面,正学教授所拟定治疗白血病的专方,因完全彻底治愈了急性单核细胞性白血病(M_5)患者马长生,1974年在苏州召开的血液病会议上被定名为"兰州方",30年来在国内各地应用,反映良好。

正学教授曾任甘肃省医学科学院副院长、省政协委员、中国中西医结合学会理事、《中国中西医结合》杂志编委。现任国家级高徒导师、硕士生导师、甘肃省医学科学院首席专家、省文史馆员,并由甘肃省人民政府授予"甘肃省名老中医"称号。

光阴荏苒,正学教授已年过花甲,我亦古稀有余。面对这部医案医话集以及这些年正学教授不断撰著的新作,我对他辛勤治学、开拓创新的精神,倍感亲切和欣慰!是以为序。

中国医史文献研究所原所长
中国古籍整理领导小组成员
中国中医研究院学术委员会委员
资深博士生导师

2004年9月

前　言

　　屈指算来，在临床实践的第一线已跌打滚爬了四十五个春秋。回顾往事，喜忧参半，指下活人令人喜，斯证无术使人忧。在"喜"与"忧"的不断重复中，积淀为经验，默化为教训。老来自省，许多话应该讲出来，让"经验"与"教训"为后人服务。一部中医发展史不就是前人经验和教训的文字化、系统化吗？于是在朋友和门人们的鼓动下着手《裴正学医话医案集》的撰写。余生活勤朴，无烟、酒、茶的嗜好，除了写写书法、打几盘乒乓球外，全部时光在临床与读书中度过，每有心得咸笔记之。古人云："桃李无言，下自成蹊"，日积月累竟留下了临床笔记数十册。抽空翻阅之，自感回味无穷。陶然也，无异漫步于亲耘之丰收田苑。医话、医案就由此取材吧！先后重点选取了80余个题材，内容基本以笔记原形为核心，稍加修饰，然后冠以篇名则成。对涉及经典或他人论著之引文均进行了查对，务求出处确切。医案部分除已出者外，部分案例尚出自门人的随诊记录。他们是薛文翰主任医师及李薇、张太峰、张惠芳副主任医师。两年前曾有《老来感怀》一诗："学窗书案六十秋，对镜才知白了头，腹蕴岐黄人更老，盈尺积稿使人愁。"继去年《裴正学医学经验集》付梓问世到此稿定稿付梓，算是了却了这一心愿，盈尺积稿总算是有了归宿。
　　光阴荏苒，《裴正学医话医案集》出版问世已届三载，据云该书之销售行情甚佳，前版均已售完，蒙甘肃科学技术出版社决定再印。谨此致谢。

裴正学于甘肃省医学科学院

2007年12月10日

目　录

医话部分

医案部分

医 话 部 分

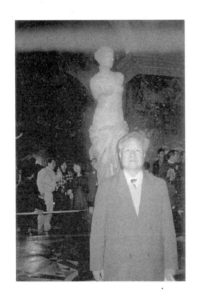

　　医话共78篇,集作者40余年之临床心得、体会。在中西医结合思维方法的临证体现方面独具匠心,超越了前人的境界。篇章中之方药系作者之临床心血,通盘托出,奉献给读者,公诸于社会,足见作者治学为民之豁达胸襟。

浅谈慢性肾炎的中医治疗

肾炎之慢性者,西医很少治法,肾病型可采用激素;伴高血压者及隐匿型之患者在治疗上常属棘手。中医对此病之治疗颇多方法,其辨证有脾肾阳虚与肝肾阴虚两大类。前者浮肿为主要证候,后者以高血压为主要证候,二者在尿检中或见蛋白,或见潜血,甚者则见各类管型。余之经验脾肾阳虚宜以桂附八味、补中益气为主方;肝肾阴虚应取六味地黄、杞菊地黄为首选。1977年余治慢性肾炎多人,遵上法皆效。患者孟福来,男,36岁,兰州新兰仪表厂工人,患慢性肾炎2年,尿蛋白始终(+++),多次住院无效。患者颜面苍白,食欲不振,体乏无力。全身轻度浮肿,自汗,恶寒,脉沉细,尺脉弱。余断以慢性肾炎,脾肾阳虚,投补中益气汤加生地、山萸、桂枝、附片、蝉衣、益母草。服药5剂,尿蛋白降至(++);前方中加入桃红四物汤,继服8剂,尿蛋白降至(+)。加桃红四物寓山西中医研究所益肾汤之意,该方系桃红四物汤加益母草、丹参、二花、连翘、公英、板蓝根,乃治疗慢性肾炎病久入络之效方。后在前方中去柴胡、升麻,加苍术、干姜,服10剂,尿蛋白转阴,患者精神好,食欲佳,无浮肿,数月后随访未复发。苍术、干姜、桂枝、附片为西安医科大学之痰饮丸也,意在温阳化湿,此患者在最后加入干姜、苍术,寓意于此也。患者胡粉兰,女,28岁,兰州新华印刷厂工人,兰医二院诊断为慢性肾炎,住院治疗多次,未见明显疗效。时见患者头晕、眼花、腰酸、腿困,五心烦热,全身浮肿,尿频尿急。血压22.7/13.3kPa(170/100mmHg),尿蛋白(+++),潜血(+++),管型(透明)1~2个/高倍。患者脉滑数,尺脉弱,余断以慢性肾炎,肝肾阴虚型,投杞菊地黄汤加知母、黄柏、苏梗、蝉衣、益母草、桂枝、附片,服8剂,尿蛋白降至(+),前方加血余炭、阿胶,再服10剂,潜血(+),尿蛋白(+),管型消失。后用杞菊地黄汤合怀牛膝60g、生龙牡各15g、生龟板15g、生赭石15g、黄柏6g,诸证悉平,血压亦降至正常。此例最后一方为杞菊地黄与建瓴汤之合方,建瓴汤者为张锡纯《衷中参西录》治疗高血压病之最佳方剂,方中之牛膝用量为30~60g,意在引血下行也。

五苓散与茯苓甘草汤

《伤寒论》:"太阳病大汗出,胃中干,烦躁不得眠,渴欲饮水者,少少与饮之,令胃气和则愈;若脉浮,小便不利,微热消渴者,五苓散主之。"又云:"中风发热,六七日不解而烦,有表里证,渴欲饮水,水入则吐,此名水逆,五苓散主之。"又云:"发汗已,脉滑数,烦渴者,五苓散主之。"又云:"伤寒汗出而渴者五苓散主之;不渴者,茯苓甘草汤主之。"

上述经文第一条之核心系"小便不利",二条之核心系"水入则吐",三条之核心系"烦渴",四条之核心系"汗出烦渴"。小便不利是肿也,水入则吐是吐也,汗出者汗也,烦渴者渴也,总此则斯方之主证当以汗、渴、吐、肿四字概而括之。曾记先贤以汗、渴、热、洪四字概括白虎汤方主证,后人以此为临床应用白虎汤之准绳,确谓切中要害;今余以汗、渴、吐、肿四字用之于五苓散之临床,40年来,得心应手也。急性肾炎之早期每具此四证,查之小便中恒有蛋白及血球,余以五苓散配青霉素之静脉点滴,无不应采取效矣!

茯苓甘草汤与五苓散之区别尽在前述之第四条经文中,伤寒汗出而渴者五苓散;不渴者茯苓甘草汤,所谓"伤寒汗出"乃风寒表虚之证也,此证正治乃桂枝汤也,何以又用茯苓甘草汤?盖此条经文所示者乃五苓散与茯苓甘草之区别也,五苓散之主证已如前述,乃汗、渴、吐、肿四证也;茯苓甘草汤与五苓散之区别除汗、吐、肿三证外仅无渴而已。查茯苓一味,具有利水、健脾、宁心三个作用。健脾则治吐,利水则消肿,宁心者则止汗也,盖血为汗之源也。茯苓甘草汤之组成:茯苓、桂枝、甘草、生姜、大枣,此方实则桂枝汤中以茯苓异白芍,一药之差,致方药之主证大异,此中医经方组方之特色,宜细识之。

蒲辅周老先生治疗高血压

蒲老治疗高血压与众不同,翻阅此老医案,共记录3例,其中用附片者2例,可见蒲老治疗高血压善用附片。高血压之常见证候为头晕、头痛、五心烦热、腰酸腿困、脉弦大而数、尺脉弱,按此,通常将斯证列入阴虚阳亢类,附片者壮阳之大剂也。从一般情况而论,阳亢之病投用壮阳之品,乃投薪救火也,然而蒲老以真武汤加党参、杜仲、寄生等味治疗高血压疗效确切。余意高血压乃西医之病名也,此病之临床表现亦因人而异,多种多样。余积40年之临床经验,观察到高血压病虽有阴虚阳亢之表现,然而亦有肝胆实火之兼证;个别年老体弱者则表现气血双虚或阴阳俱虚,一部分患者表现尚属阳明腑实,非得以大小承气、三黄泻心等苦寒重剂一泻为法。蒲老晚年专司中央高干之保健,所治疗之对象年老体弱、富贵尊荣者居多,以真武汤施之乃为正治耶。

谈谈慢性胰腺炎

慢性胰腺炎乃常见病也,因急性胰腺炎转变而来者,诊断尚易;无明显急性发作史者诊断甚难。盖胰腺位于胃之下后方,大部分无急性胰病史之慢性胰腺炎患者多被误诊为胃部病变,一部分患者因长期误诊,最后慢性消耗而致死,仍未知其所以然者,多矣!此病之临床表现:①慢性上腹隐痛,连及左胁及左胸、左背,痛在油腻食物后加重。②腹胀,消化不良,胰原性腹泻。③颜面苍白,消瘦贫血,轻度浮肿。④临检:除少数病人大便中可见少量脂肪滴外,血淀粉酶、尿淀粉酶均正常(急性发作者除外)。鉴于胰腺之位置特殊,前上方有胃,正前方有横结肠,左右两端有结肠之肝曲、脾曲。胃及结肠平时均有大量内容物及充气,因而胰腺之慢性炎症在声像学检查 (B超、CT)中往往不被发现。鉴于此,慢性胰腺炎之误诊率甚高,正如前述。

现代医学对此病之治疗,除给予消化酶类之治疗外,恒少良法。中医虽无慢性胰腺炎之病名,但《伤寒论》中之脏结与此病之临床表现甚为相似。《伤寒论》"问曰:病有结胸,有脏结,其状何如?答曰:按之痛,寸脉浮,关脉沉,名曰结胸也;何谓脏结?答曰:如结胸状,饮食如故,时时下利,寸脉浮,关脉小细沉紧,名曰脏结,舌上白苔滑者难治。"《伤寒论》"脏结无阳证,不往来寒热,其人反静,舌上胎白者不可攻也。"以上两条经文论述了脏结的证候和治法,认为脏结和结胸一样具有"按之痛"之证候,但是脏结属阴寒之证,不具有寒热证候,通常饮食如故,但时时下利,这与慢性胰腺炎之胰原性腹泻正好相似。文中提出"舌上胎白者不可攻也",这说明慢性胰腺炎已严重影响消化功能,此时忌攻下,古代无补充电解质之条件,长期腹泻,如再攻下则导致电解质之严重紊乱,形成不测。综上所述,结胸和脏结之不同有:①结胸有寒热,脏结无寒热;②结胸无下利,脏结有下利。除上述两点外脏结则"如结胸状"。《伤寒论》将结胸分成大结胸与小结胸两类。所谓"小结胸,正在心下,按之则痛,脉浮滑者,小陷胸汤主之。"所谓大结胸则是"从心下至少腹鞭满而痛不可近者,大陷胸汤主之。"上述经文所言小结胸之症状仅"正在心下,按之则痛"而已,说明小结胸证之症状与慢性胰腺炎之表现相合,即脏结"如结胸状"是也。大结胸之表现似与急性胰腺炎相合,自心下至少腹之痛且伴鞭满,手不能触,说明已具腹膜炎之临床表现,此为急性胰腺炎常见之并发症也。小结胸之主方小陷胸汤(瓜蒌、黄连、半夏),大结胸之主方大陷胸汤(大戟、芫花、甘遂),前者余曾用治慢胰获效,后者因峻泻太猛,不宜使用,正如前述之"舌上白苔者,不可攻也。"

综上所述,中医所谓"结胸"、"脏结"与现代医学之胰腺炎似有相似之处;"小结胸"、"脏结"则属慢性胰腺炎之属。余治疗慢性胰腺炎多以小陷胸汤为主方;可采用大陷胸汤通腑之意,将芒硝、甘遂去之,以大黄、黄连、黄芩,形成了瓜蒌、半夏、大黄、黄连、黄芩之复方,20世纪60年代用斯方治疗慢性胰腺炎多有显效。后在上方中加入丹参、木香、草蔻,疗效更佳,盖斯病久之,常与慢性胃炎相并而生之故也。痛甚者加元胡、川楝子、制乳没;痛连胸胁者加柴胡、白芍;胸脘胀著者加枳实、香附、川芎;肠鸣泻著者加干姜、川椒、附片。20世纪80年代以来,上方之组成已达定型,汤药之疗效异常满意,故于21世纪初,由甘肃省医学科学研究院制剂厂依上方制成裴氏胆胰颗粒冲剂,数年来各方反映疗效确切。

泻心汤证之认识

此方证为《伤寒论》著名方证,泻心汤为《伤寒论》著名药方。斯方之主症为"心下痞鞕",亦称痞证。究其实质"痞"者,心下之满而不痛也。据《伤寒论》载,此证之成,乃表证、半表半里证之误下,余以40余年之临证经验,确知此证之病因非仅误下也。泻心汤分半夏泻心、甘草泻心、生姜泻心、附子泻心、二黄泻心五首,除二黄外,其余皆寒热并用之方,以方测证,"痞"之成,乃寒热互结之所致也。

《伤寒论》"若心下满而鞕痛者,此为结胸,大陷胸汤主之;但满而不痛者,此为痞,半夏泻心汤主之。"可见"痞"证之主症是心下满而不痛,半夏泻心汤为治疗此证之主方。该方之组成系小柴胡汤中柴胡易为黄连、生姜异为干姜,使小柴胡汤原具之调和少阳一变而为调和胃肠也。连、姜之用,形成明显之寒热并用,黄连散热结,干姜开寒凝,使互结之寒热骤散,心下之痞鞕乃解。后人总结斯方证以"呕而痞,雷鸣下利"概而括之,余以为甚是确切。呕者胃气不降,利者脾气不升,胃气之不降与脾气之不升皆寒热之互结使然,半夏泻心汤辛开苦降,药中病的也。

以半夏泻心汤为基础进退加减,则形成了泻心汤之如下类型:①去大枣加生姜为生姜泻心汤,主证:呕而痞雷鸣下利,干噫食臭。②去党参加甘草为甘草泻心汤,主证:呕而痞雷鸣下利,心烦不得眠。③去党参、半夏、干姜、黄芩、生姜加大黄为大黄黄连泻心汤(即前述之二黄泻心汤),此方之组成与半夏泻心汤相去甚远,实际仅留该方之黄连,另加大黄而成方,《伤寒论》"心下痞,按之濡,其脉关上浮者,大黄黄连泻心汤主之",说明该方主证仅"心下痞"而已,无呕而下利,脾胃之升降尚能职司之,非寒热相结,仅胃热也,腑气不通也。黄连清胃热,大黄泻热通腑,力可胜之矣!④大黄黄连泻心汤加黄芩、附子为附子泻心汤。《伤寒论》"心下痞而复恶寒汗出者,附子泻心汤主之。"说明心下痞久,则兼见脾阳虚损,见自汗、恶寒之证候,此时以附子壮阳;同时加黄芩以增强泻火清热之功。

综上所述,五个泻心汤之主证"心下痞"究属何证?以余之经验,上述五方加味用治慢性胃炎、胃溃疡、十二指肠球部溃疡、慢性胆囊炎、慢性胰腺炎均有明显之疗效。治疗胃及十二指肠病变用半夏泻心汤加丹参、木香、草蔻;干噫食臭者用生姜泻心汤;心烦不得安著用甘草泻心汤;治疗胆胰疾患则用大黄黄连泻心汤加丹参、木香、枳实;病久而自汗、怕冷者用附子泻心汤。

除上述胃、胆、胰等部之器质性病变外,泻心汤证还含有热病后期之胃肠道植物神经功能紊乱一类,此时患者证见恶心欲呕,大便溏泻,胃脘不舒,服泻心汤常可见效。

白虎汤之临床应用

此方为《伤寒论》著名方剂,乃仲景之杰作也。近人以"大热、大渴、大脉、大汗"言其所主之证,余以为此乃确切之论,提纲挈领之说也。查《伤寒论》有关白虎汤之记述有如下数条:"伤寒若吐若下后,七八日不解,热结在里,表里俱热,时时恶风,舌上干燥而烦,大渴,欲饮水数升者白虎汤主之。""伤寒无大热,口燥渴,心烦,背微恶寒者白虎加人参汤主之。""伤寒,脉浮,发热无汗,表不解,不可与白虎汤;渴欲饮水,无表证,白虎加人参汤主之。""伤寒,脉浮滑者,此表有热,里有寒,白虎汤主之。""下之则额上生汗,手足逆冷,自汗出者白虎汤主之。"上述五条经文中,①条提出了"烦"、"渴"二证候;②条提出了"渴"、"烦"二证候;③条提出了"热"、"渴"二证候;④条提出"热"、"脉浮渴";⑤条提出了"汗"的证候。上述五条经文共提出了"烦"、"渴"、"汗"、"脉大"、"热"五个主证,因烦为热之伴随证候,可省略之。故而以大热、大渴、大汗、大脉四大概括之。

从现代医学看,白虎汤应为一切急性热证之首选方。这里包含着各种急性热性传染病;亦包含着如风湿性关节炎、类风湿性关节炎、红斑性狼疮等自身免疫性疾患之高热期;同时还包含着物理性高热如日射病、热射病、中暑等。余之经验,此汤之临床应用亦应与小柴胡汤一样,"但见一证便是,不必诸证悉俱"。如治疗糖尿病、尿崩症之多饮可用此方;治疗植物神经功能紊乱之多汗症亦可用此方;治疗高血压之脉大也可用此方。余治疗糖尿病辄以此方与桂附八味丸合方,临床之疗效异常显著,尤其预防糖尿病之后遗症堪称一绝,越是长期服用越能体验疗效。

白虎汤之组成乃生石膏30g、知母15g、粳米30g、甘草10g,水煎服之。方中之石膏务必用生石膏,正如张锡纯氏所谓:"石膏生用如同金丹,煅服如同鸩毒",生石膏之剂量不少于30g始有退烧之作用;粳米用一般糙米即可,具和胃健脾,以解生石膏之大寒伤胃;知母顾护阴津,与生石膏相配以达泻火固阴之效。

11

承气汤证浅识

通常所谓之三承气乃大承气、小承气、调胃承气也,三方皆出《伤寒论》。另有桃核承气者亦出《伤寒论》,因系调胃承气之变方,且具和血化瘀于下焦之独特作用,故别论之。近人对上述三承气之总结最精辟者莫过于以其药味入手而分析者。大黄涤肠导实,故曰实;芒硝软坚泻火燥,故曰燥;枳实消痞散结,故曰痞;厚朴宽中除满,故曰满。大承气汤之主证乃以痞、满、燥、实四证而概括之。小承气含枳实、厚朴、大黄三药,依上述规律推之,其主证当为痞、满、实三证;调胃承气含大黄、芒硝、甘草三药,其主证当系燥、实二证而已。三承气主证虽有痞、满、燥、实,孰轻孰重当须区别,但三方之共同特点则是一个"下"字。

《伤寒论》"阳明病本自汗出,医更有汗,病已差,尚微烦不了了者,此必大便鞕故也,以亡津液,胃中燥,故令大便鞕,当问其小便几日行,若小便日三四行,今日再行,故知大便不久出。"此条经文说明大便硬时当看小便利否?如小便不利者大便必结,当下之;小便利者,故知津还胃中,不久必大便也,无须下之。

《伤寒论》"阳明病,谵语有潮热,反不能食者,胃中必有燥屎属五六枚也,若能食者,便鞕耳,宜大承汤下之。"此条经文说明大便硬时,须问能食与否?若不能食者,可以下之;若能食者但鞕耳,暂勿下。

《伤寒论》"阳明病,脉迟,虽汗出,不恶寒者,其身必重,气短,腹满而喘,有潮热者,此外欲解可攻里也,手足濈然汗出者,大便已鞕,大承气汤主之;若汗多,微发热恶寒者,外未解也,其热不潮,亦可与承气汤;若腹大满不通者,可与小承气汤微和胃气,勿令致泄下。"此条经文说明有潮热而不恶寒者,外证已解,可下;无潮热而恶寒,外证未解,不可大下,如腹满甚者可予小承气微和而小下也。

《伤寒论》"发汗不解,腹满痛者,急下之,宜大承气汤。"此条经文说明以汗法未效,患者腹满急痛,当之下。

《伤寒论》"阳明少阳合病,必下利。其脉不负者,为顺也。负者,失也,互相克贼,名为负也。脉滑而数者,有宿食也,当下之,宜大承气汤。"此条经文所述乃热结旁流,言其脉滑数而热结旁流者,可用大承气汤。

大便之实结为阳明腑证之主证,亦为三承气之主证,上述五条经文对承气汤攻下做出规范性说明:①大便硬而小便不利者,当下;②大便硬而不能食者可下;③大便硬有热而不恶寒者可下;④腹满急痛者可下;⑤热结旁流者可下。

余积40余年之经验认为,上述五点乃临床投用承气汤之准绳也。但凡实热里证大便之硬结皆伴小便之赤短,此热盛伤阴也,下之谓釜底抽薪法也;倘小便清长,无内火也,不可峻下之。大便硬结而不能饮食者,腑气不通也,亦实火内结证,当下之;若饮食如故焉有实火之结?枉下之则胃腑之气受损矣!大便硬而发热恶寒,此表证也,不可下,大便硬而发热不恶寒者里证也,可下之。腹满痛急,不通则痛,腑气急结之证也,现代医学谓之曰急腹症,所谓急腹症者乃急性胆囊炎、急性胰腺炎、急性阑尾炎、急性肠梗阻之属,考此类疾患之常用方药皆以下法为主。

另有桃核承气汤者,乃调胃承气汤加桂枝、桃仁而成。《伤寒论》"太阳病不解,热结膀胱,其人如狂,血自下,下者愈。其外证未解者,尚未可攻,当先解其外,外证解已,但少腹急结者,乃可攻之,宜桃核承气汤。"据此桃核承气汤之主证当为"少腹急结"、"其人如狂"、"血自下"等,当然还要以大便燥结(此谓胃承气证)为前提。时下有人用桃核承气汤治疗肠套叠获效;又有人用此方治疗妇科闭经获效。余曾用此方治疗中毒性痢疾28例而获效(见《新中医》1973.3)。总之桃核承气汤证所述"热结膀胱"为何证?目前尚需进一步探讨。这需要经过大样本循证医学做出统计,就当前国内外中医界对桃核承气汤的临床应用进行排队摸底,最后做出结论。

荨麻疹之治疗

　　此病之中医名为"瘾瘤"、"风疹块"、"隐疹"，因其主要特征是痒，痒者风也；风善行而数变，非常符合荨麻疹忽隐忽现之特点。此证既属于风证，通常认为风可兼寒、兼热、兼湿，久病不愈尚可入络化火。风邪首先犯表，故而将荨麻疹之辨证分为：①风热。②风寒。③风湿。风邪上受，首先犯肺，肺与大肠相表里，表邪入里则直达大肠，此即"肠风"之所谓也，其辨证又增加：④胃肠实火。

　　余治疗荨麻疹已40余年，深感此病之治疗无论何种类型，皆应以补血活血之四物汤为基础，此即"治风先活血，血活风自灭"之谓也。若系风寒则加黄芪、牛子、防风、羌活、荆芥、浮萍；若系风热则加大黄、二花、连翘、丹参、浮萍、牛子、防风；若系风湿则加苍术、浮萍、黄柏、牛子、防风、羌独活；若系胃肠实火则务以防风通圣散为基本方加减进退，方可药中病的。

　　综上所述，荨麻疹之治疗，总以四物为基础，浮萍、牛子、防风为最常用之药，热则二花、连翘，寒则黄芪、荆芥；湿则苍术、羌独活、黄柏；肠胃实结则加凉隔散(连翘、黄芩、山栀、薄荷、大黄、芒硝)。在上述方药中如痒著，则加白藓皮、地肤子；久病入络加丹参、桃仁、红花；顽固之痒可加姜虫、蝉蜕、全蝎之属。

浅谈桂枝茯苓丸

《金匮要略》"妇人宿有癥病,经断未及三月,复得漏下不止,胎动在脐上为癥固害;妊娠六月动者,前三月经水利时胎也。下血者后断三月胎也,所以血不止者,其症不去故也,当下其症,桂枝茯苓丸主之。"此条经文所述之癥乃因癥瘕积聚而引致之妇人漏下不止,文中之"经断未及三月"、"后断三月"、"前三月经水利时"等均说明漏下不止与漏下前停经之关系,藉此使"为癥固害"与正常妊娠严加区分,笔者在临床实践中确认此方乃治疗妇人盆腔肿物所致月经不调,崩中漏下之主方、效方。盆腔肿物属何病?①附件炎造成之慢性炎症肿块,②子宫内膜之增生,③卵巢囊肿,④子宫肌瘤,⑤宫外孕(陈旧性)。除此之外慢性阑尾炎,男性之精索静脉曲张、鞘膜积液、附睾结核等亦属此方之主治范畴。近人报道有以此方治疗颜面肿块、齿槽脓肿、眼底疾病、瘢痕疙瘩而获效者,说明此方之适应范围较《金匮要略》所示更为广泛。笔者曾用此方治疗子宫肌瘤、卵巢囊肿,方中加三棱、莪术、海藻、昆布、汉三七、水蛭,见效者几百分之百,完全消块者亦约过半。

兰州综合电机厂医院院长王义来我处,倾谈之余谓一齿槽脓肿患者在颌面残留一坚硬肿块,经西医牙科处理后,齿槽脓肿痊愈,但颌面部之肿块大如核桃,坚硬如石,百医无效。王谓投桂枝茯苓汤加浙贝、元参、牡蛎、三棱、莪术、白花蛇舌草、半枝莲共10剂,肿物全消,颌面如常人。王又谓一患者大腿部曾被野狗咬伤,大腿外侧残留拳大块状瘢痕,经数十年未见消散,反而愈见增长。王投桂枝茯苓丸如前之加减法,12剂,瘢痕消失大半,再服10剂瘢痕全消,局部皮面仅留色素沉着一片,无痛无痒。

精索鞘膜积液之治疗

1994年(甲戌)秋,甘肃省卫生厅办公室主任杨尊祖介绍一小孩。杨红卫,男,12岁,左侧阴囊肿大如拳,手触之可及曲张之静脉。诊其脉左弦右涩,舌淡而胖,此肝经积水,脾胃虚寒之证。乃予补中益气汤合五苓散,服三剂未见明显疗效,遂查阅1966年3月《中医杂志》,见江西曹汉贞同志治疗此证之方,组成:元胡、川楝子、茯苓、泽泻、生苡仁、黄柏、车前子;又查阅《上海中医杂志》1965年1月,谢秋声同志治此证之方,组成:枳实、柴胡、白芍、甘草、元胡、川楝子、台乌、橘核、青陈皮、川朴、木香、小茴香、黄芪、升麻、炙甘草。上二方各具特色,前方寓金铃子散与五苓散合方之意;后方乃四逆散合金铃子散、天台乌药散,加黄芪、升麻者又寓补中益气汤之意也。据前述二方之含义,余自拟一方取名阴囊散结汤:元胡10g、川楝子20g、生苡仁30g、车前子10g、泽泻30g、柴胡10g、枳实10g、白芍15g、甘草6g、乌药10g、青皮6g、木香4g、橘核15g、荔核15g、小茴香10g、黄芪30g、升麻3g、厚朴6g,水煎服,一日1剂,服20剂,肿消为常儿。

1996年(丙子)春,患者男,16岁,双侧鞘膜积液,阴囊肿大如拳,少腹下坠,睾丸部时有疼痛,西医诊断:双侧鞘膜积液。因其家长不愿手术治疗故求中药治疗。予上方10剂,肿消痛止。

1997年(丁丑)夏,一患者,56岁,阴囊肿大10余年,曾破溃流水,多次感染、疼痛难忍,西医诊断:鞘膜积液合并感染。予上方中加二花、连翘、公英、败酱、山甲。服10剂肿胀消、疼痛减,去青皮,加当归,继服10剂,伤口痊愈,阴囊缩如常人。

瘿瘤之浅解

瘿者高尖而色红,瘤者漫平而色淡。前者属阳,后者属阴,二者皆发于颈项之前,此则谓矣!瘿瘤虽发于颈项,但与全身脏腑之关系甚为紧密,盖瘤之上满布青筋者,肝主筋也;其上满布血纹者,心主血也;其上下随呼吸之气而动者,肺主气也;其质地坚硬如骨者,肾主骨也;其人日久消瘦、肌肉消融者,脾主肌肉也。此证与肝、心、肺、脾、肾五脏均有联系,说明该证症状之复杂多变。以西医观点看,瘿瘤乃甲状腺疾患之谓,此病通常有地方性甲状腺肿、甲状腺腺瘤、甲状腺腺癌、亚甲炎、慢甲炎(桥本氏病)、甲状腺机能亢进等。鉴于甲状腺自身之生理机能复杂,涉及人体之生长、发育及全身各脏器、组织之代谢功能,因而中医对甲状腺疾患证候之分析是完全正确的。

前述满布青筋者,谓之筋瘤,治宜清肝活血,方用清肝消瘤汤:青皮、芦根、昆布、海藻、半夏、当归、赤芍、川芎、生地、生麦芽、黄芩、柴胡,水煎服,一日1剂。满布血纹者谓之血瘤,治宜泻火活血,方用泻火消瘤汤:当归、川芎、生地、赤芍、浙贝、大黄、黄连、黄芩、淫羊藿、夏枯草,水煎服,一日1剂。瘿瘤之上下随气而动者,谓之气瘤,治宜行气软坚,方用顺气消瘤汤:陈皮、浙贝、穿山甲、皂角刺、木香、制乳没、党参、白术、黄芪、甘草、茯神、远志、炒枣仁、当归,水煎服,一日1剂。质硬如石者,谓之骨瘤,治宜行气软坚,方用软坚消瘤汤:枳实、石决明、生地、山萸、山药、丹皮、茯苓、泽泻、三棱、莪术、海藻、昆布、知母、黄柏、地龙,水煎服,一日1剂。伴肌肉消融、体弱气息不足者,谓之肉瘤,治宜顺气健脾,方用健脾消瘤汤:党参、白术、茯苓、甘草、半夏、陈皮、枳实、石决明、天竺黄、胆南星、木香、海藻、昆布、当归、川芎、桔梗,水煎服,一日1剂。

上述之筋瘤、血瘤、气瘤、骨瘤、肉瘤五种,中医以取类比象之法而分之,顺序以肝、心、肺、肾、脾五脏所主,此分法源于《外科正宗》,表面看似觉牵强,余曾用上述各方经治甲状腺肿大数百例之多,确有明显之疗效。所谓筋瘤多指地方性甲状腺肿，因无全身症状，漫大无头，其上满布代偿迂曲之静脉，清肝消瘤汤中之昆、藻补碘，小柴胡调解上焦，胃气因和，加生麦芽之消食理气，日久服之斯病则向愈矣！所谓血瘤亦系甲状腺之慢性肿大，其上有红色细丝满布者，血流之受压、受阻也，余之经验此多地方性甲状腺肿合并甲亢也，患者多伴心悸、汗多、躁动、脉数。泻火消瘤汤中之三黄正适此证，盖泻火即是泻心，汗为心之液，心火平则汗乃止；心悸、躁动随之即可平矣！所谓气瘤以甲状腺囊肿之可能性最大，囊肿与甲状腺紧密相连，随着吞咽、呼吸上下移动，此病之用方顺气消瘤汤以山甲、皂刺、乳香、没药四味软坚散结，归脾补益中气而兼补益心血。盖甲状腺囊肿之一部合腺瘤，谓之曰甲状腺囊腺瘤，可伴甲亢等并发症，归脾汤引血归脾而补血于心是为正治。所谓骨瘤者，触之坚硬如石，余之经验此中多甲状腺之腺瘤也，间有腺癌之可能，方用软坚消瘤汤中之六味地黄、知柏地黄意在培补正气，以达扶正以祛瘤之目的，三棱、莪术、海藻、昆布意在软坚散结也，枳实一味破气行气，盖气为血帅，气行则血行。所谓肉瘤者，因高度消瘦，说明此瘤伴甲亢，代谢之高度增强也，方用健脾消瘤汤中之石决明、天竺黄、胆南星皆治疗甲状腺机能亢进主药也，六君子汤培土生金为治疗甲亢之正治。

除上述诸方外，《金鉴》海藻玉壶丸，为余治疗此病之常用方，该方之组成：当归、川芎、半夏、陈皮、茯苓、甘草、海藻、昆布、海带、独活、连翘、浙贝。此方治疗瘿瘤，可作临证加减。近人发现了黄药子治疗甲状腺瘤之卓越疗效，以此药为主，形成了临床行之有效的方药。浙江中医研究所之消瘿汤：黄药子、土贝母、海藻、昆布、牡蛎；上海中医顾泊箫治瘿方：当归、白芍、柴胡、陈皮、海藻、黄药子、夏枯草、半夏、合欢皮、牡蛎、白芥子、石见穿。方中之黄药子尚有清热解毒、止咳平喘、凉血止血之功。石见穿即紫参之全草，有活血止痛之功效，广泛用于肿块、癌症之治疗，二药之量为10~20g。

慢性胰腺炎与脂肪肝

　　慢性胰腺炎之发病较多,但凡左上腹部之痛,吃用油肉食品后加重者,大多为此病;鉴于此病之痛又向左胸、左背、左腰、左肋部放散,故应与心性疼痛、腰肋部肌肉劳损及相应之神经痛相别之。此病之发生多与胆结石、胆囊炎、胆管炎有关。临床因血、尿淀粉酶之上升而确诊, 但因发病后48h内血淀粉酶即降至正常,1周内尿淀粉酶亦降至正常,故慢性胰腺炎之诊断常缺乏客观指征。近年来声像学(B超、CT、核磁)对本病之诊断提供了可靠依据,但因轻度之慢性胰腺炎器质性改变较轻,早期尚无声像特征;且因胰腺之前上方为常存充气之胃,前下方之为大量充气之横结肠,左有脾区,右有肝区,均为充气之所在,B超之声像往往不能确诊。鉴于此,慢性胰腺炎之误诊者恒属多见。余青年时曾罹患此病,先父乃陇上名医,为余诊治,曾先后屡屡换方均无显效,最后以柴胡疏肝散加味始效之。经一年余之坚持服药,病乃大愈。余在先父方之基础上,经过40年之临床实践,组成治疗慢性胆胰合病之专方,后经甘肃省医学科学研究院制剂室作颗粒冲剂,命名"裴氏胆胰颗粒",在陇原各地风行,皆谓疗效极佳,现将该方录记于后,以飨读者:柴胡、枳实、白芍、甘草、川芎、香附、丹参、木香、草蔻、元胡、川楝子、制乳没、川椒、干姜、公英、败酱、大黄、黄连、黄芩。此方可作汤药,水煎服,一日1剂。慢性胰腺炎与胆道疾患常相合为众人皆知,慢性胰腺炎与脂肪肝之关系却无人论述。笔者历40余年之经验,发现此病与脂肪肝同病者几占80%。盖脂肪肝乃多余之脂肪在肝细胞间质中堆积,久之则肝组织受压变性,纤维组织增生,最后形成肝硬化。脂肪肝乃脂肪不能充分利用使然,盖胰腺功能主要在对脂肪之吸收和利用。脂肪受障则形成脂肪肝;吸收不全则形成胰源泻,二者均系胰腺对摄入之脂肪消化、吸收、利用欠佳之必然结果。脂肪泻因胰酶之减少,脂肪肝因胰岛之功能紊乱。有文献记载胰腺之炎症早期仅波及胰岛,刺激胰岛素分泌增加;

晚期则破坏胰岛,致胰岛素之分泌减少,前者可致低血糖,后者则致高血糖,二者均可促进脂肪肝之形成。总之慢性胰腺炎合并脂肪肝之机理,尚待进一步研究做出更确切之结论。

漫话白血病之治疗

20世纪60年代,余在甘肃天水地区医院内科负责,时值文革将起,医院管理混乱,一患者马长生由兰州医学院附属医院转来,诊断:急性单核细胞白血病(M_5)。该患者颜面极度苍白,呼吸高度短促,大有奄奄一息之态,急查血红蛋白仅2g/L,白细胞总数1000/mm³,骨髓象符合急单骨髓。兰州医学院附属一院血液科曾予化疗,支持3月余,病情愈来愈重,家属要求回天水原籍治疗,故来我院。经用中药治疗,配合输血及西药支持、抗感染,病情逐渐好转,先后住院3次合计住院时间共200余日,服用中药共计400余剂,至1968年3月(经治2年后)再次就诊时,患者之血红蛋白已升至14g/L,白细胞总数4300/mm³,骨髓象完全正常。患者奇迹般治愈,余为之一振,高兴之余尚留几分困惑,遂携骨髓片前往兰州医学院,找到了当时西北地区著名血液病专家张爱诚教授,并与其共同商讨此例患者之治愈,经观察骨髓片,确定白血病治愈无误。后来于1974年全国血液病会议上报告了此例患者之治愈,引起与会代表之高度重视,并特别邀请患者马长生赴苏州会议现场听取代表之咨询和进行了相关之检查,大家一致认为此例患者确系经中药为主完全治愈之我国首例白血病案,并一致同意将治愈此例患者之主方称之为"兰州方"。最近笔者通过函访,得知患者马长生仍然健在无恙,已年59岁,子女健康,孙儿活泼,家庭美满。现将"兰州方"之组成抄录于下:生地12g、山萸30g、山药10g、桂枝10g、白芍10g、甘草10g、生姜6g、大枣4枚、浮小麦30g、人参须15g、太子参15g、路党参15g、北沙参15g、麦冬15g、五味子6g,水煎服,一日1剂。

2002年3月,余治疗兰州大学二年级学生刘力刚,男,20岁,患急性淋巴细胞性白血病(L_2),曾在兰州医学院第一附属医院血液科确诊,并多次住院、输血、化疗,病情仍然反复发作,血红蛋白在6g/L上下浮动,白细胞1000~2000/mm³间波动,骨髓象原始淋巴细胞在30%~90%间波动,无缓解征象。余予前述之"兰州方"加味,同时令服余研制之"裴氏升血颗粒"、"青蔻胶囊"等(按:裴氏升血颗粒为前述兰州方加味制成之冲剂,由甘肃省医学科学研究院制剂室监制;"青蔻胶囊"为余数十年治疗骨髓增生性疾患之又一经验方,由兰州荟萃堂药店监制,二药均为医生处方用药)。经过半年之调治,患者情况逐日好转,血红蛋白增至16.2g/L,白细胞4000~5000/mm³,骨髓象呈完全缓解,原始淋巴细胞稳定为"0",此种骨髓象已维持半年无变化,至2003年6月患者已1年3个月未用化疗。此例患者之治愈先后在江西《南昌日报》、《甘肃日报》长篇进行报道。患者原籍江西赣州,曾回老家调治服用上述药物,病情好转后在南昌医院骨髓涂片诊断痊愈,后来兰州复诊,诊断与南昌完全一致。目前患者已复学上课,身体一般状况良好,继续服用裴氏生血颗粒、青蔻胶囊等药。

上述2例之治愈,说明中医中药对白血病确有良效。余行医40余年,经治急性白血病患者无数,深深体会到凡坚持中医中药治疗之患者均可不同程度延长存活,除上述2例外,存活3年以上者尚有3例;存活2年以上者约在8例以上。

白血病无论慢性或急性,以中医观点看来皆属虚证范畴。《素问·评热病论》"正气存内,邪不可干",《素问·逆篇刺法论》"邪之所凑,其气必虚",说明机体之自身正气是抵抗疾病的主要因素,中医擅长用扶正固本之法治疗百病,此法对急性白血病之治疗尤为适合。笔者创拟之"兰州方",用四参大补中气堪称扶正固本之主药,党参、麦冬、五味子乃生脉散也,方出《千金方》,为益气养阴之名方,山萸、生地、丹皮、山药乃六味地黄汤也,取补肾益血之寓意,况大剂量山萸肉已有改善骨髓造血功能之报告,此"肾主骨,骨藏髓,髓血同源"之明证耳。总之扶持正气是治疗急性白血病之大法,扶正则祛邪,"正气存内,邪不可干"也。

笔者创研之"青蔻胶囊"采用了蟾酥、青黛二味主药置于胶囊,每服1粒,日服2~3次。蟾酥者脊椎动物蟾蜍之皮脂腺分泌物也,味甘、性温、有毒。传统中医谓具解毒消肿、通窍止痛之功,现代药理研究证实该药具有强心、平喘、消炎、止痛、抗癌之功效。笔者于文革前遇一皮肤癌患者，背部见菜花样肿物，触之有出血，半年内患者消瘦、贫血、衰竭，背部肿物涉及面积已达20cm×20cm之大，向皮外凸出约3mm高，其上满布皱裂、鳞屑，局部尚有脓样分泌物，恶臭。余予蟾酥2g、紫草100g共研极细，分装胶囊400个，日服3次，每次2胶囊。另以五倍子20g、紫草20g、大戟20g、血竭10g共研极细，加陈醋500ml，煎熬成黑酱色药膏，外敷，2天换药1次，换药前先以生理盐水棉球清理局部。上述治疗连续2月，局部病变逐渐萎缩，患者精神亦逐日好转，用药1年余，该皮肤癌患者完全治愈。鉴于此例之启示，余在治疗白血病的思维中对蟾酥寄予特别兴趣，遂翻阅国内外资料见蟾酥治癌之报告多篇。其中湖南医学院二附院将蟾酥0.15~0.3g装入胶囊，每晚睡前服1粒，治疗急性粒细胞性白血病取得明显疗效。鉴于此，余之"青蔻胶囊"中首选了蟾酥一味。青黛为爵床科植物马兰、蓼科植物蓼兰、十字花科植物菘兰之叶，三种植物之叶中含有蓝色之色素，粗炼品称之曰蓝靛，此即青黛也，味咸，性凉，传统之中药也，具清热解毒，凉血清肝之功效。中国中医研究院周霭祥教授研制之青黄散治疗慢性粒细胞性白血病25例，完全缓解18例（72%），部分缓解7例（28%）。青黄散由青黛、雄黄二味以9:1量混匀共研极细，装为0.3g之胶囊，每日0.6~1.5g，分3次冲服。后来有人从青黛中提取出靛玉红，证明为青黛中治疗白血病之主要有效成分。《中华血液病杂志》（1980.3）载靛玉红治疗慢性粒细胞性白血病314例，缓解率达87.26%，疗效远远超过青黛及青黄散。鉴于上述资料之启发，余之青蔻胶囊中选择了青黛一味。青蔻胶囊之应用意在增加祛邪之力度，盖扶正固本虽寓"扶正以祛邪"之意，然终是缓则治本之法，青蔻胶囊则具急则治标之含意，二者同用可见相得益彰之效。鉴于蟾酥具强大之致吐副作用，胶囊中加入少许草蔻，使之和胃健脾、行气降逆，从而达到止呕目的。

上述方药之治疗，尚需与西医之支持、抗炎、输血等联合应用，单纯之中药治疗对急性、重危之患者绝难胜任。笔者认为，白血病之治疗，是当前中西医联合攻关的重大课题，也是中西两种医学各善其长的系统工程，只有在中医、西医有机的配合下，在临床和科研齐头并进下，不断总结经验，不断提高疗效，从而有所发明，有所创造，最后达到治疗白血病理想疗效之目的。

温病学说小议

　　《伤寒论》："发热而渴不恶寒者温病也。"《难经》："今夫温病者，皆伤寒之类也。"《内经》："冬伤于寒，春必病温。"王叔和认为："先夏至日为温病，后夏至日为病暑。"孙思邈之《千金方》谓："伤寒论所谓之阴阳毒，实乃温病之范畴！阳毒目赤斑斑之如锦纹，阴毒面青肢冷，脉细数，后者不治若死。"王安道曰："夫惟世以温病混称伤寒……以用温热之药，若此在以用温热之药因名乱实，而戕人之生，名其可不正乎！"汪石山创新感温病之说曰："有不因冬月伤寒而病温者，此春温之气可名曰春温，如冬之伤寒，秋之伤湿、夏之中暑相同，此新感温病也。"后来叶天士创卫气营血辨证，吴鞠通创三焦辨证，在诊断上注重舌象之观察，在方药上提出了辛凉解表，增液补阴，与伤寒之辛温解表，急救回阳迥异。

　　综上所述，古人对温病和伤寒的认识，大体有以下几点：①伤寒与温病是同类病患，所谓同类指同为热病。②伤寒口不渴，温病口渴。③冬天伤了寒，春天便生温病，发于夏至前者为温病，夏至后者为暑病。④温病也有不因冬伤于寒者，春夏秋冬四季皆可新感温病。此条与上条说明先贤在实践中已意识到部分温病有传染性和潜伏期，对《内经》之观点予以大胆补充、纠正。⑤温病用辛凉之药，伤寒用辛温之品。

　　笔者历40余年之临床经验，对上述经典论述予以诠释之。古人通过临床实践已明确认识到在外感热病中有两种完全不同的类别；其中用仲景辛温解表有效者名曰"伤寒"；同辛温解表无效者，名曰"温病"；后者发病之初即有口渴脉数，前者则无此也。以此古人认为二者之病原应该不同，治法亦当有别，病程转归亦属各异。因为缺乏现代实验研究之条件，古人在冥冥之中能有如此正确之认识已属难能可贵。

　　笔者谓温病与伤寒之区别，应在临床实践中去逐步确认。温病用辛凉、伤寒用辛温。辛凉之代表方剂桑菊饮、银翘散;辛温之代表方剂麻黄汤、桂枝汤。笔者积40余年之临床经验,深知桑菊饮、银翘散之最有效适应证是现代医学之咽喉炎、扁桃腺炎以及由此继发之细菌感染性支气管炎及肺炎;麻黄汤、桂枝汤之最有效适应证则是普通上感、流感及由此继发之病毒性支气管及肺部感染,以方测证,温病之病应以病菌性疾病为主;伤寒之病应系病毒性疾病为主。现代实验研究证明,麻、桂可高度抑制病毒之生长;桑、银则对各种致病菌有效,尤其对各种化脓球菌具明显之抑制作用。中医传统称前者为辛温解表,称后者为辛凉解表。凉者寒也,热则寒之,说明银翘有去热之功效,故名清热解毒药;温者热也,寒则热之,说明麻桂有散寒之效,故名温阳辛散药。现代医学称急性扁桃腺炎及其以此为起点之支气管和肺部感染,血象中白细胞总数上升,嗜中性粒细胞占优势;上感、流感及其以此为起点之支气管炎和肺部感染,最初之血象以白细胞总数下降、淋巴细胞占优势为主,后期合并细菌感染则白细胞总数上升,嗜中性亦可上升。综上所述,温病可看做是细菌引致之一系列发热及急性、热性传染病;伤寒则系病毒引致之一系列发热及急性、热性传染病。始则如是,继则二者交叉至感,界线便不甚分明了,因此温病中晚期亦常用伤寒方,如白虎、承气、麻杏石甘汤;伤寒中晚期,亦辄用温病方如银翘散、五味消毒饮等;外感热病之晚期,按温病说则伤阴、动血、伤神;按伤寒说则伤阳、亡阳,现代医学认为类似上述之证候有休克、出血、呼吸衰竭、电介质紊乱、脱水等,此为一切急性热病之最后转归,即无论伤寒或温病均可出现上述症状,因而急救回阳及益气养阴等法并非伤寒与温病各领其一。笔者在长期临床实践中认识到伤寒与温病之早期有病原之不同;中晚期后,基于机体自身免疫力之低下,全身代谢、内分泌、植物神经功能之紊乱,加之病毒与细菌之相互交叉感染,二者在治疗上大的原则理应基本相同,因此温病之清热解毒、凉血止血、益阴增液与伤寒之清热泻火、通腑攻下、急救回阳可同时应用,双管齐下。五味消毒饮、清瘟败毒饮、清营汤、化斑汤等可与白虎汤、承气汤、四逆汤等同时应用或在一方中加减变通。

综上所述,古人之"伤寒"与"温病"之争,如无现代医学之佐证,则如京戏三岔口之夜打,永无休止,孰是孰非?一方面应以中西医结合的观点对症入座、以方测病;一方面则须通过实验研究,由微观去认识。伤寒方、温病方确是千锤百炼的好方剂,这份宝贵遗产之应用理应与现代医学相结合,才能充分发挥出它的巨大潜力。

医话部分

核素治疗与"扶正固本"

核医学已成为当前医学领域中一支香飘万里的奇葩。自20世纪30年代有人用^{32}P治疗慢性粒细胞性白血病获效以来,临床上核素之应用由诊断转入治疗。20世纪60年代,有人用^{32}P微球经动脉注入癌体,使瘤体缩小,从而开创了核素介入治疗之先河。21世纪以来,核医学之发展方兴未艾,几乎所有恶性肿块均可纳入核素治疗之范畴。鉴于核素系一系列低线能量之β射线发射体,因此对人体之伤害较之γ射线为小,因而治疗中可放宽限制,开拓治疗视野。余对此种科学之临床应用较为关注,我院之核医学科成立迄始余便与之合作,并着手研究此一新兴学科与中医传统之"扶正固本"法相互结合治疗癌症之问题。

核素对人体之放射损害虽然轻,但仍有损害,此为余长期观察之结果。2002年春,余之科室(甘肃省肿瘤医院中西医结合科)与核医学科联合治疗腹腔肿瘤15例,发现核素治疗和普通放疗、化疗一样具有较明显之毒副作用,通常最常见有腹痛、腹胀、恶心、纳呆,继之尚可出现脱发、白细胞下降等。何以核素亦有副作用?其源出于以下数点:①核素进入人体后,由高密度区向低密度区扩散,此为物质之基本物理学属性,任何物质均无法超越这一物理学规律,核医学将这一属性称之曰"核素浓度水平之靠拢"现象。②核素在活体组织中之射程通常为1~10mm, 即以此为半径划圆之区域内皆为核素之杀伤范围。鉴于此,分散之多发性小癌病灶之中间生理组织便无疑可被杀伤。③核素之微粒属小于1/20万之纳米微粒,穿透性极强,可进细胞核、线粒体、核糖核酸之中,能影响遗传基因,对下一代之体质,功能尚未知其有否影响,此为目前众多医学家所困扰之问题。④核素之直接毒副作用已如上述,可否引起变态反应,通常变态反应迟发者如脱发、白细胞之下降等,前述放疗、化疗、核素均可引起上述反应,此属变态反应之第四型。基于上述四方面之原因,核素之副作用是有理论依据的,此与我们的临床验证完全一致。2002年(壬午)春,有2位癌症晚期垂危患者,经皮穿刺,介入注^{32}P胶体于癌体后,短期内癌体破裂崩解,1例于介入后次日死亡,1例于介入后8天死亡。1例为胰头癌腹膜扩散,1例为肝癌腹膜扩散。此2例之死亡更说明核素治疗和放化疗一样,仍然不可避免的产生副作用,因而如何在核素治疗的同时对非靶组织和细胞达到最大保护,这是核医学发展中的紧迫课题之一。笔者带着这一思维,研究中医的"扶正固本"法与核素治疗相结合的可能性和必要性。

中医以正虚作为疾病发生的主要原因,这一观点叫"正虚发病说"。《素问·评热论》说:"邪之所凑,其气必虚",《素问·逆篇刺法论》又说:"正气存内,邪不可干",说明人体之正气是抵抗疾病的最重要因素。正气由肾气和中气(也叫做脾胃之气)组成,肾气又称为原气,为先天之本;中气又称为水谷之气,为后天之本。二者所形成之正气代表着现代医学所谓之免疫、代谢、内分泌、植物神经、遗传基因等。《素问·阴阳应象大论》说:"阴阳者天地之道也,万物之刚纪,变化之父母,生杀之本始,神明之府也,治病必求于本。"这里所指之本,系阴阳调和之所谓。《素问·阴阳应象大论》又说:"阴平阳秘,精神乃治","阴阳离决,精气乃散"。说明阴阳是精、气、神的根本,正气又是精、气、神的基础,只有扶助正气才堪称治本,故称"扶正固本"法。笔者长期使用"扶正固本"法治疗癌症患者取得较好疗效,先后用此法治疗白血病、食道癌、肝癌等数百人,其中急性白血病2例(M$_5$1例,L$_2$1例)完全治愈(详见《漫活白血病之治疗》篇)、食道癌2例亦完全治愈(详见《中医药学刊》2002.7)、小肝癌2例亦完全治愈[详见"裴正学老师治疗恶性肿瘤"《中医学研究》1999.2],在上述实践中深深体会到"扶正固本"疗法对治疗癌症的特殊意义,并试行将此疗法应用于放、化疗患者,经长期观察发现此疗法对防止放、化疗之毒副作用同样具有异常卓越之疗效。近3年来笔者与我院核医学科董峰主任合作以"扶正固本"法与核素治疗并用,藉以保护非靶细胞达到不受核素照射损伤之目的。笔者所用方药系30年前治愈急性单核细胞白血病例之主方加味,此方因治愈了1例急性单核细胞性白血病(M$_5$)而著名,并曾在全国血液病学术会议上(1974.苏州)公认为"兰州方",经30余年之不断实践、充实、重组,最后由甘肃省医学科学研究院制成"裴氏升血颗粒",此颗粒与核素并用治疗肝癌15例,治疗组10例,对照组5例,前者核素加中药,后者仅用核素,结果发现治疗组在克服核素毒副作用方面明显优于对照组;二者之疗效对比亦有显著性差异。前述"兰州方"及"裴氏升血颗粒"之主要组成:生地、山萸、山药、丹皮、桂枝、白芍、太子参、路党参、北沙参、人参须、浮小麦。

综上所述,中医"扶正固本"法与核素治疗相结合可大大减轻核素之毒副作用,与此同时可增进核素之治疗作用。"扶正固本"之核心是健脾补肾,此法是在调节机体免疫、代谢、内分泌、遗传基因等生理机能之基础上完成上述功能的。

核素治疗是一门新型科学,与中医之结合更是新的尝试,还须医学界同仁共同努力,在这方面开创出光辉前景。

中药之性味与植物分类

　　中药之性味与植物分类具明显之相关性,性味又与中药之作用相关,因而植物分类与中药之临床效用明显联系,欲了解每味中草药之临床应用就必须从它的植物分类入手。常用中药见于如下之科属:①伞形科:羌活、独活、防风、白芷、柴胡、前胡、胡荽、蒿本、当归、川芎等;②菊科:公英、败酱、紫菀、冬花、野菊花、菊花、青蒿、牛蒡子、苍耳子、豨莶草、漏芦、茵陈、佩兰、苍术、白术、大小蓟等;③百合科:玉竹、黄精、知母、贝母、山慈姑、天冬、麦冬、葳蕤、百合、土茯苓等;④唇形科:黄芩、夏枯草、紫苏、薄荷、藿香、益母草、丹参、泽兰等;⑤蓼科:大黄、土大黄、何首乌、萹蓄等;⑥毛茛科:黄连、附片、乌头、丹皮、白芍、赤芍、威灵仙等;⑦豆科:黄芪、山豆根、赤小豆、白扁豆、甘草、苦参、葛根、补骨脂、芦巴子等;⑧蔷薇科:桃仁、杏仁、山楂、玫瑰、木瓜、香橼、佛手、仙鹤草等。

　　上述列举8个科属之常用中药,现分析如下:

　　伞形科中药中柴胡、前胡、羌活、独活、白芷、防风、胡荽、蒿本均系传统之祛风湿性药,具有明显之解表去痛功效;惟当归、川芎为传统之补血活血药,细考其作用,在传统治头痛方药中恒加当归、川芎两味,盖颠顶之上惟风能至,二药既善治头痛,亦可谓祛风也,古有"治风先活血,血活风自灭"之谓,说明二药既同属伞形科,则与其他该科成员当具一定共同性。

　　菊科中药中公英、败酱、野菊花、菊花、青蒿、牛蒡子、漏芦、茵陈、大小蓟、豨莶草等均具清热解毒作用,说明菊科中草药之主要作用是清热解毒。苍术、白术、苍耳子、佩兰等四药虽非传统之清热解毒药,但经现代药理学研究,苍耳子对金黄色葡萄球菌有强大之抑制作用;苍术中提取出烯内酯Ⅰ、Ⅱ、Ⅲ均有强大之抑菌消炎作用;白术挥发油对食管癌、艾氏腹水癌均有明显之抑制作用;佩兰对肠道感染具明显临床疗效,经实验研究证明该药对肠道病毒具有较强的抑制作用。上述研究说明,苍术、白术、苍耳子、佩兰虽非传统之清热解毒药,但其药理作用亦包括着清热解毒之作用。

百合科中药玉竹、黄精、知母、葳蕤、百合、天冬、麦冬均为传统之补阴药。贝母、山慈姑、土茯苓虽非传统之补阴药,但贝母具清热、润肺、化痰之功;土茯苓属清热解毒之大剂、山慈姑清热软坚,诸药均具清热之效,热易伤阴,热清之,则阴可复耶,故亦寓养阴、补阴之效矣!

唇形科中药黄芩、薄荷、夏枯草均具清热泻火之效,为传统之清热泻火或清热解毒剂。藿香、紫苏虽然不属传统中药之清热类,但藿香除对胃肠道有调节功能外,经现代实验研究证明该药对肠胃真菌亦具明显抑制作用,同时对钩端螺旋体、鼻病毒均具抑制作用;紫苏则除止咳化痰、解表清热之功能外,经现代实验研究对金黄色葡萄球菌、痢疾杆菌均具明显之抑制作用。益母草、丹参、泽兰三药均具活血化瘀之效,丹参清热、益母草消肿、泽兰解毒皆寓泻火之效,据近代实验研究,三药均有不同程度的抑菌作用,由此说明唇形科中药均具直接或间接之清热泻火作用。

蓼科植物大黄、土大黄、何首乌、萹蓄均具泻火利湿之效,惟何首乌除清热解毒外尚兼补血填髓之功。豆科植物黄芪、补骨脂、葛根、芦巴子、白扁豆或补气、或补阳、或益精、或升阳;苦参一味虽属清热燥湿之剂,但现代药理学研究具有明显之升白作用,亦寓补气之功效。蔷薇科植物桃仁、杏仁、山楂、玫瑰、木瓜、香橼、佛手、仙鹤草均具行气活血功效,其中杏仁止咳、山楂消食、木瓜利湿、仙鹤草止血益气,乃同中之异也。上述各科中药大体亦具同科同用之原则,所不同者乃科同而属目各异,此同中有异之故也。

惟毛茛科之各种中药功效之差异较大,附片、乌头大热而壮阳;黄连大寒而泻火;丹皮、赤白芍活血而清虚热;威灵仙则为传统之祛风湿药,现代研究对病毒有巨大之抑制作用。此科之中草药尚未发现明显科同用同之规律,应作为今后探讨之重点。

浅 谈 舌 象

舌象为中医望诊之重要内容,经方对舌象之重视不够;自温病学派兴起,舌象之论述日多,研究日盛,舌象已成为中医热病辨证施治准绳之一。它正确地表达着人体正气之盛衰和邪气之消长,为中医临床理、法、方、药之统一提供了重要依据。

所谓舌象分舌质与舌苔两部分,传统中医认为舌质代表着正气之盛衰,舌苔则代表着邪气之消长。前者以形态、色泽之特点来判断人体气、血、阴、阳之进退;后者则以舌苔之色泽、厚薄决定病邪之寒热、表里变化。笔者常以如下观点观察舌象,简单明了,容易掌握。①舌质:胖主虚,瘦主实,淡主血虚、气虚,红主阴虚,斑主血瘀。②舌苔:色黄主热,色白主寒,色黑主热极、亦主寒极;厚主里,薄主表,腻主湿,燥主失津。依照上述概念进行多项组合,舌象判断可明矣!譬如质红、苔厚黄腻,可断为湿热在里而阴虚;质胖淡、苔白厚腻,可断为寒湿在里而气血双虚。以此推之则可掌握舌象诊断之要领矣!

近代实验研究表明,所谓舌苔,系分布于舌面之丝状乳头之角化树及分布于其间之脱落细胞,中间尚有少许食物残渣及细菌。丝状乳头及其角化树是组成舌苔之基础结构。丝状乳头覆盖舌面之前2/3,每一个丝状乳头由初级乳头和次级乳头两部分组成。初级乳头形似一顶王冠,次级乳头系由多个初级乳头长出的多根毛状物。初级乳头上覆以鳞状上皮,次级乳头上则附有菌斑,各级乳头如风吹草低般向咽部方向倾斜,无论初级乳头还是次级乳头,其乳头内均有柱状轴心支撑,轴心系结缔组织结构。舌面之不同部位丝状乳头大体相同,惟不同者为次级丝状乳头之数量耳。以上论述系上海复旦大学刘耿教授之科研报告。该教授仅仅指出了舌苔之结构,而未能就此结构之特点与中医传统之舌象临床相联系,诚憾事也。余积40余年之临床实践,结合上述理论对舌象作如下论述:

舌质体现机体之状态及反应性,舌质示中医所谓之正气之盛衰。肥大时必有水肿或有瘀血,前者色淡白、后者色紫红,舌体干敛老瘦则属重病脱水。笔者观察到慢性肾病在全身水肿之同时,舌体恒见胖大淡白;除慢性肾病外,肝硬化、贫血、低蛋白血症、恶液质等均属此种舌质之变化,中医称此种舌质为气虚、阳虚,阳虚水泛;高血压动脉硬化、高脂血症、高黏血症、慢阻肺、心衰、糖尿病、血液病等舌体胖大而紫红(贫血除外),此种舌质为血瘀,盖瘀血阻塞脉络也。

舌苔之变化则体现病原致病之性质、轻重、进退,此即是中医所谓之邪气之消长。黄苔提示病热,据现代实验提示此时舌苔之丝状乳头及次丝状乳头之间充满着嗜中性粒细胞,此种细胞越多则舌苔越厚。笔者观察到发热患者,尤其是持续高热之重危患者,如各种急性热性传染病,在病重阶段之舌苔几乎均具黄、厚、腻三个特点,中医则认为属热、实、湿三种病情之结合。长期消耗性慢性疾患之舌苔,如伴感染,其舌苔亦属上述特点;如未合并感染则呈现白、厚、腻苔,此时舌体多伴胖大,或色淡,或色紫。余长期观察到慢性胃炎、胃及十二指肠球部溃疡、迁延性慢性肝病、多种贫血、妇女月经不调、神经衰弱、风湿性或类风湿性关节炎、结缔组织病之静止期等之舌苔均属此类。中医传统以薄苔主表证,余之经验薄苔除见于感冒外,通常之常人均属薄苔范畴。薄苔在临床上并无太大意义也。外感病之白厚腻苔,有人曾进行过脱落细胞之病理观察,发现充满于丝状乳头之间的主要是淋巴细胞及上皮细胞,前者为主者属热病,后者为主者属杂病之不伴感染者。

综上所述,舌象是中医临床辨证之重要依据,此为现代西医之不足之处,中医传统之表里寒热,对舌象之观察虽有一定指导意义,但毕竟不是实验研究之产物,通常失之于抽象、笼统。舌象之研究随着中西医结合之进展已逐步向微观引进,笔者相信在不久的将来一定会看到这方面的重大成果公布于世,为人类认识疾病做出重要贡献。

冠心病之中医治疗

　　冠心病为常见病、多发病,尤其是中老年人群最为多发,近年来此病之发病似正向低龄化延伸。此病通常与高血压、糖尿病、胆囊炎(结石)、各类动脉硬化相伴行,它们相互因果、相互促进、相互并发,形成了对人类健康长寿之严重挑战。21世纪以来对此病之治疗已由内科手段转向介入急救,从而使大量频死患者得以转危为安。在内科领域内,溶栓、抗凝及各种扩冠降脂新药之产生对本病之治疗亦产生了积极意义。但是我国城乡医疗条件仍然存在着严重的不平衡,普通远离城市的乡村医疗条件还不大先进,内外科急救设备还不很齐全,加之一部分慢性冠心病患者对手术、介入还不易接受,这就给中医中药治疗冠心病留下了很大的发展空间。余积40多年之临床经验,对冠心病之治疗积累了较为丰富之体会,现分述于下:

一、中医经典论述

　　《金匮要略》:"胸痹之为病,喘息咳唾,胸背痛,短气,寸口脉沉而迟,关上小紧数,栝蒌薤白白酒汤主之。"此条经文乃中医对冠心病论治之总纲。胸痹之含义乃胸中气血之闭塞不通也,气血之不通产生了胸背痛、喘息、咳唾、短气等症状,此所谓不通则痛也。胸中之气血何以不通,由"寸口脉沉而迟,关上小紧数"分析之则可知也。寸口乃上焦胸阳之所在,沉迟者阴象也,浊阴之气占于阳位也,此浊阴之气由何而来呢?请看"关上小紧数"而知之也,"关"者中焦也,脾胃也,小紧而数说明脾胃(中焦)之邪气更盛也,此乃邪气之根源,上乘之则阴占阳位也。现代医学认为冠心病乃冠状动脉粥样硬化使然,粥样硬化之根本原因系类脂质之沉积,类脂质之来源乃水谷也,肠胃也,中焦也,此乃中焦之阴浊之气上乘于上也。由此观之,中医对冠心病之认识虽系逻辑推理,但其意义与现代医学之认识大体相同。

二、笔者经验

依据上述论述,笔者在冠心病的治疗方面采用宣通胸阳、活血化瘀、健脾和胃诸法,临床进退加减,取得了非常显著的疗效。

宽胸理气是治疗冠心病的主要大法,《金匮要略》之栝蒌薤白白酒汤、栝蒌薤白半夏汤是最重要的宽胸理气药,栝蒌理气宽胸、清热化痰,薤白行气解郁,加少许白酒加强了宣郁通散之力,汉时白酒即现代之黄酒也,少许加之辛通温散之性倍增。枳实薤白桂枝汤、人参汤、茯苓杏仁甘草汤、橘枳姜汤、乌头赤石脂丸等都具宣通胸阳之作用,余亦常用之,盖《金匮要略》"胸痹心中痞气,气结在胸,胸满,胁下逆抢心者,枳实薤白桂枝汤主之,人参汤亦主之。""胸痹,胸中气塞,短气,茯苓杏仁甘草汤主之,橘枳姜汤亦主之。""心痛彻背、背痛彻心者乌头赤石脂丸主之。"仲景提示心中痞气、胸满、胁下逆、抢心、胸中气塞、短气、心痛彻背、背痛彻心等均系冠心病临床最常见之症状;所示诸方均对冠心病有效,笔者数十年来用前述诸方治疗冠心病每能奏效。除栝蒌、薤白之外,前述诸方中之枳实、陈皮、生姜、乌头、附子、川椒、干姜、杏仁、赤石脂等均为笔者治疗冠心病常用之药。

活血化瘀是治疗冠心病之又一大法。自中西医结合临床发展以来,人们开始采用活血化瘀之法治疗冠心病,这一想法旨在去除冠脉之粥样硬化斑,减少冠脉梗塞。最先人们注意到清代王清任之血府逐淤汤所开列之适应证有胸痛、胸闷、短气、胸不任物等,类似当今冠心病之症状,有人用血府逐瘀汤治疗冠心病获效。

随之,北京地区协作组在该方之基础上创冠心Ⅱ号(赤芍、川芎、红花、降香、丹参),此方之发明大大提高了中医治疗冠心病之整体水平,若将本方与前述之栝蒌薤白半夏汤合方则疗效更为理想。笔者以水蛭10g、汉三七3g与上方相配则效果更佳,上述药物组成一方,经兰州中药厂加工制成"裴氏冠心宁冲剂",多年来在甘肃地区广泛使用,在医患中具有很高的信誉。冠心Ⅱ号中之丹参、降香二味即是通常市售之"复方丹参片"之组成,此药经进一步提纯浓缩,采用先进技术制成"复方丹参滴丸",因其疗效卓著,已通过美国FDA认证,在全世界广泛销行,为广大冠心病患者带来了福音。

冠心病之治疗,在急性发作期西医西药之措施似较便捷,急性心梗时目前施行之扩冠、支架、架桥、溶栓、抗凝等均为最佳选择。然而一部分患者在经过上述治疗后慢性心前区不舒、气短、胸闷等仍然存在,更有一部分患者因各种原因未进行上述急救治疗,长期处在慢性心肌缺血状态,这时中药治疗常可取得理想效果。

高血压脑出血的中医治疗

高血压属中医阴虚阳亢范畴,其动脉硬化之并发症则属阳亢生风之范畴,脑出血因其来势紧急,多伴半身不遂,中医则称之曰脑中风。《素问》中"血之与气并走于上则成大厥"之论述,生动地描写了脑出血之病机和证候,近贤张锡纯氏据此创镇肝熄风汤,方中重用怀牛膝一味引血下行,为高血压之治疗开创了新途径。王清任创血府逐瘀汤,列出数十种适应证:头痛、头晕、心悸、气短、胸闷等,仔细推究皆为高血压动脉硬化之临床表现,王氏之补阳还五汤专治半身不遂之脑中风,近年来医学对上述二方之疗效称赞不已。在王氏重用活血化瘀药之基础上,北京地区协作组创冠心Ⅱ号(赤芍、川芎、红花、降香、丹参),名为冠心Ⅱ号实则对脑动脉硬化之疗效更确。近20年来此方在国内风行,被认为是中医治疗高血压动脉硬化之首选方剂。冠心Ⅱ号中提取丹参、降香二味,名曰复方丹参片,为当前国内治疗高血压动脉硬化之常用中成药。近年来此方经过严格制药流程,采用先进技术制成复方丹参滴丸,现已通过美国FDA认证,在世界风行,据称对动脉硬化远期疗效异常显著,同时具有明显预防脑出血之作用。

笔者治疗高血压目前采用如下辨证规律,现如实记录于后,可供读者参考。

一、高血压治疗

1.杞菊地黄汤:生地、山萸、山药、丹皮、茯苓、泽泻、枸杞子、菊花,水煎服,一日1剂。此方出《医级》,系六味地黄丸加菊花、枸杞,适合于高血压之轻型;而不稳定期高血压,通常血压为 (18.7~20)/(11.3~12.7)kPa[(140~150)/(85~95)mmHg],患者略感头痛头晕、口干、腰酸、腿软、耳鸣等,脉沉弦,尺脉稍弱。此期高血压属中医肾气初损,肝阳初亢,以本方长期服用,笔者经验,高血压可完全恢复,先服汤药数十剂,再以丸药长期服用,绝无毒副作用。据现代实验研究提示杞菊地黄丸尚有降脂、降糖、预防动脉硬化之作用,对动脉硬化之靶器官心、脑、肾之保护作用尤其明显,此方剂作为老年保健药正引起人们的普遍关注。

笔者使用此方通常与冠心Ⅱ号(赤芍、川芎、红花、降香、丹参)合用,头晕加重者恒加天麻、钩丁。

2.夏枯草合剂:红花、地龙、夏枯草、海藻、桑寄生、黄芩、钩藤、马兜铃,水煎服,一日1剂。此方为笔者之经验方,适用血压(18.7~24)/(12~14.7)kPa[(140~180)/(90~110)mmHg],伴明显头痛、头晕、手脚有间歇性轻度麻木。此方之妙在用地龙、夏枯草、钩藤等降压之药为主药,红花、海藻活血软坚,黄芩泻火,马兜铃利水,共奏降压之效,笔者临床长期观察,此方之降脂作用明显,对高血压病标本兼治,尤具远期疗效。笔者本人之高血压经服用此药30余剂后,再未复发。

3.镇肝熄风汤:怀牛膝、生龙牡、生白芍、龟板、生赭石、元参、天冬、川楝子、生麦芽、茵陈、甘草,水煎服,一日1剂。此方出于《衷中参西录》,适应血压(21.3~29.3)/(13.3~17.3)kPa[(160~220)/(100~130)mmHg],伴较重之头痛、头晕、四肢麻木或半身麻木者。此方之妙在于怀牛膝之大剂量(30~60g)使用,张锡纯谓此药引血下行为治疗高血压脑充血之主药。另用大量金石介类以其重而镇之也。笔者经验此方对重症高血压伴血管痉挛、脑梗塞、脑萎缩者均有一定疗效。笔者在此方中辄加入水蛭、汉三七等破血之品疗效则更佳矣!

二、脑出血之治疗

脑出血乃脑血管破裂出血之所谓,其病理基础乃脑动脉之硬化也。动脉硬化则血管脆而易于破裂,加之血压高时涨力大增,此时则易出现脑出血,血压之骤然升高皆因情绪之高度紧张或兴奋而起。总之脑出血是高血压、动脉硬化之常见并发症,中医称之为脑中风,亦称之曰内中风,盖此中风与外感中风之表虚证截然不同也,后者可谓外中风,前者则谓内中风也。治脑中风,笔者常用以下之方药:

1.补阳还五汤:黄芪、当归、赤芍、川芎、红花、桃仁、地龙。水煎服,一日1剂。方出《医林改错》,适应脑出血初发,神志昏迷,口眼㖞斜,半身不遂,步履蹒跚,语言蹇涩。方中黄芪宜用大剂,如血压不高,黄芪量可在30~100g,地龙之量亦当在20~30g。笔者经验,此方治疗脑出血之始发,神志尚清,血压略有下降者疗效最佳,可在方中加入汉三七3g(分冲)、丹皮炭、陈棕炭、大蓟炭、薄荷炭、血余炭等,诸炭色黑,血乃见黑即止也。脑出血超过1周,再未发现新的出血倾向,则在上方中加入汉三七3g(分冲)、水蛭10g(分冲),藉以活血化瘀,去除瘀血,神志不清之患者可予鼻饲之。

2.血府逐瘀汤:当归、川芎、赤芍、生地、柴胡、枳壳、桔梗、甘草、怀牛膝、桃仁、红花,水煎服,一日1剂。方出《医林改错》,适用于脑出血之后遗症,头痛、头晕、耳鸣、眼花、口眼㖞斜、半身轻瘫,笔者经验此方适用于陈旧性脑出血或脑出血后之头痛。对脑梗塞之头痛尚有显著之作用。方中加入汉三七3g(分冲)、水蛭10g(分冲)增强化瘀之功;如头痛严重者则加白芷、细辛、羌活、独活、防风;半身偏瘫者加地龙、姜虫、全蝎、蜈蚣;手足麻木者加桑枝、豨莶草、威灵仙。

3.镇肝熄风汤:怀牛膝、生龙牡、生赭石、生龟板、生白芍、元参、天冬、川楝子、生麦芽、茵陈、甘草,水煎服,一日1剂。此方之重要作用系降压,对脑出血伴血压不降、继续高攀者可用之,对头痛、头晕之疗效异常满意。笔者之经验此方尚有明显之止血作用,估计止血作用可能是降压作用之间接效果。2000年(庚辰)春,患者王某,脑出血并高血压持续不降,神志昏迷、半身不遂,因经济困难无钱住院急救观察。在患者家属要求下,余在门诊以镇肝熄风汤予之,次日家属告曰:神志已清,半身活动较前已有进步。继服上方10剂,患者已能下地活动。后经CT证实为脑出血。此后患者以镇肝熄风之10剂药共磨成末,过箩,日服3次,每次6g,温开水冲服,2月后,血压持续正常,半身不遂仅见轻度,日常生活自如,能参加农业劳动。

4.地黄饮子:生地、山萸、茯苓、肉桂、附片、麦冬、五味子、石斛、大芸、远志、巴戟天、菖蒲、薄荷、生姜、大枣,水煎服,一日1剂。方出《宣明方》,此方原为河间治痰浊上泛、喑痱足痿、眩晕、口眼㖞斜方。近年多有治疗高血压并脑动脉硬化、老年性痴呆、眼底动脉病变、中心性视网膜炎之报告。笔者经验此方治疗高血压脑出血后遗症疗效极佳；治疗脑梗塞亦有明显疗效。此方之应用宜长服、慢治，切勿操之过急。笔者之经验方中宜加入活血化瘀药赤芍、川芎、丹参、红花、三七、水蛭等，疗效更佳。三七、水蛭宜冲服之，勿使高温水煎，以免活血之功大减。

5.二仙汤：仙茅、淫羊藿、巴戟天、知母、黄柏、当归，水煎服，一日1剂。方出上海曙光医院，为20世纪50年代涌现出之著名方剂，专治高血压动脉硬化、高血脂症，尤其对高血压脑动脉硬化疗效较佳。笔者经验，此方治疗脑梗塞、脑出血后遗症最为适应，堪称首选方。方中仍须酌加三七、水蛭等活血化瘀药。脑鸣、耳鸣、思维欠清晰者，服用此方之丸、散，经半年以上，恒见疗效，但因长期服用有伤脾胃，故方中宜加木香、草蔻等补气健脾之品。

三、脑出血中之小脑出血

作为特殊情况宜作特殊认识和处理。小脑位于桥脑、延脑之侧背，下界与脑干相接壤，体重占大脑重量之1/10，其血液供应盖出于椎—基底动脉之分枝，故此椎—基底动脉之硬化是导致小脑出血之最主要原因。小脑之功能是掌管人体平衡、共济，如有出血或梗塞，则出现共济平衡失调，患者之重要症状系眩晕、站立不稳、耳鸣、头痛、呕吐等。小脑与第四脑室相邻，小脑之出血多时可流入第四脑室，影响大脑导水管之畅通，致使颅内压升高，继而产生脑膜刺激症状，随之出现较剧烈之头痛和喷射状呕吐。一部分患者可见语言塞涩、眼球震颤、喘咳不停、肌张力减退、全身感觉迟钝等脑干症状。治疗此病应以血府逐瘀汤、二仙汤、川芎调茶散、旋覆代赭汤、五苓散、半钩合剂等加减投之。前述各方或为经方，或为名方，皆有源可察，惟半钩合剂为笔者之经验方，此方：半夏、钩藤、车前子、夏枯草、生赭石、厚朴、猪苓、泽泻、白术，水煎服，一日1剂。原系余为耳源性眩晕而拟方，后见脑动脉硬化之患者一旦小脑供血发生障碍，或梗塞、或出血皆以眩晕为主要症状，故始用此方使椎—基底动脉之硬化出血、梗塞而获效。总之在前述诸多方药中依据病情选择应用，灵活组方则可。有时仍须加用水蛭、汉三七等较为强力之破血药。

高血压是脑出血之基础,脑动脉硬化始终参与其间,由阴虚阳亢到阳亢生风,亦西医之高血压动脉硬化之病理过程。中医谓"治风先活血,血活风自灭",的确抓住了本病之根本。由血府逐瘀汤、补阳还五汤到冠心Ⅱ号、复方丹参丸、丹参滴丸、通脉灵,始终未脱离活血化瘀之主体。笔者经验是高血压之大多数均可单独服用中药治疗,汤药在前,令其症状缓解,血压下降后,再以丸、散长期服用,非但能使血压再无反弹;尤其对心、脑、肾动脉硬化并发症之延缓和预防更有重要意义;同时尚可对血脂、血黏度、血尿酸之控制产生积极意义。

脑出血之治疗,中医中药之优势还在于治疗其后遗症,前述之补阳还五、血府逐瘀、镇肝熄风、地黄饮子、二仙汤等亦适用于后遗症之治疗。笔者经验,大量出血之患者,昏睡、鼾鸣、瞳孔变化、脑压急剧上升,应急送西医急诊治疗,必要时应立即开颅插管减压,勿错过时机延误病情,造成不测;小量或中等量出血之急性期仍须西医措施跟上,同时配合中药则疗效更佳。出血停止,患者残留偏瘫、语言障碍、口眼㖞斜者非中药治疗不可,现行西医之抗凝、溶栓、激光等均非所宜。中药之作用虽缓,然而坚持服药,大部分患者均可出现不同程度之好转。

不论高血压还是脑出血后遗症,鉴于长期服用中药势必损伤胃气,故必须在方药中加少许护胃药物,如砂仁、木香、草蔻类。

肝病治疗随谈

　　肝病包括肝炎、肝硬化、肝包虫、肝占位病变、继发性肝病等。近年来由于乙肝之流行，人们对乙型肝炎及由此而产生之肝硬化、肝癌十分重视，世界各国对此投入大量人力、物力、财力予以研究，有关肝炎及其相关报告如雨后春笋，目不暇接。由于发病之多，仅乙肝一病在国内发病已达1亿人以上，除此而外尚有甲肝、丙肝、丁肝、戊肝、庚肝等传染性肝病。鉴于所有传染性肝病均有发展为肝硬化、肝癌之虞，故在我国，上述诸病之发病近年来均有上升趋向。肝包虫仅在我国西北数省有少量发病；继发性肝病如狼疮肝、心源肝、血液肝、免疫肝等均为他病之并发症，呈散发，各地发病率无大的差异。现就乙型肝炎、肝硬化、肝癌三病之发病、病况、中西医治疗谈谈自己之经验和体会，信口道来，文责自负。

　　1963年美国学者布卢姆伯格等发现了"澳大利亚抗原"，1968年日本学者Okoe-Ki等确认了该抗原与肝病之关系，后来众多学者的实验研究重复表明，澳大利亚抗原系引发肝病之相关抗原，这种由澳大利亚抗原引致之肝病，在1970年国际肝病会议上定名乙型肝炎，澳大利亚抗原则定名为"乙肝相关抗原"(HAA)。当时乙肝之发病在世界范畴内广泛流行，尤其在亚洲地区如印尼、菲律宾、中国台湾、中国香港、中国大陆、越南、缅甸等发病迅速上升，个别地区之乙肝发病已高达人群之20%左右。其时我国正处在文化大革命的高潮中，科研停滞、刊物停办，乙肝在国内肆疟无羁。上海市传染病院早在文革前就曾有乙肝临床研究之报道，但这一工作在文革中被迫中断，全国各地对乙肝之观察和研究也都被迫停止于萌芽状态。

　　文革后，从20世纪70年代开始，我国在乙肝方面的研究很快恢复，经各地综合调查分析，我国的乙型肝炎发病率当为8%~15%。这一庞大数字已足以引起人们的普遍关注。笔者由1984年起率先在甘肃省新医药学研究所成立了"乙型肝炎临床科研课题组"，并承担了

43

国家七五攻关重点乙肝科研课题。经过近10年的临床观察和实验，在6万余人次乙肝观察中，体会如下：

一、乙型肝炎的传染性

有关此病之传染性，传统观念认为本病属传染病范畴，具传染性，尤其是E抗原阳性(通称大三阳)之患者传染性特强，此型患者之HBV–DNA比数恒在10^3以上；另有概念认为HBsAg比数越高的传染性越强。笔者通过20余年的临床观察，认为此病之E抗原阴性者几无传染性，可正常婚配、正常生育，子女90%以上均系健康常儿。E抗原阳性者则有一定传染性，但并非通常所谓之"传染性极强"。曾发现如下规律：①母病者，子女多人患病，父病者子女无人患病，或仅1人患病；②家庭成员中即是多人患病，不论大三阳或小三阳，总有1人与其同吃、同住而终生不病者；③家庭中仅1人发病，其余成员均健康者，治疗较为顺利，大多数病例经服药后可获全阴治愈。上述规律为个人长期临床心得，并未做大样板统计，仅供读者参考。文献资料认为有水平感染、垂直感染、血胎感染、围产感染等。所谓水平感染乃社会交往之接触传播，此型感染常可自愈或治疗较易，病毒相对容易清除；垂直感染则指母亲传播给胎儿之感染，此型感染既与血胎、围产有关，更重要者则系双亲遗传基因之表达，因而此类感染较为难治，病毒不易消除。既往认为E抗原阳性之双亲所生胎儿大多为乙肝患儿，此观点现应完全废弃之，最近几年对乙肝双亲之一或双亲皆为乙肝患者在妊娠中实行阻断预防治疗则可使98.5%之胎儿健康无恙。此阻断治疗如下：①在28、32、36周时分别给孕妇肌注高效乙肝免疫球蛋白200~400u；②胎儿出生后在24小时和第15天时分别肌注高效免疫球蛋白200u；③胎儿出生后1个月、2个月、半年时分别肌注乙肝灭活疫苗1支。经此三个阻断，胎儿之健康率可达理想，为此大大缓解了乙肝家庭之忧虑。我国早在20世纪末即普遍施行围产胎儿之预防注射，事实证明我国之乙肝儿童发生率已较前大大减少。

综上所述，乙型肝炎之传染性应作如下观。乙肝具有传染性，但感染乙肝病毒者仅有少数人变为乙肝患者。人群中的大多数对乙肝病毒的感染均有清除力，为什么人群对乙肝病毒的反应如此不同？这里有一个遗传基因问题。因此乙肝的发病有内因和外因两个方面，和哲学原则一样，内因是依据，外因是条件。前者是主要因素，后者是次要因素。根据这一推论，乙肝在人群中的传播并非以传染性强而泛泛言之，目前国外有人提出此病应列入自身免疫性疾患范畴，不应继续视作传染病。当然此谨一家之言，尚不足以成定论。

二、乙型肝炎之临床表现及并发症

笔者仅就个人经验而谈，有些观点不一定与时下之教科书一致。通常将乙型肝炎分成：①慢性迁延型，②慢性活动型，③急发型。笔者经验：①型常无症状，肝功能正常，病原学检查可为大三阳，亦可为小三阳。②型常为肝区不舒、烦躁、口苦、肝功异常等，最重要之一特点是白球蛋白比例失调，球蛋白超过常数，脾肝轻微肿大。③型为①、②型之急性发作或急起原发之乙肝，肝功能明显损害以谷丙转氨酶和谷草转氨酶升高为主要表现，乙肝病毒学检查多为大三阳(E抗原阳性)，少数出现黄疸，一部分患者症状比较明显，多见肝区不舒、寒热、纳呆、酸胀等。

上述三型中以慢迁肝最轻，预后最好，经治疗可很快转为小三阳，但当转为小三阳后一部分患者可变为长期带毒，经久不变。慢活肝则较慢迁肝为重，除症状明显、肝功损害明显外，和慢迁肝之主要区别是血清白球蛋白比例之改变和脾脏之轻度肿大。此型患者肝脏病理改变与早期肝硬化较难区分，二者呈犬牙交错现象；临床证候有时也不易区分，慢活肝有时被诊断为早期肝硬化也无大错。治疗则关系重大，合理地长期治疗，通常能见到症状悉除，检验正常，脾脏回缩。B超诊断对慢迁肝与慢活肝之鉴别恒有帮助，前者之门脉口径偏小(<12mm)，后者之门脉口径偏大(>12mm,<14mm)；前者之脾厚恒在40mm以下，后者之脾厚恒大于40mm。急性乙肝之临床表现大多数呈隐匿性，一小部分呈症状发作，但多呈一过性，症状轻微，病者于不知不觉中，疾病已告痊愈，肝功正常，病原检查HBsAg转阴，

HBeAb阳性;一部分患者HBcAb阳性持续数年。继发于慢迁肝和慢活肝之急性乙肝经积极治疗后可缓解,肝功可恢复正常,但病原学检查仍不易恢复。慢迁肝之反复急发,可转为慢活肝;慢活肝之反复急发可转为肝硬化,因此急性乙肝之治疗是刻不容缓的。

乙型肝炎之主要并发症是肝硬化和肝癌。笔者经60 000余例门诊乙肝病例之粗略随访和统计,乙肝转变为肝硬化之病例约为10%,与国内外资料之3%~13%大体相同。前已述及慢性乙肝反复急发,如果治疗不及时则可经久难愈,最终形成肝硬化。乙肝患者之情绪应自我调节、愉快生活,从容治疗;心情急躁、情绪低落反而影响治疗,促进病情复发,这样的患者容易并发为肝硬化。饮食及生活习惯也是影响乙肝进程之又一重要因素,尤其不能饮酒及食用含酒精类之食物如醪糟、甜醅等,总以少油腻之清淡饮食为宜;生活应有规律,劳逸结合,作息适度是治疗肝病之先决条件。肝硬化之晚期以脾大、腹水、食管静脉曲张、肝质变硬,肝功中白球倒置为特点,通常借助物理诊断、检验诊断等不难确诊。早期肝硬化与慢性活动性肝炎之区别已如前述,这里还应补充一点,即近来常用之肝纤维化四指标(黏蛋白、透明质酸、胶原Ⅲ、胶原Ⅳ)的临床观察。四指标之变化可提示肝组织中纤维组织之增生状态,可粗略估计和判断肝硬化之进退程度,但因机体之反应性差异甚大,一部分临床证候非常明显之肝硬化患者此项检查尚属正常;而一部分临床证候尚未达到肝硬化之患者,此项检查却异常明显,因而笔者认为此项检查仅可作为临床诊断治疗之参考,不可以此作为诊断依据,更不能以此作为重要依据。

肝癌是乙肝之另一主要并发症,根据国内外资料统计乙肝患者之肝癌发生率较常人高出10倍,因此人们提出了乙肝是肝癌发生之重要因素。后来国内资料报告,乙肝伴发肝癌者约占0.8%~1.2%。此数字与余多年来之经验相符。乙肝何以并发肝癌,原因未完全阐明,但大多数资料认为与乙肝患者之免疫系统之变化不无关系。乙肝之并发肝癌,就肝癌而言仍属原发性肝癌,发现此种情况之最先变化是甲胎球蛋白之持续上升,甲胎球蛋白(AFP)在肝硬化时亦可轻度上升,但数值恒小于400,若持续保持在高水平(>400),则应考虑此病,宜作进一步检查,CT一般是最有价值之诊断依据，必要时可作加强CT则可确诊。县以下基层医院可作B超检查仍可确诊，费用相对较少。

肝癌通常在肝硬化之基础上产生,但亦有由乙型慢迁肝直接伴发肝癌者,患者出现肝癌后,一般首先出现肝区痛疼或肝痛加重,一部分病人出现黄疸,如果肝硬化之腹水原先用利尿药速尿等消退较快,后来突然无法消去者应考虑是否合并了肝癌,当然感染、低蛋白血症、电解质紊乱、肾功能损伤等均可见腹水难消,肝癌系腹水难消之诸多因素之一,必须予以重视,否则可出现误诊误治。

三、乙型肝炎之治疗

乙肝之治疗当前西医西药首推α干扰素和拉米夫定，经国内外近10多年之循证观察,发现二药之痊愈率均为10%~20%,而且服药期限较长、药品价格偏贵。中医中药系当前治疗乙肝之重要方法之一。笔者曾在20年前在甘肃省医学科学研究院领导成立了"乙肝临床研究课题组",20年来先后观察了乙肝患者6万人次，提出了乙肝患者的临床中医分类,拟定了乙肝辨证施治的合理方药。《甘肃地区2021例乙肝患者流行病学研究》、《乙型慢活肝135例临床对比观察报告》、《乙型肝炎100例临床观察报告》、《肝硬化腹水176临床研究》等7篇论文先后在国内外医学刊物上发表;研制了"乙肝Ⅰ号"、"乙肝Ⅱ号"、"乙肝康"等乙肝特效专剂之开发，积累了较为丰富之临床经验。笔者之经验如下。

1. 气阴初挫：此型患者为初感乙肝病毒之患者,HBsAg阳性、HBcAb阳性、HBeAg可阳亦可阴,即可为大三阳亦可为小三阳,但患者肝功能正常,无显著临床证候,因个别患者仅见轻度乏力或口干,舌质偏红,故曰气阴初挫。此型患者如未作两对半检查则无法确认其有无传染性。通常属现代医学分类之"健康带菌者"或"慢迁肝"。笔者经验此型乙肝患者几占全部乙肝患者2/3,系乙肝传播之主要传染源。通常预后较好,一部分患者可向其他类型转化。常用中药方药为升山汤加味：升麻3g、山药10g、红花3g、白芍15g、虎杖15g、乌梅4枚、白术10g、蝉衣6g、野菊花15g、枸杞子10g、女贞子10g、菟丝子10g、甘草6g、瓜蒌10g、葛根20g，水煎服，一日1剂。

2.邪客少阳：此型患者之证候已趋明显，两对半可为大三阳、亦可为小三阳，肝功能常见不同程度之损害，转氨酶可高，麝浊亦可见不同程度之改变。患者证见口苦咽干、肝区或两胁疼痛、胃脘胀满、纳呆乏力、舌质红、苔薄腻兼黄、脉弦数，个别患者可见轻度黄染，或脾轻度肿大。此型患者大多属于西医分类之慢迁肝或慢迁肝之急发，亦有个别患者属慢活肝。用方药小柴胡汤加味：柴胡10g、黄芩10g、半夏10g、党参10g、甘草6g、生姜6g、大枣4枚、丹参20g、木香3g、草蔻3g、大黄3g、黄连3g、黄芪20g、当归10g、白芍10g、秦艽10g、板蓝根10g、白花蛇舌草10g、半枝莲10g，水煎服，一日1剂。

3.气血瘀滞：此型患者较重，两对半之大三阳或小三阳已不足以判断该病之轻重。关键在于此型患者之肝、脾器质性变化已较明显，属西医之慢活肝或肝硬化早期。脾脏肿大，门静脉口径开始增宽，肝功能除麝浊及转氨酶有明显改变外，白球蛋白之比例开始失调，白蛋白相对减少，球蛋白相对增加。患者可见口苦咽干，急躁易怒，往来寒热，肝区及胸胁疼痛，脘腹胀疼，个别患者出现少量腹水。用复方柴胡疏肝散加味：柴胡10g、枳实10g、白芍15g、甘草6g、川芎6g、香附6g、丹参30g、木香3g、草蔻3g、黄芪30g、当归10g、秦艽10g、板蓝根10g、泽泻10g、黄精20g、郁金6g、元胡10g、川楝子20g、制乳没各6g，水煎服，一日1剂。

4.阳虚水泛：此型患者已进入肝硬化晚期，肝功损坏，门脉高压，机体失去了肝功之代偿，因而大量腹水，全身浮肿。化验检查除麝浊、转氨酶之变化外，最具特征的是血清白球蛋白之倒置或比例失调。B超检查门静脉口径>14mm，脾厚>40mm。患者除上述脾大、腹水外尚可合并食道静脉曲张破裂出血、骨髓造血障碍(周围血中三系细胞减少)等，鉴于门静脉高压，故腹腔内肠系膜血管均暴张，消化道黏膜下血管可见充血、扩张，基于此患者自觉腹胀、纳呆，一部分患者出现肠鸣泄泻，一部分患者则见泛酸呕吐、胃脘疼痛等。《金匮要略》

"见肝之病,知肝传脾"之论述准确的反映了上述病机。笔者积40余年之临床经验,深知中医治疗肝硬化(失代偿)务必以健脾和胃为大法,盖"见肝之病知肝传脾"也,笔者惯用之方药乃香砂六君子汤加味,此方加黄连、黄芩、干姜、枳实、白芍,实则香砂六君子汤合半夏泻心汤也。《金匮要略》"呕而肠鸣,心下痞者,半夏泻心汤主之。"说明仲景应用泻心汤之适应证是以胃肠之呕、鸣和心下之痞为重点,对现今之肝硬化所致之胃肠症状乃属对症。香砂六君子汤乃《局方》用治胃脘之胀满寒痛而专设,时人用治胃中之慢性炎症、溃疡当为首选也,笔者多年来采用此二方治疗肝硬化之胃肠症状不仅治标,尚能治本,曾有大多数患者长服此剂而肝功恢复、脾脏缩回,腹水再未出现,判若常人多年。腹水之治疗非上方所能单独胜任,余曾研制出"古圣II号"为消水之良剂也,该剂之主要成分乃遵《金匮要略》"硝石矾石散"之组合加他药而成,由兰州中药厂试制出品,在秦陇数省风行,因其利水之效卓著而闻名于斯。另外此病之治疗尚宜保肝化纤,余研制之"乙肝II号"、"乙肝康"具有此作用。乙肝II号为冲剂颗粒,乙肝康为蜜丸,前者是以山西中医药研究所之强肝汤为基本方药加味组方,后者是以《金匮》鳖甲煎丸加味组方,常服此二药则非但改善肝功能,同时尚可逆转肝硬化进程,通常服用1年则肝软、脾缩,肝纤指标亦随之改善。

　　肝硬化患者之并发症最危重而常见者莫过于上消化道之大出血,此多为食道静脉破裂引发之大出血。出血量大于5ml则见潜血阳性,大于50ml则见黑便,大于500ml则见血压下降。西医之处理原则:小量出血用止血剂,六氨基乙酸、止血敏、止血芳酸等则可;中量出血用垂体后叶素5~10u静滴;大量出血则可以三腔管压迫止血,亦可用垂体静滴,一部分患者仍然不能奏效,可以手术结扎血管治疗。近来开展之通过内窥镜止血,也是可以进行之有效方法。中医之止血法遵唐容川氏之冲气说,认为冲脉始于胞中,上逮于阳明,冲气上逆,则阳明之血破经而出也,盖阳明多气多血,与胞中以冲脉相连通,故胃中出血可大如天崩地陷而骇人者也。鉴于此唐氏指用以大剂大黄降逆平冲,云乃为胃出血而吐者之大法也,唐氏谓大黄降逆平冲有推墙倒壁之力,若与黄连、黄芩相配,此泻心汤也,泻心即是泻火,泻火即是止血,盖心主血,血热则妄行矣。笔者常用三黄泻心汤中加肉桂、生赭石二味,用于中小量上消化道出血辄见大效,盖生赭石之降逆平冲,肉桂之健胃平冲,与大黄共奏平冲止血之功而相得益彰也。前人有黄连、大黄、肉桂三药谓秘红丹者,为治疗吐血之效方,亦此谓也。除此之外,上消化道大出血之病者应严格规范饮食,原则以流食为主,出血期间宜禁食禁水24小时。禁食水时,必须给予补液、输血,供给必要的电解质钾、钠、钙等,每日补液量应不低于2000ml,原则上是糖盐各半。

　　肝硬化之另一危重并发症为肝性脑病,亦称肝昏迷。此症乃系肝功能高度衰竭,血氨升高,脑组织缺乏多巴胺所致。患者呈现昏迷不醒,烦躁言语,口气闻见尿臊味。此为肝病临终前之恶兆,现代西医采用精氨酸盐、谷氨酸盐、乙酰谷氨酸氨、门冬氨酸钾镁(潘南金)、雅博斯等可使昏迷患者达到暂时清醒,如果治疗措施持续到位,患者可以转危为安。治疗此证中医较西医略逊一筹,但余在临床试用桃仁承气汤釜底抽薪曾令一部分患者神志转清。桃仁承气汤加味组成:大黄、芒硝、黄连、黄芩、桃仁、桂枝、甘草。此方为《伤寒论》桃核承气汤与大黄黄连泻心汤之合方。《伤寒论》"热结膀胱,其人如狂","心下痞,按之濡"等证候之描述为笔者提供了借鉴,肝性脑病之患者神志不清、心下及少腹胀满,均与此相符。桃核承气汤治疗斯证之机理乃攻下通腑也,以现代医学观点看,强力泻下犹似肠道透析,大量血氨在未进入血循前自肠道泻下;同时打断了肝脏中释放氨之代谢链。笔者曾用此方治愈过多例中毒性痢疾,常使昏睡之患者很快清醒;又用此方配合治疗肝性脑病,又取得了同样理想之效果,可见通腑攻下之法"一通百通"、"上病下治"、"釜底抽薪"等先人经验之真实可贵。

　　肝硬化之最终,大部分病例合并肝肾综合征。此症之特点为在肝硬化之基础上并发了肾功能衰竭。肾功能衰竭的主要标志是血尿素氮之上升($>7.1\text{mmol/mm}^3$)、血肌酐之上升($>100\text{mmol/mm}^3$)。此时患者肾小球清除率不足,蛋白代谢产物之排泄发生障碍,从而形成氮质血症、尿毒症,进一步危急生命。肝肾综合征之出现是肝硬化晚期和临终之表现。西医可用白蛋白静滴延缓病情之发展,可在一定程度上保护肾脏。大剂量速尿之应用尚待观察,通常以每日200~400mg静滴,如果合并酸中毒(二氧化碳结合力下降)可补给碳酸氢钠或乳酸钠。雄性激素睾丸酮、康力龙等之应用有利于负氮平衡。血液透析是最后延缓生命之方法,鉴于此种病人存在肝、肾两方面之损害,透析并无特大意义。

中医中药对肝肾综合征之治疗尚有短期疗效。鉴于病人常具胃脘不舒,恶心纳呆,一部分患者出现浮肿、泄泻。中医认为此证多属湿热滞于中焦,清不能升,浊不能降。湿热何以滞于中焦?乃肝郁脾虚、脾肾阳虚之所致也。健脾和胃、补肾壮阳、升清降浊为治疗斯症之常法,笔者常用桂附八味丸合大黄以降浊,附片以升清,配生赭石、生姜、半夏之类;另以益母草、车前子利水;白花蛇舌草、金银花清热解毒;汉三七、水蛭活血去瘀;生牡蛎粉固涩、止泻而兼吸收肠氮质产物之作用。上述方药之使用常可使肾功衰竭之进展减缓;一部分患者则可见尿素氮下降、肌酐回复正常。曾有一患者名陈正元,男,40余岁,患肾功衰竭,于1970年求诊于余,其人时任甘肃省秦安汽车站站长,患慢性肝病多年,近来出现高度浮肿,小量腹水,查尿蛋白(++),潜血(+),血中非蛋白氮(NPN)86u(当时诊断肾功能衰竭之法定指标,20世纪80年代此指标废弃,以尿素氮代之),超过正常之1倍以上,诊断为肝硬化、肝肾综合征。余以下方予之:生地12g、山萸10g、山药10g、丹皮6g、桂枝10g、附片6g、枸杞子6g、茯苓12g、泽泻10g、大黄6g、金银花15g、白花蛇舌草15g、益母草15g、车前子15g、生牡蛎15g、水蛭粉3g(分冲),水煎服,一日1剂。此后余奉调省西中班(甘肃省医科院前身)。1982年9月,一老者携梨瓜一箱来兰,进得家来,声声感谢,细看之,陈正元也,彼旋即自怀中掏出一处方,因用之日久,裱糊成硬纸板状,其上字迹斑驳,依稀可辨。谓其服此方600余剂,现病已痊愈,于2年前恢复工作。云先是服药后尿量增加,精神转佳,因有效故继续服药,后觉愈服愈好,故则坚持服药,不觉服药3年矣,1974年曾查非蛋白氮已趋向正常,食欲增加,体力精神已如常人。病者遂自行将上方制为散剂,每日3次,每次6g,温开水冲服。此例患者之治愈,实属偶然,患者在绝望中坚持服药,当时余亦未曾抱有丝毫希望,但因长期服药,不觉中竟使不治之症得以复康。笔者从此例患者中吸取经验,得悉下列两点:①补肾壮阳、泻火通腑、活血化瘀之合方,确是治疗肝肾综合征对证良方。②此方乃治本之方,与西医之透析疗法不可同日而语,后者仅系人为之去除血中尿素氮,仅可缓解病情于一时;前者则使肝肾功能有所转变,病情在一定程度上有所缓解。笔者体会到中药治疗斯症之疗效,同时体会到鉴于肾功衰竭之患者胃肠应激功能之失调,长期服用中药多不能接受,大多数患者一见中药便反射性的恶心呕吐,因而多数半途而废,今后应在给药途径方面下大功夫。

肝病复容丸之临床应用

黄连、黄芩、黄柏、山栀、当归、白芍、川芎、生地、桃仁、红花、女贞子、旱莲草、茵陈、大黄、半夏、干姜、丹参、木香、草蔻、黄芪、秦艽、板蓝根、柴胡、党参、茯苓、白术、泽泻、桂枝、猪苓、甘草，共研为末，炼蜜为丸，6g重，每日3次，每次1丸，温开水冲服。此肝病复容丸也。肝病日久，尤其是肝硬化之患者，肝功之损害，致使其灭活功能之丧失，男性之雌性素水平增高，女性之雄性素水平之增高，久之则脑垂体功能渐渐衰退，由是促肾上腺素产生趋于低水平，肾上腺皮质功能降低，故而出现颜面黑色素之沉着。

上方中黄连解毒汤(黄连、黄芩、黄柏、山栀)可使胃肠黏膜及皮肤表层之充血减少，皮肤、黏膜里层之充血增加，有利于残留黄疸及色素之消退。桃红四物汤(桃仁、红花、当归、白芍、川芎、生地)为调肝之主方，所谓调肝乃调肝之气血，调肝之相火也，相火者含现代医学植物神经系统之意，其作用除与平滑肌之紧张性相关外，尚包含血管之伸缩、汗孔之开合诸因素，仅此可改善颜面之颜色也。据近代实验研究证明柴苓汤确具肾上腺皮质调和之作用，该剂可使肾上腺皮质系统之功能得到加强，以免阿地森斯现象(肾上腺皮质功能减退)之发生也，该现象之最大特点乃颜面皮肤色素之沉着。本方中除上述黄连解毒、桃红四物、柴苓汤之外尚含以茵陈为主要组成之茵陈五苓散、茵陈蒿汤等传统退黄专剂。女贞子、旱莲草二药古名二至丸，取气血二至之意，近人多以此剂治疗眶上母斑诸类而显效，一时成为妇女美容之炙手可热之品。

综上所述，肝病复容丸之组成虽杂，然而思路明确，既有调节内分泌之柴苓，又有调肝活血之桃红四物，清火解毒之黄连解毒汤，气血两敛之二至丸，同时当包括去除黄疸之茵陈诸剂。鉴于该方乃须常服，常服则伤胃气，故加半夏泻心汤及丹参、木香、草蔻以养胃和中也。此剂用于肝硬化、慢活肝患者之颜面晦暗者每多有效，使余之治肝系列药剂趋于完善矣!

肝硬化治疗一得

2000年（庚辰）冬，余治疗兰州电机厂职工白莉，女，35岁，5年前确诊肝硬化失代偿，曾伴腹水、黄疸，多次吐血。周围血象血色素8~11g/L，白细胞(2~3)×10⁹/L，血小板(10~30)×10⁹/L。半年前曾赴西安求医于外科，因不属手术适应证返回兰州，往返劳累颠簸，黄疸加重，肝区持续疼痛，向两胁及背部放散。阅其近日化验单，总黄疸已达87μmol/L、直接胆红素50μmol/L，谷丙转氨酶105u/L，谷草转氨酶73u/L，尿素氮9.3mmol/L。2001年10月求治于余，观患者周身黄染，腹膨隆，颜面晦暗，自诉两胁攻撑，兼有疼痛，时有恶心，食欲极差，乏力头晕，生活不能自理。脾大肋下4指、肝肋下2指，质硬，腹水征阳性。诊断：①淤胆型肝硬化(失代偿)，②肝肾综合征。中医辨证：舌红、苔黄腻厚，脉弦大滑数。肝郁脾虚，湿热内蕴，阳虚水泛。治则疏肝健脾、清热利湿、温肾壮阳。方用柴胡疏肝散合三黄泻心汤加味：柴胡10g、枳实10g、白芍15g、甘草5g、香附6g、川芎6g、青皮6g、姜黄6g、肉桂3g、三棱10g、莪术10g、丹参10g、木香10g、大黄6g、黄连6g、黄芩10g、元胡10g、川楝子20g、制乳没各3g、半夏6g、陈皮6g、茯苓12g、干姜6g、生龙牡各15g、茵陈20g、山栀10g、乌贼骨15g，水煎服，一日1剂。上方共服用20剂后，患者精神好转，食欲增加，两胁及肝区之疼痛锐减，黄疸明显减退，总胆红素降至17μmol/L以下，转氨酶谷丙、谷草均降至正常。患者在服用上方之同时，尚坚持服用余研制之古圣Ⅰ号与古圣Ⅱ号，此二药之作用前者保肝退黄，后者保肝利水，二药之成分均以《金匮》"硝石矾石散"为基础加他药而成，此例之疗效如此迅速，令人振奋。余思之，此病乃肝气郁结之使然也，郁久则克土生湿，郁久则化热，湿热相合生黄疸；脾虚日久，由气虚乃至阳虚，则水泛矣！前方重用柴胡疏肝散以疏肝，三黄泻火，二陈健脾去湿，茵陈蒿退黄，余则或行气，或活血，或止痛，曲尽其妙而收大功焉。方中之三棱、莪术、青皮、姜黄、元胡、川楝子、制乳没之主要功能是止痛，然对

54

肝硬化来说尚可软肝散结,预防纤维化之进展,实属最恰当之治法,急性期过后尚可继续服用,以期治本。

此方因其疗效确切,临床屡试屡验,故以此方为基础,责兰州中药厂作为成药,采用"颗粒冲剂"剂型,定名为"乙肝Ⅱ号",作为处方成药使用,疗效尚称满意。

医话部分

再谈慢性胰腺炎

慢性胰腺炎之发病较多。但凡左上腹痛,向左胸、左胁、腰部放散者,食用油腻、肉类时加重,心情不好时亦加重者,大半为慢性胰腺炎也。此病之发病,多与胆囊炎、胆结石相关,盖胆道之炎症堵塞,可殃及胰管,因胰管与胆管汇合共同入口于十二指肠也。鉴于此临床所见之胰腺炎约80%与胆囊疾病相伴发。诊断胰腺炎以血清淀粉酶与尿淀粉酶为最特异性指标,通常血淀粉酶超过500u (苏氏)或128u(温氏);尿淀粉酶超过1024u(苏氏)或128u(温氏),即可确诊。但血淀粉酶在发作后3天内恢复正常,尿淀粉酶在发作后1周内恢复正常,因此大多慢性胰腺炎之血、尿淀粉酶均在正常范围,故此病之诊断几无可靠指标。近年来CT、B超等声像诊断广泛应用于临床,对大部分慢性胰腺炎可取得阳性观察,但对一部分慢性胰腺炎仍无阳性发现,常可导致误诊。其原因可归纳为下列三方面:①胰腺位于胃之下后方,位于横结肠之正后方,与其平行并相重叠,胃及横结肠常有大量气体充塞,尤其是横结肠之肝曲和脾曲,更是大量气体充留之所在,故常影响声像学之影视效果。②胰腺之慢性炎症早期常无组织学之巨大差异,B超、CT均无明显异常,中晚期富含纤维组织增生,后方可见特异性改变。③慢性胰腺炎之早期症状与胃病大多无异或与慢性胃炎同时存在,一部分患者经胃镜检查确诊为慢性浅表性或萎缩性胃炎后则遍服胃药,从无他念;即是屡治无效仍不去作有关胰腺检查。鉴于此慢性胰腺炎之漏诊率最高。余青年时曾罹患此病由先父经治,先父乃陇上名医,亲自拟方为余治疗,1年时间服药280余剂,始乃痊愈。后在先父处方之基础上余在数十年之临床实践中逐步完善,形成下方:柴胡10g、枳实10g、白芍15g、川芎6g、香附6g、甘草6g、丹参10g、木香10g、草蔻10g、大黄10g、黄芩10g、黄连6g、元胡10g、川楝子20g、制乳没各6g、川椒10g、干姜6g、公英15g、败酱15g,水煎服,一日1剂。余行医40余年,以此方治疗慢性胰腺炎获效者无数。

因疗效显著,故各地慢胰病人接踵沓至。在治疗此病中发现了此病之三个特点,此三点均未被世人所重视,亦未见到载于教科书中,亦未见杂志中有所报告。

一、慢性胰腺炎多伴发慢性胃炎

慢性胰腺炎多伴发慢性胃炎,此为慢性胰腺炎形成误诊之主要原因,笔者经数十年之经验发现胰胃同病者几占慢胰患者之80%。中医以慢胰之胁痛、腹胀责之于肝气郁结,《金匮》"见肝之病,知肝传脾"之说自可作胰病伴胃病之中医理论依据;前述之治胰专方以柴胡疏肝散治肝,半夏泻心汤治胃亦说明此病胰胃同治则能产生显著疗效之事实。现代医学无胰胃同病之论述,亦无这方面之研究报告。笔者现就个人肤浅之认识谈如下观点。胰胃同病虽然仅系笔者个人之经验,但它确系客观存在,未被人们识透只是时间问题。慢性胰腺炎时大多患者可见胆囊、胆管之结石或炎症,西医认为胆管与胰管同时汇合进入十二指肠,汇合部有一强大之环形括约肌叫做奥狄氏括约肌,它通过神经反射进行收缩或舒张,藉以调控胆汁和胰液向十二指肠之排泄,同时防止十二指肠内容物逆流而入胆管和胰管。胆、胰二脏之炎症可致炎性产物沿胆管和胰管顺流而下进入十二指肠,十二指肠受炎性产物之刺激,既可产生自身之十二指肠炎,又可产生胆汁、胰液之返流,从而形成返流性胃炎和食管炎。

二、慢性胰腺炎多伴发脂肪肝

目前现代医学尚无慢胰合并脂肪肝之论述和报告,然而在余之长期临床实践中确实观察到此病与脂肪肝伴发者约占此病之80%,中医认为胰与肝从来是统属于肝之同一脏象,故慢性胰腺炎伴发脂肪肝乃系份内之事,无须赘述。现代医学无此论述,笔者仅就个人认识论述如下。慢性胰腺炎之患者因脂肪之吸收、利用发生障碍,故而出现诸多病理变化。脂肪肝乃多余之脂肪在肝细胞间隙中堆积,久而久之可压迫肝细胞并使之失去功能,继则肝细胞变性、纤维组织增生,最后形成肝硬化。慢胰时胰淀粉酶在血中代偿性之反复升高,糖代谢力度增强,肝糖原、肌糖原向脂肪酸之转化亦加强,故而形成脂肪肝。另一方面因胰酶之流向受阻,食入之脂肪不易吸收,故而形成脂肪泻。总之慢性胰腺炎时脂肪之吸收障碍则出现脂肪泻,脂肪之利用障碍则出现脂肪肝。上述论述仅系根据"慢胰多合并脂肪肝"这一客观事实,笔者利用现代生化病理学普通常识所作之推理性思维,真正之机理尚需进行微观实验以证实,如能提高到分子生物学水平去研究自然是一个很有意义的课题。

三、慢性胰腺炎多伴后腹膜粘连

慢性胰腺炎因病程较长,期间经常反复发作,有时出现急性胰腺炎病理表现,胰腺组织充血肿胀、炎性渗出。因胰腺位居胃与横结肠之后,胃与横结肠有两大生理特性,一曰充气、二曰蠕动,鉴于此,胰腺受其压力,经常处于贴近后腹膜之位置。当胰腺组织出现肿胀、充血时,则更与后腹部贴近,此时炎性渗出物浸润其间。反复发生之炎症,形成胰腺与后腹膜之粘连,此时患者之临床表现则除了原有之左上腹及左胁痛之外,疼可向腰背放散,有时剧痛可牵引颈部。笔者经遇见慢胰患者合并上述症状,凡腰背伴剧烈疼痛,且痛向颈部放散者,余在前述治疗慢胰中药复方中加汉三七3g(分冲)、土鳖虫6g、泽兰10g、水蛭6g(分冲),经常能收到明显疗效。曾有慢胰患者多例因急性发作而行手术治疗,术中发现胰腺与后腹壁粘连甚紧,其间见大量结缔组织增生。此类患者术前之疼痛特点为腰背剧疼并向左侧颈部放散,形成牵扯性颈背疼痛。手术中除切除少量坏死组织,并行引流外、对腰背部之粘连及后腹壁之纤维组织增生进行了相应之处理。术后患者之腰背疼痛及颈部之牵拉痛均有所减轻,但半年后疼痛又复同前,患者不得不继续采用中药治疗。

在认识了慢性胰腺炎之上述三个特点后,临床中医辨证则获得有力之借鉴。上述治疗慢胰之主方中,如果伴明显之胆汁返流性胃炎及食管炎,则去公英、败酱,加半夏、生姜、生赭石,制乳没量宜减。若合并脂肪肝则宜去川椒、川楝子、元胡,加三棱、莪术、青皮、姜黄、肉桂。若合并颈背之抽拉痛则应加羌独活、防风、汉三七、水蛭。

慢胰之治疗除药物治疗之外,饮食疗法也属重要,患者宜长期服食清淡少油腻之半流质类食物,如稀饭、一锅面、菜汤、果汁等,肉类、蛋类、奶酪类、鱼虾海鲜均非所宜,不能暴饮暴食。如能坚持上述饮食习惯则慢性胰腺炎可望完全治愈。

　　同时规律之生活节奏,愉快之心理状态也是治愈此病之重要环节。古人云:"大怒伤肝",其实这里的肝也具胰的含义。

医话部分

谈谈阴道流血的中医治疗

阴道流血统属中医之崩、漏证,崩乃天崩地塌也,漏乃破屋漏水也,皆言其流血之大小与缓急耳。此证与月经不调迥异,经期提前超过4天、推后超过3天称之曰月经不调,正常经来可见少腹不舒,如有明显之少腹疼痛则可谓之曰痛经。经期通常为3~7天,量则适中。崩漏一证乃无周期可言,多属经常性阴道流血,大流者因出血过多谓之曰崩证,小流者滴点难止谓之曰漏证。中医谓崩漏一证大体可归三类:一曰气不统血,二曰血热妄行,三曰脉络瘀阻。三者虽有显著不同之病机,然而其源盖出于冲任也,冲者血海,任者血室,血海与血室均为肝之所主也,故而中医调肝乃治崩漏之大法也。"四物汤非活血补血之专剂,乃调肝之圣品",此乃清代名医柯韵伯之名言也,笔者治疗气不统血之崩漏证恒以此方为主方。伴腹痛者加桂枝茯苓丸;气虚甚者加党参、黄芪、甘草;崩证大者加山萸20g、圆肉20g、生龙牡各15g、乌贼骨15g;血压偏低者加党参10g、麦冬10g、五味子6g;休克者以人参30g,加红糖50g,水煎10分钟,急服,此之治法大体属前述之气不统血类,以现代医学观点看此类阴道出血总以功能性子宫出血为主,而非器质性病变也。另一类崩漏,乃中医所谓之脉络瘀阻,此类崩漏之治疗甚为复杂,通常涵盖着现代医学之子宫肌瘤、卵巢囊肿、子宫内膜增生、子宫内膜癌、宫颈癌等,除此之外尚包含着宫外孕、流产、前置胎盘等产科情况。从中医角度看,此类阴道流血大多具有下述特点:①阴道出血而伴下腹疼痛;②阴道出血而一般止血药无效;③患者长期阴道出血,伴贫血、舌质紫斑。以上三个特点可提示医者勿盲目辨证施治,应先请西医专科会诊以确定西医诊断。笔者在长期临床实践中体会到产科大出血、宫颈癌等宜交西医妇产科处理,中药单独治疗难以胜任;子宫肌瘤、卵巢囊肿、子宫内膜增生则中医治疗效果尚佳。中医脉证并不能分辨此类疾患之确切诊断,虽然充其量仅可提示脉络瘀阻,予以活血化瘀之法,仍具眉毛

60

胡子一把抓之虞,但是如果辨证准确,临床疗效确实满意,对于无条件手术之患者或不愿手术患者的确是一个较好的选择。笔者常用之方剂是桂枝茯苓汤加味。《金匮要略》:"妇人宿有宿病,经断未及三月,而得漏下不止,胎动在脐上者为癥固害。妊娠六月动者,前三月经水利时,胎也。下血者,后断三月血不止。所以血不止者,其癥不去故也,当下其癥,桂枝茯苓丸主之。"文中之"癥病"引起了下血,所谓癥病,乃癥瘕也! 积聚也! 与现代医学之子宫肌瘤、卵巢囊肿相类也。笔者以此方治疗肌瘤、囊肿、内膜增生引起之子宫大出血取得了明显疗效,基本方药:桂枝10g、白芍20g、茯苓12g、丹皮10g、桃仁10g、三棱10g、莪术10g、海藻10g、水蛭10g(分冲)、汉三七3g(分冲),水煎服,一日1剂。方中之水蛭、汉三七二味具强大之破瘀逐血功效,虽破而血可即止,此"通因通用"也;一部分患者体质高度虚弱可加用党参、白术、黄芪;出血量大者可加阿胶、艾叶;腹痛加蒲黄、五灵脂;腰痛加杜仲、苡仁、淫羊藿。用此法治疗子宫肌瘤、卵巢囊肿、内膜增生均可获效,除大出血可止外,增生之内膜可以逆转,肌瘤、囊肿可以缩小,甚至完全消失。

三 七 小 论

三七又名参三七、汉三七、金不换、田七,五加科多年生草本植物三七之根,主产于云南、广东、广西、四川,通常认为该药具止血活血,消肿散结之效,孰不知此药有强大之补气作用,福建中医学院赵芬教授曾用三七治疗一例严重贫血患者,血色素1月内由7g/L增至11.2g/L,用三七1g,早、晚饭后服即可。由此可见三七乃为具攻、补双重疗效之良药。基于活血化瘀之作用,此药多被用于治疗冠心病、脑梗塞、子宫肌瘤、卵巢囊肿、陈旧性宫外孕等。实验研究证实此药降脂效果极佳,中医研究院陈鼎祺教授用此药2g/d,分2次冲服,治疗心绞痛85例,有效率达82%,降脂率达78%。河南省平顶山卫校陶元生老师用此药治疗急性黄疸型肝炎100例,证明该药有明显之利胆、退黄、降酶、保肝作用;同时乙型慢性肝炎患者长期服用此药非但可令表面抗原转阴,同时尚使肝脏之慢性炎症逆转。该氏采用自拟三丹汤(汉三七、丹参二味),通常在服用几月后表面抗原开始转阴,1年后转阴率可达40%。浙江中医研究院陆极大夫在无意中发现三七有明显之利水作用,曾用于多例肝源性、心源性、肾源性腹水有效。

笔者应用汉三七所积40余年之经验。余谓此药乃攻补兼施之圣品、中医传统之大药。与大黄、石膏、柴胡、桂枝、党参、黄芪诸药并驾齐驱,组成中医方药疗效之主力军。余曾用此药治跌打损伤,或内服,或外用皆见神效。曾用此药与羌独活、防风、桑枝、威灵仙相配治疗风湿、类风湿等疼痛恒见显效。曾以此药与水蛭10g(冲服)相配治疗子宫肌瘤、卵巢囊肿等妇科诸病亦获显效。近10年来余以汉三七加入冠心Ⅱ号(赤芍、川芎、红花、降香、丹参)、瓜蒌薤白半夏汤等治疗冠心病、心绞痛获明显之疗效。又以此药与水蛭相配装入胶囊名曰宽胸丸,每服2~4丸,每日2次,温开水冲服,治疗冠心病心肌缺血之胸闷气短,在甘肃地区享有好誉。笔者用此药与丹参、黄芪、党参、当归、白芍、秦艽、板蓝根相配,制成乙肝扫颗粒冲剂,具明显之保肝疗效,长期服用可使表面抗原转阴;大三阳之患者可使E抗原转阴。2000年(庚辰)春,一中年男性患阳痿,求余诊治。余以桂附八味加鹿茸3g(分冲)、汉三七3g(分冲),服10剂大效,二诊去汉三七,原方照服10剂,患者谓此10剂非但无明显效果,反而使原先取得之疗效皆消失,余复以汉三七3g(分冲)予之,再服10剂,患者谓又见明显之疗效。余思之,汉三七真具如此强大之壮阳功效?遂去鹿茸,单以汉三七合桂附八味,再进10剂,患者谓具有疗效,而较之于有鹿茸之前方,则疗效大逊矣!上述案例说明三七与鹿茸相配可大大增强其壮阳疗效,单一之汉三七虽有一定之壮阳作用,但其疗效仍不及与鹿茸相配者。

综上所述,三七具益气补血、填精壮阳、活血化瘀、消肿止痛、利胆退黄、保肝降酶、利水消肿等多方面之作用,诚良药也。

水蛭小议

　　水蛭系环节动物水蛭科蚂蟥之干燥全体,味咸、性平、有小毒。传统用于跌打损伤,癥瘕积聚,血瘀闭经;近年来通过实验研究,发现水蛭具有强大之抗纤维化作用和抗血凝作用。中医谓水蛭为化瘀去癥之神品,生用之则功专力宏,凡有瘀血之证者皆可放胆用之。妇科肿瘤、血管瘤、冠心病、高血压、肺气肿、肺心病等临床凡见青紫、疼痛、积聚者皆可以水蛭治之。余之经验:①此药与冠心Ⅱ号(赤芍、川芎、红花、降香、丹参)合用治疗冠心病,不但可使胸闷、气短、心悸等自觉症状缓解,同时可使心电图S-T段、T波得以纠正,其特点是必须长期坚持服药。②此药与桂枝茯苓丸(桂枝、茯苓、白芍、丹皮、桃仁)合用治疗子宫肌瘤、卵巢囊肿等妇科良性肿瘤,疗效可靠。子宫肌瘤完全消除率约达70%;卵巢囊肿中属浆液性或黏液性囊肿者完全消除率可达90%以上,黄体囊肿、巧克力囊肿之完全消除率则相对较低,但对其引致的月经不调之改善则疗效仍然明显。③本品与紫草、三棱、莪术、海藻、昆布相配合治疗体表之良性实质性肿物有明显疗效。颈淋巴结核则加浙贝、元参、牡蛎;甲状腺肿瘤加夏枯草、土鳖虫、露蜂房、全蝎;乳腺肿块加穿山甲、皂角刺、柴胡、王不留行;血管瘤加当归尾、桃仁、红花、泽兰。

　　近来湖南株洲冶炼厂职工医院方新生大夫报告用水蛭治疗慢性肾功能衰竭取得明显疗效。方用:大黄、附片、金银花、白花蛇舌草、车前子、益母草、丹参、黄芪、山萸、枸杞子、桑椹、水蛭(分冲),水煎服,一日1剂,二煎混匀分3次,早、中、晚饭后服。余在临床对此方之疗效进行了观察,3例不同轻重的肾功衰竭患者,经服用上方后均产生了一定疗效。其中一例慢性肾炎引起之慢性肾功衰竭经上方服用20剂,BUN由11mmol/L降至9mmol/L;一例肝硬化引致慢性肾功能衰竭,BUN未变,但Cr由122μmol/L降至96μmol/L;另一例紫癜肾引发之慢性肾衰,经服药后,BUN、Cr虽然未见下降, 但患者精神较前转佳,食欲增加,原有之恶心、呕吐亦相对减轻。鉴于此方对肾功能衰竭确有显著疗效,余对上方进行了仔细思考。方中之水蛭可谓主药,乃全方之灵魂也,该药活血化瘀、消积破癥,既然对冠心病、脑梗塞之血管硬化、瘀阻有一定之通和作用,对肾脏小球之基底上皮组织理应亦具通和作用,盖肾功能衰竭乃肾小球之排泄、重吸收之功能丧失或部分丧失也。肾小球系由入球血管和出球血管相互交错盘结,形成之渗压系统,其中血管壁之硬化、管腔之梗塞是影响肾小球滤过之主要因素,而硬化、梗塞就一般常理而言皆应属于中医之"血瘀"范畴,鉴于此水蛭为主药之方药破淤逐血,当能起到理想之作用。慢性肾功能衰竭当前认为属不治之症,现代医学虽有透析疗法可以应急,但终属治标之法,并非长期可以采用者,最终病人多因感染继发而死亡。目前国内外医家进行多方面实践研究,曾提出采用大剂量速尿冲击利尿,大剂量持续人血白蛋白之应用等均无令人鼓舞之疗效。中医历来对此病采用升清降浊之大法,据文献报告有一定疗效,所谓升清降浊法系以脾胃升降失司为病机的,中医认为慢性肾功能衰竭之主要证候是恶心呕吐、纳呆便溏,依此辨证则做出了湿滞中焦,阻滞脾胃升降功能之结论,于是胃气不降、脾气不升之证象由生。前述方中之大黄、附片系该方除水蛭之外的重要组成,大黄降胃气,附片升脾阳,由是清者自升、浊者自降,停滞于中焦之湿邪乃得解矣!现代药理学证明大黄具强大之泻下作用,其作用类似肠道透析,附片强心利水可克服大黄峻泻之副作用。前述方药中之金银花、白花蛇舌草意在清热解毒,寓现代医学之抗感染作用,车前子、益母草活血利水具护肾利尿之功。黄芪、丹参二味一补气,一补血,气血双补,功在全身之扶正固本,具现代医学之调节免疫、代谢、植物神经系统等诸方面之作用。

综上所述,湖南方新生大夫所拟之治疗慢性肾功能衰竭之专方系一临床确具疗效之好方剂,应在临床上广泛试用,进一步总结经验。笔者在临床使用此方时辄加木香6g、草蔻6g、半夏6g、生姜6g,可在一定程度上减轻胃肠之呕恶和不舒,但是笔者以为中医汤药剂型非常不便于重症肾功衰患者服用,一部分患者因恶心呕吐、胃脘不舒及疼痛而拒服中药,尤其水蛭一味特具腥臭、难闻之气味,更不被大多数患者所能接受,笔者意见应着手上述方药之剂形改革,以创制出一种能被慢性肾功能衰竭患者长期坚持服用之有效药物。

重症肝炎肝性脑病治验

　　王某,女,72岁,甘肃省榆中县人,农民。患乙肝10余年,1月前因过度劳累肝病急发,颜面及全身逐渐黄染,并见恶心、纳呆、腹胀,肝区不舒,旋即出现躁动,意识不清,撮空理线,谵语郑声。查体:遍身黄染,肝浊音量缩小,肝、脾均未触及,腹部触及移动性浊音,双下肢可见少许出血点。心肺未见异常。检验:总黄疸246u/L,直接胆红素128u/L,谷丙转氨酶45μmol/L,谷草转氨酶36μmol/L,麝浊29μmol/L,血氨1600μg/L,血色素90g/L,白细胞20.8×10⁹/L,中性88%。临床诊断:急性重症肝炎、肝性脑病。鉴于患者病情严重,劝其住院治疗,但因经济困难,只有在门诊治疗。患者脉弦滑数,舌质红、苔黄厚腻,神志不清,但问之尚能回应,大便4天未解。方用大柴胡加味:柴胡10g、大黄10g、黄连6g、黄芩10g、半夏6g、茵陈20g、山栀10g、明矾3g、郁金6g、枳实10g、厚朴6g、大腹皮15g、葫芦皮15g、车前子10g、银花15g、连翘15g、公英15g、败酱15g、丹参10g、木香6g、草蔻6g,水煎服,每剂头、二煎混合分3次服之。同时服用古圣Ⅰ号与古圣Ⅱ号胶囊,每日3次,每次2粒,此二药为余积40年之临床经验研制之以硝石矾石散为主要成分之中成药,Ⅰ号保肝退黄,Ⅱ号保肝利水,用于肝病腹水、黄疸辄有显效。上述汤药服用3剂(同时服用古圣Ⅰ、Ⅱ号)后,患者神志转清,腹水、黄疸亦略见好转。余思之,如此重症竟以口服中药见效,令人振奋!乃以前方继续服用,3剂后患者精神增加,略有食欲,惟腹泻日达4~5次,余谓腹泻乃三黄之所致也,此乃釜底抽薪之法,患者之所以神志转清在此法之作用也。然神清再泻,则有伤正之虞,故作如下调整:大黄减至6g,去明矾、郁金、银花、连翘,加丹参30g、黄芪30g、当归10g、白芍15g、秦艽10g、板蓝根15g,继续服用,同时服用古圣Ⅰ号、Ⅱ号。再服药30余剂,病情大愈,自谓因服药见效,故即自取上方服用,愈服愈效,不忍释手,故而未来门诊就诊。查体:颜面已无黄染,精神佳,食欲佳,肝浊音界恢复正常,腹平软,腹水征(-)。检验:

总胆红素18.2u/L,直接胆红素5.2u/L,谷丙转氨酶26u/L,谷草转氨酶42u/L。鉴于患者肝功、黄疸均恢复正常,遂以下方服之以善其后。方药:当归10g、白芍15g、生地12g、黄芪20g、黄精20g、郁金6g、党参10g、泽泻10g、生草6g、山楂10g、神曲10g、板蓝根10g、茵陈10g,水煎服,一日1剂,20剂后可自行停药。

按:此例患者之治愈乃因患者经济困难,无钱住院,迫不得已仅用口服中药汤剂及中成药胶囊门诊治疗。结果如此理想,实出意料。查所服中药方剂中,除大黄、黄连、黄芩泻火攻下,釜底抽薪外,尚含大柴胡汤、五味消毒饮、白金散、丹参饮诸方,熔疏肝、解毒、清热、和胃于一炉。白金散(明矾、郁金)方出《外科全生集·马氏家传秘方》,主治痰阻心窍、谵语、痫病,这里起到了画龙点睛之作用。

"脾主后天"小论

中医以肾主先天,脾主后天而立论,形成了中医传统理论之主框架。金元以降,李东垣创脾胃论,提出脾胃是后天之本,调节脾胃使中气充盛则病无由生,拟补中益气汤,因疗效卓著,为历代医家所称道。随着中西医结合学术之发展,近年来人们从微观角度,用实验研究方法对脾的本质进行了大量探讨。有人对脾虚患者检测了唾液淀粉酶活性、尿淀粉酶活性、胰蛋白酶活性,发现均低于正常值;有人测定了脾虚患者的胃液分泌量,发现均低于常人。说明脾虚患者之消化能力较常人差。有人对脾虚患者之胃黏膜活检,发现脾虚患者之胃黏膜绒毛变平,微小绒毛稀疏,脱落者多,说明脾虚患者之吸收功能障碍。有人测定了脾虚患者之异柠檬酸脱氧酶活性,发现该活性较常人明显降低,服用健脾益气之香砂六君子汤后,该活性可恢复至常人水平。说明脾虚不仅影响机体之消化吸收功能,同时还影响着机体之代谢功能。笔者在20世纪80年代,曾发表《扶正固本与免疫》一文(《中西医结合研究》1982.2)综述国内外研究成果,说明所谓中气 (脾胃之气) 既代表机体之体液免疫又代表着机体之细胞免疫,既代表机体之特异性免疫又代表机体之非特异性免疫,总而言之一句话,它代表人体的免疫系统,无怪古人有"正气存内,邪不可干"之立论。

综上所述,脾在人体之水谷消化、吸收、代谢诸环节均起着主导作用;同时又通过免疫系统对人身之后天进行无偿的呵护,所谓"脾主后天"说,真乃真知灼见也。

近读《中国医学论坛报》2004年2月5日北京协和医院急诊科徐军教授《胃肠道肝脏轴的作用》一文,提出胃肠道肝脏轴是人体除血胎屏障、血脑屏障、皮肤黏膜屏障外的另外一个重要的屏障系统,这一屏障系统之衰退是人体多脏器功能损害(MODS)的根本原因。胃肠道肝脏轴的屏障功能包括胃肠黏膜机械屏障、蠕动屏障、分泌屏障、

医话部分

69

淋巴屏障、肝脏组织内皮系统屏障。当机体受到创伤、烧伤、感染、休克或接受放、化治疗时,该系统则奋起工作令各类突发事件停留在萌芽状态,并随之向愈。肝脏之枯否氏细胞(KC细胞)在这一屏障系统中发挥着极其重要之作用。KC细胞可分为大细胞与小细胞两种,各类致病因子开始刺激之时,大细胞吞噬作用增强,并释放出大量TNF-α(肿瘤坏死因子);小细胞则产生大量IL-6(白介素-6),二者参与MODS的发生。近年来人们越来越注意到胃肠道肝轴之屏障作用,如能使肝脏枯否氏细胞在增加吞噬作用之同时,封闭大细胞和小细胞功能状态则可减少TNF-α之产生,阻止MODS之发生。

综上所述,胃肠肝等消化器官之作用是决定人体后天健康之最重大因素,既是摄取、消化、吸收各种人体所必须营养物质的关键;又是防卫人体不受外来或内生致病因素的关键。因而作为人之"后天之本"是当之无愧的,说明中医传统理论因其源于实践,故有着普遍的临床指导意义。

间质性肺病治疗之我见

1995年(乙亥)余治疗间质性肺病多例,此病之临床特点为呼吸困难、喘息、胸闷、气短、气憋,较之通常之肺和支气管病为重,西医多以强的松类激素配合抗生素治疗,但疗效差、反复发作,预后常不理想。余治疗此病常以下列三方为主方:①发作期:起病急、高烧重,明显呼吸困难,气憋心悸,两肺布满干鸣、湿鸣,脉滑数,舌质红紫,苔黄腻。方用麻杏石甘汤加味:麻黄10g、杏仁10g、生石膏30g、甘草6g、桑白皮10g、地骨皮10g、葶苈子12g、大枣10g、干姜6g、细辛3g、五味子3g、半夏6g、黄芩10g、鱼腥草25g,水煎服,一日1剂。服用上方之同时配合抗生素治疗。②未发作期:慢性病情,胸闷气短,呼吸困难,两肺可有少许散在性干鸣或湿鸣,脉滑数、舌质红而带紫。方用桂枝芍药知母汤加味:桂枝10g、白芍10g、知母10g、干姜6g、甘草6g、防风12g、麻黄10g、白术10g、附片6g、杏仁10g、生石膏30g、生苡仁20g、苏子10g、莱菔子10g、白芥子10g,水煎服,一日1剂,服此方时可不用抗生素配合。③肺硬变期:此为肺间质病之晚期,患者动则气喘,丧失了活动力,高度缺氧,颜面青紫以嘴唇为重。两肺外带闻及广泛之管状呼吸音,间有少许湿鸣,一部分患者有杵状指。脉沉弦细,尺脉弱,舌质降红、胖大、青紫。方用都气丸合桃红四物汤加味:生地12g、山萸6g、山药10g、丹皮10g、茯苓10g、泽泻10g、麦冬10g、五味子3g、党参10g、当归10g、白芍15g、川芎6g、桃仁10g、红花3g、汉三七3g(分冲)、水蛭10g(分冲),水煎服,一日1剂。此方宜长期服用,胃痛者可在上方中加丹参10g、木香6g、草蔻6g。必要时以上方10倍剂量,共研末过箩,每服6g,每日3次,温开水冲服。

上述三个阶段之用药,与西医抗生素相配合通常可使肺间质纤维化缓解。间质性肺病是特发性肺间质纤维化之简称,此病之原因至今未明,故曰"特发性",其病理变化以两肺间质性肺炎、纤维化、肺硬变为特点,X光片可见两肺炎性、结节性、间质性、纤维增生、肺气肿、肺大泡、纤维囊肿等多样特征。经常因感冒、劳累、情绪等因素反复发作,最终肺动脉高压致右心功能不全,出现肝大、腹水、下肢浮肿、颈静脉怒张。鉴于肺部之病理改变明显、严重,并呈现不可逆性,因此临床表现以明显之呼吸困难,全身缺氧为主要特点,伴干咳和紫绀。1935年法国学者哈曼(Haman)和里亨(Rich)首先提出此病之命名,当时他们报告了4例病人,具有发病急骤、呼吸困难、全身紫绀三个特点,全部患者均在3个月内死亡,经病理检查4例患者之肺均呈现弥漫性肺泡壁炎症、间质纤维化。当时并命名哈曼—里亨氏病。本病之实验室诊断:血清免疫球蛋增高,自身抗体可出现,但非特异性,如抗核抗体、抗线粒体抗体、抗平滑肌抗体、抗纤维细胞抗体、抗类风湿因子。血沉增快者可达90%以上,血清乳酸脱氢酶增高者可占66%,一部分患者血清补体下降,少数病人可出现嗜酸细胞增多和继发性红细胞增多。本病之诊断:除前述之检验诊断外尚有支气管肺泡灌洗术,灌洗液中可出现中性粒细胞和巨噬细胞,有时亦可见到嗜酸粒细胞,少数病人可见到淋巴细胞增多。

基于此病之原因尚未明确,仅知其为自身免疫类,治疗上目前仍以激素为主要治疗药物,必要时加用抗生素配合之。笔者前述之三个方药中,一方以麻杏石甘汤、泻白散、葶苈大枣泻肺汤、小青龙汤为组方,意在止咳、泻火、除痰、定喘,实乃急则治标之法。二方以桂枝芍药知母汤、麻杏苡甘汤、三子养亲汤、麻杏石甘汤为组方,意在标本兼治也,盖桂枝芍药知母汤、麻杏苡甘汤乃经方祛风胜湿之佳剂,近代中西医结合科研认为桂、麻二方之祛风胜湿确有调节自身免疫之作用,故而适用于类风湿性关节炎、红斑性狼疮、慢性肾炎等自身免疫性疾患之临床加减应用。三方以麦味地黄汤、桃红四物汤等为组方,意在治本,盖呼吸之极度困难者肾不纳气也,麦味地黄乃补肾纳气之首选也;肺间质纤维化、硬化者非活血化瘀之重剂不堪为用,故以桃红四物加汉三七、水蛭投之。

圣愈丹漫谈

圣愈丹之创制为结核患者带来福祉,此药主治各类结核,尤以慢性纤维空洞性肺结核、骨结核为最有效,40年来余屡试屡验,余老矣!此方应传于后人为社会造福。

圣愈丹之原方:姜虫、全蝎、蜈蚣、守宫、冬虫夏草、雄黄。先将一个大萝卜切开两半,挖空内入雄黄粉,将萝卜用绳扎好,蒸熟,取出雄黄,阴干;余药共研为末,过箩,与雄黄共研混匀,装为0.25g之胶囊,每服3~4粒,每日3次,饭后温开水冲服。

20世纪60年代初,余任天水地区医院内科主任,主管结核病房,时有慢性纤维空洞性肺结核多人,均见高热时作,咯血频频,消瘦纳呆,恶液质。大多病变分散,两肺受累,手术治疗尚非所宜,长年使用抗痨及人工气胸等,亦未能奏效,余以上药服用之,经半年,大多数患者均见显效,一部分患者达到痊愈。

20世纪70年代余下放至天水县甘泉公社卫生院,当地结核流行,慢性纤维空洞性肺结核、骨结核病人十分多见,但因农村经济困难,抗痨药物多不能系统、正规使用,病情不能控制,单是孟家山、石乐沟等村结核病人约达50余人,余除令其口服当时价格较为便宜之异烟肼外,即令其自找(无须去药店购买)蚕虫、蝎子、蜈蚣、守宫四样,因当地属小陇山林区,高寒阴湿,上述四药均为地产,故可找到。当地乡人祖有养蚕之风俗,蚕虫易得;守宫为当地俗称之壁虎,遍地皆产;惟冬虫夏草乃珍贵缺罕之物,缺如可也。余仅为之开雄黄一味,值钱不多,乡人多以极少之代价可配制圣愈丹一料,责其常服,熟料时经一年,余奉调兰州之时,临行前数日,余专程赴孟家山、石家沟随访,发现两村大部分结核病人均已身体健康,体格强壮,一年前面黄肌瘦、弱不禁风之姿态,已不复存在,可惜限于条件,对患者未加任何检查,未留下任何资料。时属文革高潮,中国大地一片混乱,科学研究、文化期刊大都停顿,笔者亦属"反动学人"、"黑五类",

下放改造乃属己任,何存非分之想。

20世纪80年代,余以上方责成兰州中药厂通过严格工艺,制成圣愈丹胶囊,在门诊及住院病人中广泛使用,收到了理想效果,现将典型病例数则,报告如下:

1.王某,女,26岁,甘肃通渭县农民,患肺结核10余年,曾反复咯血,消瘦,贫血,骨瘦如柴。X光片两肺中上叶散在性片状阴影,左上肺大片融合阴影中可见厚壁之类圆形空洞数个。血沉26mm/h、Hb 8g/L。经服圣愈丹3粒/次,每日3次,2月后诸症减轻,患者颜面始见红润,食欲增加,体力恢复。X光片两肺中上叶病灶已见吸收好转及钙化,左上肺之大片病灶大部吸收,未见空洞。

2.李某,女,32岁,甘肃甘谷县农民,曾患肺结核,经抗痨治疗,现已治愈。近半年始见腰痛,并拍片确诊腰椎结核。近3月来,左腰部出现一肿块,质软,触之有波动感,诊断:腰椎结核合并寒性脓疡。投圣愈丹每次3粒,日服3次,饭后温开水冲服。半月后二诊:谓服上药后次日脓疡破溃,流出米粥样脓液约100ml,患者顿感腰痛止,全身舒,如释重负。继续服药,破口溢脓逐日减少。余令解衣视之,见腰部一2cm×2cm大小之窦道口,流出少许脓性分泌物,用镊子撑开视之,可见此窦道直达腰椎,白色之椎骨亦明显可见,余令加大圣愈丹量,每服4粒,每日3次,并投以汤剂:麻黄10g、鹿角胶10g(烊化)、白芥子10g、熟地12g、肉桂3g、黄芪30g、当归10g、制乳没各3g、皂角刺10g、穿山甲10g,水煎服,每日1剂。上药服10剂后,患者三诊:精神好,颜面红润若常人,窦口几近愈合,已无分泌物。责继续服用圣愈丹。半年后患者再来复查,一切如常人,X光片见腰椎结核已愈。

脑梗塞引致之偏瘫失语

所谓之脑血栓形成一病,自电子计算机断层(CT)应用于临床以来,病名改谓"脑梗塞"。此病乃脑动脉硬化之必然结果。临床以缓发、偏瘫、低压超越12kPa(90mmHg)为特点。此病发生于脑动脉硬化之较晚阶段,脑动脉血管因粥样硬化而管脉逐渐狭窄,脑组织供血不足,久之则出现脑组织萎缩,重则脑血管完全堵塞而出现脑梗塞。脑梗塞之临床表现随梗塞部位不同而不同,常见之梗塞部位在颈内动脉虹吸部和大脑中动脉,发生于此二部位之梗塞约占全部脑梗塞之70%,其次是大脑前动脉、基底动脉、椎动脉、大脑后动脉。发生于颈内动脉虹吸部之梗塞临床表现为对侧之偏瘫,如有左侧半球病变常见语言障碍,失语;右侧半球病变可见偏视;基底动脉主干梗塞可引起四肢瘫痪、延髓麻痹、深昏迷等重危病症;椎动脉梗塞则常见眩晕、呈阵发性类耳源性眩晕。1995年(乙亥)秋,甘肃省科委赵仰庭主任介绍一患者,左脑梗塞,失语半月,百药未效。同年冬武山县中学老校长令恭先生亦因左脑梗塞而失语数月,百药未效。余接诊此二患者后均以中医之"喑痱"予地黄饮子加味,方药:生地12g、山萸6g、山药10g、麦冬10g、五味子6g、桂枝10g、附片6g、石斛10g、大芸10g、菖蒲6g、远志6g、薄荷6g、生姜6g、大枣4枚、赤芍10g、川芎10g、红花6g、降香10g、丹参20g、汉三七3g(分冲)、水蛭10g(分冲),每日1剂,水煎服。服用10剂后,二患者均见一定疗效。继服之,其中一人曾恢复至能简单发音,一人则完全恢复,说话言谈若常人。

按:地黄饮子为刘完素《宣明论》方,此方原为"喑痱"而专设。何谓喑痱?乃风痱之失语者也。中风舌塞不能言,足废而不能行,此少阴气厥不至名曰风痱。近来报告此方用治高血压、动脉硬化、糖尿病、中心性视网炎、脑梗塞、脑出血后遗症、老年性痴呆、不孕症等。考方中之生地、山萸具双相调节大脑皮质功能之作用,尚能增加超氧化物歧化酶之活性,从而清除脑组织之自由基,所谓自由基者乃机体细胞氧化代谢之有害产物也,提高免疫、抗衰老、增加细胞营养等作用与自由基之清除关系甚密。肉桂、附片、大芸、巴戟均壮阳补肾之大品,依据上海尹自尹、王文健等教授之研究壮阳补肾之实质乃调节丘脑—垂体—肾上腺皮质轴之作用也。大脑皮质、丘脑、垂体、肾上腺系统之作用得以调节之基础上,笔者在方中加赤芍、川芎、红花、降香、丹参、汉三七、水蛭等活血化瘀之品,务使脑部血管之梗塞活通为大任。上药之组成注重脑组织功能之调节,同时注重局部血脉之通活,长期服用大多能取得较为满意之疗效。

脑梗塞之患者大多引起偏瘫、偏视、四肢麻木等,但惟左侧颈内动脉及大脑中动脉之梗塞引起失语,不能语言,对患者心理压力最大,应予重点治疗,否则将引致梗塞快速发展。

女性早衰与男性阳痿

女性早衰指育龄女性月经减少或提前停经,此时雌性激素水平低于常人;男性阳痿指育龄男性性功能低下,生殖器不能勃起,正常房事困难,此时雄性激素水平低于常人。二者之共同特点是性功能提前衰退。《素问·上古天真论》:"女子二七天癸至,任脉通,太冲脉盛,月事以时下……七七,任脉虚,太冲脉衰少,天癸竭。"说明女子14~49岁是月经通行之育龄期,这一时期如果月经逐渐减少或停止,便是卵巢功能早衰。通常妇女年过40,月经渐少,时人多不以早衰而论,称之曰更年期;近年来因人流、药流、晚婚、晚育等诸多原因之影响,许多40岁以前之育龄女性月经逐渐减少,甚至停经,此类妇女当属早衰之重点人选,务必进行治疗。男性阳痿可发生于已婚育龄之任何男性,频繁房事、手淫、精神刺激、繁重的体力劳动、饥饿、严重的疾病等均可导致男性阳痿。男性阳痿之实质是性功能衰竭,轻则早泄,重则阳痿。阳痿者,房事不举也。《素问·上古天真论》"男子二八肾气盛,天癸至……七八肾气衰。"说明16~56岁为男性育龄期,这一时期的阳事不举通常可定为阳痿,然作为阳痿病,急需治疗者应以已婚50岁以下之男性为重点。

上述疾患之西医西药治疗多属激素替代疗法,仅见一时之效,曾风行于世界各国之女性雌激素、孕激素替代疗法,近年来,已引起众多学者之非议,大量循证数据表明,该疗法可引起患者心血管并发症及诸多后遗症。应用于男性阳痿之伟哥等众多药物,亦不乏诸多并发症之产生,鉴于此医界人士对此病之西药治疗尚持保留态度。笔者长期从事临床,对此病之治疗积累了一定经验。

一、男性阳痿

常用下列三方:①黄山合剂:黄芪20g、山药10g、淫羊藿10g、肉桂3g、破故纸10g、五味子3g、仙茅10g、巴戟天10g、杜仲15g、鹿角胶10g

(烊化)、枸杞子10g、当归10g、菟丝子10g、大芸10g,水煎服,一日1剂。此方以黄芪、当归之气血双补为根本,二仙汤中去除知、柏,与五、破、山、枸、大等敛精之品相佐,鹿角胶乃壮阳填精之圣品,合之则精血旺而气阳充,阳事乃举矣! 此方适合于气血阴阳俱虚之中老年患者。②二仙合剂:仙茅10g、淫羊藿10g、鹿角胶10g、锁阳10g、菟丝子10g、生地12g、山萸10g、山药10g、丹皮12g、茯苓10g、泽泻10g、阳起石20g、巴戟天10g,水煎服,一日1剂。此方以六味地汤为基础,合大剂壮阳起性之品,收敛之品较前方为少,适合于体质未衰之中青年患者。③桂附加味汤:生地12g、山萸6g、山药10g、丹皮10g、茯苓10g、泽泻10g、桂枝10g、附片6g、党参10g、白术10g、黄芪20g、水蛭10g(分冲)、鹿茸3g(分冲)、菟丝子10g、女贞子10g、枸杞子10g、五味子10g、沙苑子10g,水煎服,一日1剂。此方以桂附八味丸为主方,合保元、五子,主在壮阳,适合于新近出现之阳痿患者。

二、女性早衰

常用下列三方:①桂枝茯苓丸加味:桂枝10g、茯苓12g、白芍15g、丹皮10g、桃仁10g、当归10g、生地12g、川芎6g、红花3g、汉三七3g(分冲)、水蛭粉10g(分冲),水煎服,一日1剂。此方适合于体质强壮之青中年女性,方由桂枝茯苓丸合桃红四物汤组成,加汉三七、水蛭等强大之破瘀逐血品。②温经汤加味:党参10g、桂枝10g、阿胶10g(烊化)、麦冬10g、吴萸10g、当归10g、川芎6g、生地12g、赤芍10g、桃仁10g、红花3g、火麻仁10g、干姜6g、大枣4枚、炙甘草6g、香附6g、益母草15g,水煎服,一日1剂。此方适应育龄期未孕妇女,月经量少,经期推后,乃至停经之青、中年妇女,方由大温经汤合桃红四物汤组成,虽具活血化瘀之功,但温经散寒为其最重要之作用。③丹栀逍遥散加味:当归10g、白术10g、白芍10g、茯苓12g、柴胡10g、生姜6g、薄荷3g、生地12g、山萸10g、山药10g、泽泻10g、桂枝10g、桃仁10g、鹿茸3g(分冲),水煎服,一日1剂。此方适合于中年女性,性欲衰少,月经提前不潮。方用丹栀逍遥散、桂附八味丸、桂枝茯苓丸加味,意在增强内分泌功能,加强雌性激素之分泌,方中之鹿茸可谓画龙点睛之品,此药既含雄性激素,又含雌性激素,前者用于男性之阳痿,现用女性之早衰,此可谓"善补阳者,当于阴中补阳,善补阴者,当于阳中补阴"也。

三、圣宝丹之临床应用

圣宝丹乃既适用于男性阳痿,又适用于女性早衰,同时又具强大之生血补髓作用,适用于各类贫血及劳损之补益之剂。此丹乃余数十年之经验,尝以秘方珍而藏之也,余老矣,现公开之,以期济世活人,造福人民。水蛭、鹿茸,共研为末,过筛极细,装为0.25g胶囊,每次2~3粒,每日3次,温开水冲服。此丹集活血化瘀与益肾壮阳于一炉,兼有强大之生血益髓之功,对男性阳痿、女性早衰具显著之疗效,再障、白血病、骨髓增生异常综合征等均有明显疗效。鹿茸为鹿科动物梅花鹿或马鹿之未骨化幼角,具强大之壮阳、生血、强筋骨、温宫胞之作用。据近代实验研究证明鹿茸提取物中既含雄性激素,又含雌性激素,因而既可治疗男子阳痿,又可治疗女子早衰。同时鹿茸对心脏血管系统、骨髓造血系统均可达到明显之改善;尚能振奋精神,减少疲劳,通过激活超氧化物歧化酶,达到清除机体自由基的作用,鉴于此,鹿茸是最具魅力之抗衰老药。水蛭为水蛭科蚂蟥的干燥虫体,为破瘀逐血之大剂,传统用于癥瘕积聚、跌打血积、干血成痨、妇女瘀血、经闭等症。近世实验研究证明本品对高血压、动脉硬化、冠心病、肺心肺、高脂血症等凡有血瘀证候者均有显著疗效。国内有人用鹿茸100g、水蛭100g、甘草100g共研为末,每日3次,每服6g,温开水冲服,治疗男性不孕、精子成活率不足50%者,疗效满意。笔者积多年经验用水蛭一味为细末,装入胶囊治疗男性阳痿疗效显著。1997年(丁丑)冬月汽车司机孙某患阳痿,百药无效,服用水蛭胶囊每次2粒(0.25g之胶囊),每日2次,3天后阳事恢复如常人,自欲试验该药有无长期疗效,则自行停服,3天后阳事复不能作,乃坚持服药3月余,再停药,则阳事坚挺如常,再未出现阳痿,10余年来房事未衰。

男性阳痿与女性早衰之治疗中可同时采用圣宝丹,通常3月为1疗程;汤剂则男女有别,根据辨证原则,选用前述男性阳痿与女性早衰所列中医方药,临症权变之。

　　笔者经验,此病除服用圣宝丹和中药汤剂外,心情舒畅、适当体育锻炼也是主要的治疗手段之一。曾遇多例患者因夫妻感情之和合,工作之升迁、环境之改善,此病霍然而愈。

肺部感染误诊为肺癌3例

原天水县公安局局长董永和先生,男,70岁,余之挚友也。1995年(乙亥)春,外感风寒,恶寒发热,咳嗽吐痰,痰中带血,胸闷气短。天水县人民医院拍胸片见右肺门上方4cm×5cm大小之片状阴影,诊断右肺肺癌,曾以抗生素、化疗施治,未效。来兰后求余诊治。余视X片,见阴影之浓度、分叶、毛刺均不甚典型,谓先住院,施以大剂量抗生素边治疗边观察。另以麻杏石甘汤合泻白散、葶苈大枣泻肺汤、五味消毒饮加鱼腥草等治疗。2周后体温下降、咯血止、精神明显好转、食欲增加;1月后患者之咳嗽、吐痰均明显减少,食欲大增、体重增加,经X片检查,肺部阴影全消,痊愈。

景泰灌区王鸿恩处长,男,60岁,1996年(丙子)在健康体查中发现右肺X片4cm×4cm大小之阴影,原拟月内去美国考察,此阴影之发现令其六神无主,当地医院诊断肺癌,曾行支气管镜检查,因病变距肺门较远,未能取出组织活检。来兰州求余诊治。余细审病情,得知此前半年曾有多次感冒咳嗽,在单位诊疗所静脉点滴药物。余细观X光片,见右肺阴影虽然较大,但病变阴影未见明显分叶,周边亦较为整齐,整个阴影似较致密。诊断:炎性假瘤?先以抗生素治疗,再服中药苏杏散合桃仁、红花、三棱、莪术、汉三七、水蛭。经治2周,X光片全消,病人痊愈出院,并按期赴美考察。

老同学黄悦先(40年前西安医科大学同学)之丈夫李仆雄,男,64岁,1996年(丙子)3月因咳嗽,痰黏在兰州陆军总院住院治疗,X光胸片示右胸上叶4cm×6cm大小之较致密阴影,CT亦见同样阴影,诊断:右肺肺癌。在该院住院2月余,曾多次动员手术治疗,因家属异议,故转求于余。患者颜面萎黄、消瘦、咳嗽顿作,胸闷气短。患者于10年前始患糖尿病,长期以胰岛素控制。住我院后采用中西医结合治疗,以大剂量抗生素应用为基础,配以中药:苏叶10g、杏仁10g、半夏6g、陈皮6g、茯苓12g、枳实10g、桔梗20g、公英15g、败酱15g、白前15g、前胡

15g、麻黄10g、生石膏30g、金银花20g、连翘20g、生姜6g、大枣4枚,水煎服,一日1剂。经治2月症状全消,X光片已无阴影,CT检查除两肺纹理粗乱外,再无阳性发现,患者痊愈出院。

按:上述3例患者因肺部均有致密阴影,单纯抗生素治疗无效而最先误诊肺癌。一例因曾有高热恶寒,胸闷咳血,发病之初与大叶性肺炎无异,但因病程较长,抗生素治疗未效,故可排除。曾在县医院给过不正规之小剂量化疗,来兰后采用抗炎、中药,渐次获效,临床可诊断:炎性假瘤。二例无症状,自觉如常,仅在一次健康检查中发现肺部占位,经抗炎、中药宣肺、化痰、活血化瘀而愈。此例之最后诊断亦可为"炎性假瘤"。三例有长期糖尿病史,肺之病变在右上,应考虑结核,但患者始终无结核症状,加之结核菌素(−),故而排除结核,最后以抗生素、中药苏杏散加味治疗2月而愈,诊断:炎性假瘤。

3例曾误诊肺癌之患者均诊断为炎性假瘤,可见炎性假瘤之发病并非少见,上述3例患者均为老年,免疫系统相对薄弱,反复发作之肺及支气管感染,使可形成纤维组织增生与炎症渗出相结合之局部肿块,此种肿块之密度较高,声像、影像均易与肿瘤(癌)相混淆,给病人带来痛苦,给家属造成恐慌,给医生造成"癌症经治而愈"之假象。笔者在临床体会到,此病通常发生于老年,曾有反复感冒及肺部感染之病史,单纯抗生素治疗缓慢或无效。中药加抗生素治疗是本病最理想之治疗方法。

中药用药通常以苏杏散首选,若尚有寒热症状则予麻杏石甘汤;若无则以汉三七、水蛭等活血化瘀之剂。五味消毒饮则为必加之药。

病毒性肝炎回顾

病毒性肝炎是世界流行最久、传染最广泛的传染病,尤其在亚洲、非洲、拉丁美洲等发展中国家流行最广,严重影响着人民的生活和健康。虽然对本类病的病原体研究已近1个世纪,但直到近30年来才有了长足的进展,这主要应归功现代分子生物学和分子免疫学、细胞生物学的建立和相互渗透。目前为止,病毒性肝炎依据其病毒的生物学特点、临床特点、流行规律将其分为甲、乙、丙、丁、戊、庚五类,也可称为A、B、C、D、E、G。1997年有人又报告了一种新的病毒性肝炎病毒TTV,与输血传播有关,目前尚在进一步讨论中。

一、甲型肝炎(HA)

HA的研究开始于20世纪40年代,1967年Deinhard首先分离出HAV,1973年Feinstone对患者粪便中培养出的HAV进行了电镜观察,证明该病毒之直径为27~30nm。此病之临床起病,以黄疸、发烧、腹胀、厌食、肝区不舒、肝功损害为特点,具明显的传染性。通常流行于卫生条件较差、生活贫困的地区,主要通过消化道传染。非洲地区人群中抗HAV检出率高达90%,我国则达50%~70%。20世纪80年代曾有上升趋势,农村高于城市,上海、北京、天津等大城市检出率较低。HA之流行季节以秋季为高峰,常有明显之流行周期,周期每次2~3年,间隔每次5~9年。该病病程1~2月,病死率很低,通过保肝、支持等西医治疗,大部分均获痊愈。虽然传染性较强,但对人群之危害并非很大,我国在20世纪60年代、70年代、80年代均曾发生过局部大流行,90年代起仅见单发性报告。此与政府广泛采取了水源、粪便、人群排泄物的管理措施,提供健康的熟食,搞好与此有关的社会建设有关。

甲肝的特异性诊断依靠HAV抗体之检测,现有抗–HAV–IgA、HAV–Igm两个指标,可供甲肝之诊断。本指标在甲肝早期即可确诊,随着病程之进展,滴度持续增高。

甲肝之治疗目前多不主张使用抗病毒治疗,本病为一种自限性疾病,预后良好,仅须休息、保肝、对症,一般均可痊愈,尚可获得较为稳定的长期免疫。中医中药在甲肝治疗上独领风骚,目前公认是甲肝治疗的首选途径。在退黄、保肝方面疗效非常显著,通常可大大缩短疗程,减少病人痛苦,促进甲肝之向愈。笔者积40余年之临床经验,认为甲肝中医辨证基本属伤寒少阳范畴,宜以小柴胡汤为基本方选,结合临床辨证施治。鉴于甲肝初起时之黄疸乃属郁热在里之征象,柴胡汤中常加茵陈、栀子、大黄;保护胃气则加半夏泻心;寒热重者则加用五味消毒饮。热退黄消时则着重保肝,宜山西中医研究所之强肝汤。

二、丙型肝炎(HC)

20世纪70年代,在对输血后肝病的研究中,发现一种既不同于HBV,又不同于HAV的病毒颗粒,最初将此种病毒颗粒引致之肝病和HEV一起混杂于"非甲非乙型肝炎",1987年WHO将其与HEV完全分开,认为前者的主要传播是输血,后者之主要传播是消化道传播,前者遂命名为丙型肝炎(HC)。1989年在罗马召开的国际肝病会议提出此病不是仅输血才能引致,同性恋、吸毒、精神紊乱等由于免疫系统之变异亦可引发此病。

1978年Aeter等首先建立了丙肝感染黑猩猩研究,曾经有人认为HCV是一种逆转录病毒,但随后的大量研究报告证明该病毒不是逆转录病毒,而是长期培养细胞中的一种污染病毒,即猴泡沫病毒。

感染丙型肝炎后潜伏期约为7~8周,个别人有长到28周甚至长达1年以上者。丙型肝炎中大多数缺乏临床症状,只有1/4的患者具有临床表现。通常的临床表现为乏力、厌食、胃脘胀满;一部分患者可出现肝痛、肝区压痛和叩击痛;一部分患者则见肝肿大,肝功损害,肝损以转氨酶上升为最常见。综上所述,丙肝患者之绝大多数平时无症状可言,在上述症状中除"乏力"可达全部病例之50%外,其余症状之发生率均在15%~25%。虽然本病之临床表现较轻,但是其最大之危险性在于此病易于慢性化。1989年9月在日本东京召开的国际丙肝研讨会上一致确定此病慢性化之发生率超过50%，而乙肝慢性化之几率仅5%~10%。根据国外循证统计，在所有CH(慢肝)患者中CHC占60%~70%，我国CH中仍以CHB(慢乙肝)占多数，这是因为我国乙肝之发病较多之故。鉴于HC之慢性化这一特点，人们对此病则不容忽视，最新资料报告，此病自然痊愈率只占1%左右，预后不良。20%~30%发展为肝硬化(LC)及肝癌(HCC)。经活组织病理证实，约50%的CPH(慢迁肝)患者，在11年后发展为CAH(慢活肝)，严重的在5~8年即可发展为肝硬化(LC)。日本学者对HC患者经26年追踪随访，除1例ALT复常外，其余均持续异常。7例为CPH，3例为CAH，4例转为LC，5例转为HCC(肝癌)，1例为非特异性肝炎。

丙肝的治疗西医仅提出IFN(干扰素)治疗一项，目前只能肯定该药可延缓或阻滞HC向LC进程。临床上常用的标准疗法是300万单位，每周3次，疗程6月。大多数学者认为此药仅半年之治疗期是不够的，但再延长1~2年也存在机体耐受性之问题。

中医中药对丙肝有效，但必须长期服用。笔者曾用长期服用乙肝扫、乙肝康之办法使多例CHC治愈，HCV-DNA转阴，经数年随访，未见复发。二药为笔者自研之处方药。

三、丁型肝炎(HD)

最早的丁型肝炎是乙型肝炎的一种亚型，当时无"丁型肝炎"之命名。1977年Rizzefo等利用免疫电镜在意大利CHB患者肝细胞核中检测到一种不同于HBsAg的新抗原，这种抗原被名为δ抗原或δ因子。1980年发现从实验室中检测的δ因子具有完整的病毒颗粒结构，1984年国际公认这是一种并不附属乙肝的单独致病因子，命名HDV(丁肝病毒)。HDV是一种缺陷病毒，需要HBV等嗜肝病毒的辅助才能形成复制和感染。该病毒颗粒无核无壳，直径35~37nm。HD(丁型肝炎)通常不可能单独感染人群，它的感染靠HBsAg辅助，因此在乙型肝炎流行地区，丁型肝炎亦形成流行。丁型肝炎在我国流行较少，感染率1.6%~10%，内蒙古、新疆、西南地区曾发生过小规模之流行。丁型肝炎之潜伏期估计为4~20周。由于大部分丁型肝炎是在感染乙肝的基础上发生,称为重叠感染,因此丁型肝炎之临床表现与乙型肝炎完全相同,如厌食、腹胀、恶寒发热、黄疸、肝区疼痛等,但较单纯乙型肝炎发病急,肝功损害严重,预后亦相对较差,慢性化程度高,病死率亦高。总之HDV能促进肝细胞之损伤,凡乙肝患者与此相合并之重叠感染除发病本身较重外,尚易变为LC或HCC。

丁型肝炎的诊断主要靠抗-HDV或HDV-RNA检测。治疗与乙肝之治疗相同,着重保肝、支持,干扰素之治疗有一定疗效,但治愈率仅10%~15%,且价值昂贵。中医中药之疗效在当前尚属首选,因本病在甘肃省还未曾发生流行,仅发现过散发病例,经验尚不成熟,但其理、法、方、药与乙型肝炎之辨证治疗大体相同。

四、戊型肝炎(HE)

20世纪70年代以前,医学界公认输血是引起甲肝和乙肝的原因之一,1968年Goldfied等在输血后肝炎(PTH)患者中发现约有10%的患者既非HA,亦非HB,他们谨慎地将此类患者命名非甲非乙型炎(NANBH)。1987年11月,WHO把NANBH分为经肠道传染的ET-NANBH和经输血传染的PT-NANBH。1989年在日本东京召开的国际肝病学术会议上把原称为ET-NANBH的经肠道传播者定名为戊型肝炎(HE),把原称为PT-NANBH之经输血传染者定名为丙型肝炎(HC)。戊型病毒(HEV)属于杯状病毒科,是RNA病毒的第三亚组,HEV在周边环境中不稳定,酸性、高盐、寒冷对HEV活性可形成抑制,碱性环境对其有较好的稳定性。本病通过水、手、苍蝇,行消化道传染,临床型和亚型均为主要传染源。潜伏期通常2~6周,发病年龄为20~40岁,男多于女,临床型多有明显之症状,亚型则缺少症状。主要症状为厌食、厌油、腹胀、腹痛、恶心呕吐、腹泻、关节疼痛,重症可出现黄疸、皮肤瘙痒、皮疹、肝区疼痛,一般不发热。病程1~2月,合并黄疸者病程可增长。HE之诊断主要依靠粪便中HEV之检测,发病前1~14天粪便检出率可达100%。该病亦为自限性传染病,与HA一样在发病6周后自行痊愈,本病无慢性化,一旦治愈,终生免疫,但少数患者可发展为重症,孕妇患者较重,可导致流产或死胎。本病之死亡率约10%。本病曾在东非、南亚、北美洲流行。我国的北京、吉林、内蒙古、河北、上海、湖北、新疆等地均曾出现过区域性小流行。其中新疆曾在1986~1988出现过大流行,患者总人数达119 280人。本病之治疗与甲肝一样,支持、保肝、对症,中药有显著疗效,其辨证施治仍不失邪客少阳、肝木克土、郁热在里诸方面,用药仍以小柴胡汤加味为首选。

五、庚型肝炎(HG)

1969年德国学者丁哈德(Dtinhad)等用一例甲肝患者的血清静脉注射给绒猴,诱发出一种非甲非乙非丙之病毒颗粒,让此种颗粒连续传代成功。1995年英国医生哈那英(Karayialznk)在上述绒猴血清中检测出颗粒,并对该颗粒进行了一系列研究,证实此颗粒具有明显的致病性,经国际医学专家认证,将其命名为HGV,其所致疾病定名为HG。HGV为直径<100nm之正键RNA病毒。该病毒在非甲、非乙、非丙、非丁、非戊人群中检出率我国为8%~16.7%,美国4个县的统计为9%,西非为19.9%。本病之传播主要为血液传播,输血或血液制品、血液透析、血脉吸毒、母婴传播、器官移植等均为本病之传播途径。

HG又称为巨细胞肝炎,多发于儿童,少数为成年人,因其临床症状轻,自觉几乎无症状可言,但有59%之患者可见ALT升高。在ALT增高之患者中合并其他肝炎感染者几占79%,单纯HG很少见到黄疸和肝肿大,鉴于此,现在仍然有人惑疑HGV之致病性。

六、乙型肝炎(HB)

1963年美国学者布卢姆伯格(Blumberg)发现了"澳大利亚抗原",1968年日本学者阿靠克等确定了澳大利亚抗原与输血及肝炎的关系,后来许多学者相继证明"澳大利亚抗原"不是肝细胞破坏时脱落的非特异性产物,而是一种具有病毒性质的致病因子。1970年第四次国际肝病会议通过决议把澳大利亚抗原定名为肝炎"相关抗原"(HAA),1972年9月联合国召开的病毒性肝病会议上,决定取消"相关抗原"的名称,改称"乙型肝炎抗原"(HBsAg)。乙型肝炎抗原又称乙型肝炎病毒,简称HBV。经许多学者证明,HBsAg只见于肝细胞浆中,实际它是乙肝病毒的外壳蛋白,故命名为乙肝表面抗原,另外在肝细胞核中尚存在着乙肝核心抗原。1977年联合国卫生组织肝病专家委员会正式公布了乙肝抗原、抗体的名称,HBsAg、HBsAb、HBeAg、HBeAb、HBcAg、HBcAb,通常称为三系统,但因HBcAg之检测难度较大,周围血中无此抗原,仅在肝细胞核中用免疫电镜方可检出,一般临床机构无此设施,故通常缺如之,因而俗称两对半。

1.HBsAg与HBsAb

HBsAg(表面抗原)通常在乙肝临床症状出现前数周即出现于患者血清之中,最早者在发病3月即可检出。此项指标之出现即可判定患者为乙肝病毒感染,该项指标对乙型肝炎来说阳性率为100%,发病3个月后降至25%,3个月前下降为阴性者可视为急性乙型肝炎,说明急性乙肝的HBsAg阳性呈一过性,如HBsAg半年以后仍然不转阴则说明患者已转慢迁肝(CPH)或慢活肝(CAH)。HBsAg的比数通常与乙肝的病情轻重无正相关,与ALT亦无正相关。HBsAb之出现经常说明HBsAg行将转阴,CPH和CAH经长时间治疗,特别是有效中草药治疗,可出现HBsAb之转阳,这是乙型肝炎行将治愈的重要指标,健康人群在接受乙肝疫苗常规注射后也常见HBsAb之转阳,这是机体对HBV出现抗体之表现,也是免疫制剂产生了良好结果的表现。HBsAg阳性者未经有效的、较长时期之治疗而自行出现HBsAb经常在发病3~6月之内,该患者可诊断为急性乙肝。另有学者报告CAH或CPH时HBsAb之一过性转阳不一定是向愈之指征。

2.HBcAg与HBcAb

乙肝患者之肝细胞核中可用特殊之免疫电镜检测到HBcAg,但必须在免疫电镜中才能检测。外周血中一般无此抗原,但可检测出此种抗体,即HBcAb。核心抗体在感染乙肝病毒后能很快的出现于外周血中,大多数资料表明此抗体之出现约较HBcAg稍晚约1~2月,但持续时间最长。急性乙肝HBsAg呈一过性,但HBcAb却长期存在,表明仍有病毒少量携带。慢性带毒之标志是HBcAb之持续阳性,其余各项均已转阴。

总之核心抗体(HBcAb)之存在说明机体带毒,此种抗体虽名之曰"抗体",实无保护作用,也不是乙肝恢复的信号。多数资料表明HBcAb与HBV-DNA之间存在着正相关,还有资料表明转氨酶之升高与前者均存在正相关。

3.HBeAg与HBeAb

HBeAg是HBV在体内活动性复制的重要、可靠之检测标志,它与HBV-DNA一样同是病毒复制之代表,但HBV-DNA之检测方法先进,直接定量,故而似较直观、可靠。抗-HBe(HBeAb)之出现说明HBV之复制平息或减弱,此时HBeAg通常转阴,人们将此称之为小三阳,前者则称之为大三阳。所谓大三阳,其实质是HBeAg阳性,传染性较大,肝功能易出现损害;所谓小三阳,其实质是HBeAg阴性,传染性小或近无传染性,肝功能不易损害。

4.HBV-DNA与HBV-DNA-P

HBV-DNA(乙肝病毒脱氧核糖核酸)是构成病毒的基本物质,应用分子生物学斑点杂交技术检查HBV-DNA是当代先进方法之一,近来采用克隆法(PCR)测定则更为先进准确。HBV-DNA之阳性说明乙肝病毒复制,因其敏感性极高,故诊断意义极大。HBV-DNA之定量则更具临床意义,通常在1×10^3以下则可称为阴性;1×10^3以上则可称为阳性,定量之变化可供疗效之判断,是HBV-DNA检测之又一重要意义。

DNA-P(乙肝脱氧核糖核酸多聚酶)是病毒复制之又一指标,一般认为此酶在体内存在时间较短,急性乙肝约存在2~4周,慢性乙肝则存在时间较长。鉴于此酶不能在整个病程之始终均能检出,故其意义较HBV-DNA稍逊一筹。

PHSA-R(多聚白蛋白受体)是乙型肝炎病毒脱氧核糖核酸基因前S段产物,并具抗原性,其阳性与e抗原、HBV-DNA、DNA-P均为正相关,因临床检测所需条件相对简单,因而基层医院可大量推广。

5.抗-HBc IgM及抗-HBsAg IgM

此二者均为机体抗病毒免疫的应答产物,可反应机体HBV复制情况。抗-HBc Igm之阳性,通常提示该患者之急性发作或行将急性发作,抗-HBsAg Igm之存在说明乙肝慢性化。

6.C前区变异与YMDD变异

乙型肝炎在治疗过程中尚存在两种变异。C前区变异系三系统为小三阳,但HBV-DNA定量表达明显复制。YMDD变异,ALT持续不降,经常规治疗和其他特异治疗仍然持续不降。上述两种情况提示为难治性乙肝,此个体之预后较差,罹患肝硬化、肝癌之几率较高。

乙型肝炎的传播有三种途径:①母婴传播:此为传播的重要途径,俗称垂直传播,其中包含着血胎传播、围产传播,但究其最根本之原因在遗传因素,所谓遗传并非遗传乙肝病毒之感染,而是遗传其易感性。具有易感基因之人群容易感染HBV,母亲和父亲是乙肝患者,其子女则有可能通过遗传,接受易感基因,加之胎血、产道等因素为其提供了感染机会,便最有可能成为乙肝受染者。②输血传播或接触传播:俗称水平感染,此种感染之60%~80%可被机体自身之免疫功能清除,仅5%~10%之受染者变为病人。综上所述,我国HBV感染率几达50%~80%,而发病者仅占5%~12%,这说明机体之易感性和免疫清除功能对乙肝发病的巨大影响。

慢性乙型肝炎抗病毒治疗回顾

乙肝病毒(HBV)属嗜肝病毒,目前已明确的嗜肝病毒共有6个,即甲、乙、丙、丁、戊、庚。其中造成慢性化最明显者仅丙和乙。丙肝虽较乙肝慢性化更趋严重,预后亦更趋不佳,但从目前来看丙肝在我国之发病远较乙肝为少,且近来国家重视有关输血和血液制品之生产、使用、管理,丙肝之发病正在日趋减少。乙肝在我国之发病多、流行广,全国人群感染率50%~70%,有人大体估计平均曾感率当在57.6%左右,属慢迁(CPH)和慢活(CAH)者估计在1亿以上,每年死于乙肝相关疾病之患者达27万之众,因此乙肝,尤其是慢性乙肝之抗病毒治疗是当前最值得医界关注的大事。

乙肝之完全治愈确属难事,这是因为HBV进入肝脏,HBV之外壳(HBsAg)与肝细胞膜融合,HBV之DNA则进入细胞浆,最后进入细胞核内,转化为CCCDNA。CCCDNA是乙肝病毒复制之模板,此模板可不断地放出mRNA,在细胞浆内复制e抗原、核心抗原、表面抗原。由于CCCDNA之半衰期很长,几乎与肝细胞之半衰期相等,同时肝细胞分裂传代时,CCCDNA亦随之进入子代,目前为止尚无任何一种药物能消灭CCCDNA模板之存在。只要CCCDNA存在一天,它就能不断释放大量HBeAg和HBcAg、HBsAg。CCCDNA除了嗜肝外尚感染其他外周器官之细胞,尤其是周围血中之单核细胞,从而形成免疫耐受。道高一尺,魔高一丈,CCCDNA也在不断地变异,从而逃脱免疫之清除,常见之变异是在HBV基因的前C区和C区,此称为前C区变异,此种患者虽为小三阳但CCCDNA之功能仍十分活跃,病毒复制仍然活跃,HBV含量仍然很高,更易慢性化、癌性变,此种变异对各种治疗均不敏感。另外还有一种变异发生在HBV因基序列之YMDD部位,此种变异之特点为ALT持续不降,各种常规治疗无效,三系统提示小三阳,并无病毒复治,此种变异亦易出现慢性化、癌性变。

乙型肝炎之上述特点决定了该病之难治性,目前虽然有各种治疗药物,但疗效均不甚理想。

1.α干扰素:300万单位, 每周3次,24周为1疗程,48周为2疗程, HBsAg转阴率仅10%~12%,HBeAg转阴率40%左右。

2.聚乙二醇干扰素:是聚乙二醇和干扰素相结合之产物,其特点为缓慢释放,半衰期较长,因而对疗效有一定提高,每周肌注1次,大大减少了病人注射之苦。目前国内此种制剂有两种商品名派罗欣和佩乐能。派罗欣由40kDa分子量的聚乙二醇和一个α干扰素2a组成,通常180μg,一周肌注1次,24周HBsAg转阴达33%。此药之疗效较普通干扰素之疗效高23%。佩乐能为聚乙二醇干扰素之线性结合,功能与派罗欣大致相同。

3.贺普丁(拉米夫定):口服吸收迅速,1小时即达高峰,100mg,一日1次,1年HBeAg转阴率22%,其YMDD变异者则为10%。本品口服1年对HBsAg之转阴率与普通α干扰素之疗效大体相同, 约为10%~12%。

4.阿德福韦酯:为治疗乙型肝炎抗病毒之最新药物,初步资料显示48周治疗,100mg口服,每日1次,治疗较对照组贺普丁有明显之差异。有人采用98周疗程发现70%之患者HBsAg转阴,其中79%之患者见活组织检查之改善,ALT之改善亦较常药为明显。目前此药正在国外试验研究中,据说我国正在进行开发,如及早投产将造福人民。

5.治疗乙型肝炎之药物还有甘草甜素、肝立新、氧化苦参碱及国内曾经兴起蚂蚁制剂等,疗效均在α干扰素之下。另外尚有单磷酸阿糖腺苷类药,其疗效亦在α干扰素之下。

6.中药治疗乙型肝炎内容丰富多彩,各地报告疗效相差悬殊,更有一些江湖骗子弄虚作假骗钱害人,一时所谓转阴王,不转退款等均在社会涌现,广告宣传"表面抗原之转阴100%",对乙肝之中药声誉影响颇大。余积20余年之治疗乙肝经验,研制出治疗乙肝之纯中药制剂乙肝Ⅱ号、乙肝康,前者为颗粒冲剂,后者为蜜丸,服用方便,携带亦方便。鉴于治疗乙型肝炎是一个系统长期工程,上述制剂可长期服用,20余年来经粗略统计共经治乙肝患者不下10余万人次,其中有系统详实之病例可查者约3000余例,经治1年以上仍坚持服药者1000例。在1000例中表面抗原转阴者207例,占20.7%;e抗原转阴者402例,占40.2%。乙肝服用上述冲剂、丸药即可;但在肝功明显损害、肝区疼痛、症状明显时可伴服中药汤剂,笔者通常以小柴胡、丹栀逍遥散、强肝汤、乙癸同源饮、归脾、香砂六君子汤等辨证论治加减进退,常能达到预期疗效。

重症肌无力与多发性神经根炎

因二者均能产生一侧肢体或单个肢体之无力或轻瘫、肢体运动功能轻度障碍或重度障碍,因此在临床上容易混同误诊。重症肌无力是神经肌肉接头处病变为主的自身免疫性疾病,发病前之横纹肌长期异常乏软无力,严重影响随意动作,一部分病例可出现严重进行性萎缩。主要发病地点:颜面肌群(影响语言、吞嚼、笑容、咬合),眼球周围肌肉(影响眼球运动、复视、斜视等),舌肌(影响嘴鼻、语言),肩肌(影响上肢运动),盆肌(影响下肢运动),同时四肢肌肉如肱三头肌、股四头肌等均可受累,加重四肢运动之肌肉障碍。除此之外重症肌无力尚可产生各种突发性危象,发作时患者瞳孔散大,泪腺、唾液腺、气管分泌均减少,甚至无分泌,病人极度衰竭,处于昏睡状态,此为肾上腺素危象;另有一种危象称做乙酰胆碱危象,届时患者瞳孔缩小,分泌物增多,肠蠕动亢进,腹痛腹泻,大汗。上述两种危象均有瘫软,前者乃交感神经紧张性增强,后者乃副交感神经紧张性增强,二者均称重症肌无力危象。神经根炎乃因流感病毒或各种感染病引致之神经根发炎,先有神经根所延伸之该神经分布区域之肌肉疼痛,继则肌肉萎缩、运动失调、功能障碍。此病临床较为多见,重症肌无力则临床较为少见!

现代医学对上述二病之治疗尚无良法,重症肌无力因系自身免疫性疾病,故采用激素治疗或免疫抑制剂环磷酰胺等治疗,仅有一时之效。若合并胸腺癌则宜手术。发生危象时可给予新斯的明或肾上腺素之针对性治疗。多发性神经根炎之治疗既往仍以激素和免疫抑制剂为首选,近来多数学者对此疗法之远期疗效意见不一。维生素B_1、B_2、B_6、B_{12}等之治疗为必须之疗法,可获一定疗效。

鉴于西医西药对二病之疗效尚难肯定,中医中药之治疗则普遍受到重视。1995年(乙亥)以来,余曾先后接诊此类患者数十人,全部采用中药辨证施治,首先应说明中医对此二病之辨证无严格之区别,但多发性神经根炎偏于血虚生风而重症肌无力则偏于气虚。笔者对前者多采用《金匮》风引汤、赵心波氏复方桃红四物汤、张锡纯氏振颓汤;对后者则采用补中益气汤、八仙长寿丸、八珍汤加味之类。一例患者肩胛下垂,左臂瘫软无力;一例患者双腿无力,步履艰难,两例均有患肢麻木感,初时余均以重症肌无力,以气虚不用治,方用补中益气汤、八仙长寿丸等治未效,遂以《金匮》风引汤:生石膏、寒水石、紫石英、白石英、生龙牡、赤石脂、白石脂、滑石、桂枝、大黄、干姜、牛膝、木瓜、秦艽、威灵仙、生地、当归,水煎服,一日1剂,服10剂,患者明显好转;服15剂患者二亦明显好转,2例患者均系女性,中老年,有多胎生产史,一例体弱经常感冒,一例长期胃痛、消瘦体弱。又曾经治一例重症肌无力患者,一侧眼睑下垂,时而出现复视,四肢肌肉萎软无力,抬手提足均见困难。曾患胸腺肿瘤于10年前在某医院施手术,血清lgG增高,血清胆碱酯酶抗体阳性,骨骼肌柠檬酸提取物抗体阳性,横纹肌抗体阳性。诊断:重症肌无力。余用补中益气汤加味:党参、白术、黄芪、陈皮、甘草、柴胡、升麻、菟丝子、枸杞子、晚蚕砂、鹿角胶、杜仲、肉桂、附片,水煎服,一日1剂,10剂后患者精神好、复视未现,四肢活动亦较前好转。

附录1:补血消风类

①加味风引汤:生石膏、寒水石、紫石英、白石英、生龙牡、赤石脂、滑石、桂枝、大黄、干姜、牛膝、木瓜、秦艽、威灵仙、生地、当归。

②赵心波方:桃仁、红花、当归、生地、赤芍、川芎、秦艽、川断、牛膝、姜虫、全蝎、侧柏叶、木瓜、伸筋草,水煎服,一日1剂。

③张锡纯振颓汤:党参、白术、黄芪、知母、生姜、制乳没、山萸、圆肉、生龙牡、牛膝、威灵仙,水煎服,一日1剂。

附录2:益气消风类

①补中益气汤加菟丝子、枸杞子、女贞子、何首乌,水煎服,每日1剂。

②麦味地黄丸加肉桂、附片、杜仲、川断、锁阳、大芸、鹿角胶、龟板胶,水煎服,一日1剂。

③八珍汤加姜虫、全蝎、蜈蚣、水蛭、蝉衣,水煎服,一日1剂。

多发性肝囊肿治验

自B超、CT、MRI等声像诊断问世以来，人们对肝囊肿之认识较前明确了许多。一般认为此病属先天性，单个或数目较少的肝囊肿，无需特殊治疗，如有肝区疼痛等症状可对症治疗，或给予保肝等适当治疗则可，如无症状则可听其自然。当然饮酒、过食肥甘等应予随时注意，以免损害肝脏。多发性肝囊肿有时可造成较严重后果，主要是囊肿大多密集布满所有肝脏组织。肝脏肿大，胆系受压，黄疸加重；门系受压，门脉高压。

1995年（乙亥）秋，余在门诊经治2例肝囊肿。一例肝大满腹，肝下缘达盆腔上口，然患者行动如常人，脾脏不大，无腹水，无黄疸，经B超、CT确诊为"多发性肝囊肿"。一例黄疸，肝大、腹水、脾大、颜面晦暗，先以肝硬化(失代偿)治疗腹水消，黄疸未退，经B超、CT确诊为"多发性肝囊肿"。上述2例患者同为肝囊肿，前者除巨肝入盆外，再无他症，患者自觉亦无痛苦可言，曾仔细观察CT片，见囊肿分布均匀散在，布满全肝脏，囊肿之间尚有健康之肝组织清晰可见；后者则既见胆系受阻之黄疸，又见门系受阻之脾大、腹水诸症，细观CT片，见该例之囊肿相互融合，各层面少见遗留之正常肝组织。上述2例虽然同为多发性肝囊肿，却表现出完全不同之两种临床症状，经询问病史前者无乙肝病史，后有乙肝病史10余年。余推断后者系肝囊肿合并乙型肝炎引致之肝硬化(失代偿)。前者因无症状，患者家庭经济情况较差，故未曾服过任何药物治疗；后者曾经用过干扰素，并于3年前行剖腹探查，术中未见占位病变而关腹，此后病情加重，黄疸加深，腹水增加，全身情况日益衰竭。余令其收入住院，在输注保肝消炎、利水之西药同时，余拟下方：柴胡10g、枳实10g、白芍10g、甘草6g、川芎6g、香附6g、大黄10g、黄芩10g、黄连3g、木香10g、草蔻10g、元胡10g、川楝子20g、制乳没各3g、茵陈10g、山栀10g、金钱草16g，水煎服，一日服1剂。服10剂后自觉上腹较前舒适，前方加白花蛇舌草20g、半枝莲

20g，令出院回家调养。3个月后患者复诊，谓服上药70余剂，病情逐日好转，黄疸退，腹水消，肝脏亦较柔软，脾肿大同前。CT见肝脏为多发性肝囊肿。肝功能正常。白球蛋白仍然比例失调。鉴于患者病情已趋向愈，遂以下方炼蜜为丸，以善其后：龙胆草100g、山栀100g、茵陈100g、当归100g、白芍100g、青皮60g、香附60g、牡蛎200g、红花30g、焦楂100g、焦术100g、大黄100g、黄连3g、黄芩100g、丹参200g、木香100g、草蔻100g、黄芪300g、当归100g、秦艽100g、板蓝根100g，共研为末，过箩，炼蜜为丸，7g重，一日3次，每次1丸，饭后温开水冲服。2年后，患者来兰复查，健康若常人，B超诊断仅多发性肝囊肿，脾、胰、胆均未发现异常。肝功能检验全属正常范围。

　　从以上两例之治疗看多发性肝囊肿，其囊肿本身虽能引起巨大肝脏，但若能长期保护肝功免受侵害，如杜绝酒嗜，防止意外事故，禁服损害肝脏之药物等，肝囊肿毕竟是先天之疾病，其肝脏之代偿机能尚可维持；如果在肝囊肿之基础上再诱发其他肝病，如乙肝病毒之急性感染，前述各种损害肝脏因素之作用等，肝囊肿则迅速出现临床证候，前述第二例患者即属此类，经即时对症之中西医结合治疗后，第二例患者得以大愈，最后复诊时，各症皆愈，惟留"多发性肝囊肿"。

自身免疫性疾患浅说

20世纪中叶,内科范畴中一组非细菌性病原引致之疾患,因其广泛的引致全身胶原纤维系统的病变,故而命名为"胶原病",如红斑性狼疮、类风湿性关节炎、结节性动脉周围炎等。后来人们发现上述疾患不仅仅损害胶原系统,而是损害整个结缔组织系统,故而于20世纪70年代又改称为"结缔组织病"。近30年来,随着人们对免疫功能之认识逐步加深,开始认识到上述疾病之共同特点是自身免疫系统之缺陷。机体之免疫系统有识别"是我"、"非我"之功能。正常免疫反应仅对"非我"发起免疫反应,产生抗体以清除之。然而自身免疫异常之机体则其免疫系统对自身之正常组织发起错误之攻击,形成病理性免疫反应,此类疾病虽然名目繁多,表现各异,但其共同特点为血沉快、关节痛、高烧、皮疹等,大约所有之结缔组织病(前称之胶原病)皆属此类。近来随着对本类疾患认识之加深,重症肌无力、坏死性淋巴结炎、结节病、淤胆型肝硬化、过敏性紫癜、多发性硬化症、克隆氏病、亚急性变应性败血症、艾滋病等均属于此类,统可称之为自身免疫性疾病。最近有人对乙型肝炎提出了具有自身免疫性的观点。原因是此一疾患具有明显之家族易感性,经循证医学统计,在大批感染乙肝病毒的家庭中,总有1~2个健康成员,该成员即使长期与患者同吃同住,共同生活,也未曾感染乙肝。西医对自身免疫性疾患之治疗首选药为激素,然而此药之反跳率高达100%,尚具高度之依赖性,愈用则愈加依赖,最终出现向心性肥胖、面如满月、腹若水牛、多毛、钠水潴留、免疫力下降等不容忽视之副作用。除激素外环磷酰胺、甲氨蝶呤等免疫抑制剂也可用于此病临床,但远期疗效尚有争议,完全治愈之病例尚属鲜见。

中医中药对自身免疫性疾患之认识如何?笔者尚未见到有价值的报告,但据笔者40余年之经验体会,认为此类疾患当属中医之"风"证范围。盖"风之为病善行而数变"、"风者百病之长也"、"风与寒合、与热合、与湿合尽得其便也"，关节疾患属于风湿；肾性浮肿属风水；高热不退属风火相煽；无菌性泻痢属肠风下血；皮肤斑疹属风毒、风疹……笔者每遇斯证总以除风胜湿、祛风活络、泻火散风之法取效。考《金匮》"桂枝芍药知母汤"一方治疗风湿性、类风湿性关节炎可谓医者皆知也，《金匮》"诸肢节疼痛，身体尪羸，脚肿如脱，头眩短气，温温欲吐，桂枝芍药知母汤主之。"说明此汤剂所治之证候除了关节肿胀、疼痛外，尚有身体尪羸、头眩短气、温温欲吐等。笔者积40年之临床经验，每遇自身免疫性疾患，如红斑狼疮、紫癜肾、干燥综合征、类风湿性关节炎、亚急性变应性败血症等，询问上述证候，每多有之，投桂枝芍药知母汤亦每多见效。2000年（庚辰）秋，曾治疗系统性红斑狼疮2人，均采用以桂枝芍药知母汤为主之加减方治疗皆获显效。

马某，女，52岁，兰州铁道学院职工，关节疼痛、浮肿、贫血、肝功损害，尿中长期蛋白(++)~(+++)，潜血(++)~(+++)，血压24/13.3kPa（180/100mmHg），经常发烧，遇感冒则热达39℃~40℃，血沉98mm/h。曾在北京等地多次住院诊治，确诊：系统性红斑狼疮。患者长期服用激素，已现满月脸及向心性肥胖，体质极度虚弱。余诊脉，见两脉弦紧数，尺脉较弱，舌红胖大，苔黄厚腻，中医辨证属风湿兼热入里，久病入络，殃及肝肾。方用桂枝芍药知母汤加味：桂枝10g、白芍10g、知母10g、干姜6g、甘草6g、防风12g、麻黄10g、白术10g、附片6g、生地12g、山萸10g、山药10g、丹皮10g、茯苓10g、泽泻10g、黄连6g、黄芩10g、大黄6g，水煎服，一日1剂。服20剂后，ALT由128u/L降至48u/L，尿蛋白降至(+)，尿潜血(-)。上方加黄芪30g、丹参30g，共研为末，过箩，炼蜜为丸，6g重，日服3次，每次1丸，温开水冲服。半年后患者来诊，谓自服药以来，病情尚属稳定，未曾大发，体温正常，近日血沉单示36mm/h。中医谓"治风先活血，血活风自灭。"余在治疗自身免疫性疾患时，常用活血化瘀之药而获效。自1997年（丁丑）以来近10余年内余治疗过敏性紫癜不下百人，皆以清热解毒合活血化瘀取效，方中辄加桂枝芍药知母汤，疗效异常满意。所用方药基本成分如下：金银花15g、连翘15g、公英15g、败酱15g、土茯苓15g、白藓皮10g、白蒺藜

20g、白茅根20g、防风12g、萆薢10g、赤芍10g、蝉衣6g、姜虫6g、川芎10g、桃仁10g、红花6g、桂枝10g、知母10g、川草乌15g(先煎1h)、干姜6g、白术10g，水煎服，一日1剂，温开水冲服。

　　风之为病，余之观点当属变态反应类，亦具自身免疫缺陷之属性。余以治风湿之桂枝芍药知母汤，治风湿入里之桃红四物汤，用风止痉之蝉衣、姜虫类组成上述基本方药取效。桂枝芍药知母汤中之大剂乌头乃大补阳气、重振雄风之主帅。知母亦至为重要，无此则患者服大剂乌头后全身烧灼不止，无此服大剂之乌头则阳气过盛而伤阴，无桂枝则乌头之阳气不能通达四末，无白芍则阳气不能聚敛于内脏。鉴于此桂枝芍药知母汤中之桂枝、白芍、知母三味为辅助乌头发挥作用之重臣耳。阳盛则若阳光之普照，补阳乃"益火之源以消阴翳"，阴翳之邪深入血脉，非活血化瘀之品无以胜之，桃红四物汤堪当此任耳，蝉衣、姜虫乃血肉有情之品，深入血络以搜其风也，古云"治风先活血，血活风自灭"，此之谓也。

痛风漫谈

痛风乃西医之病名,此病系血清中尿酸超过正常界线所致。尿酸为蛋白质代谢之终末产物之一,通常在血清中有一定含量,男450μmol/L、女350μmol/L之内,高于此则说明尿酸过剩。血中之尿酸系待排之废品,一方面自尿中排泄,一方面又产生新的尿酸,二者处于动态平衡中,因而常人之血尿酸处于一定水平。血尿酸之增高说明蛋白质代谢过剩,蛋白质饱含于肉蛋类食物,故而此病易出现于过食肥甘之肥胖人、通常不参加体力劳动者、脑力劳动而缺乏体育锻炼者。鉴于此痛风与糖尿病、高血压、动脉粥样硬化、冠心病、胆结石、胆囊炎等病之发病人群基本相同。以上高尿酸、高血糖、高血脂、高血粘、高血压被称为发生动脉粥样硬化之五大因素,通常称为五高症。高尿酸引致痛风,痛风之主要症状是关节痛,通常称之为痛风性关节炎,此种关节炎最易发生于脚之大指及无名指,次则踝关节、膝关节,亦有全身关节普遍疼痛者,盖尿酸之质重向下,沉积于下肢关节者多也。沉积于皮下则形成痛风结石,沉积于胆、肾者亦有之,与通常之胆、肾结石无异。痛风性关节炎之特点和一般炎症一样也具有红热肿痛四证候,并呈现反复发作或周期性发作之特点。晚期可因尿酸在肾脏沉积而出现肾炎样改变,最终形成慢性肾功能衰竭。痛风之西医治疗,急性发作期首选秋水仙碱口服1mg,一日3次,痛重者可2小时1次,首剂1mg,继则每次0.5mg,每日最高剂量为6mg,痛在48小时内通常可以缓解,缓解后每日0.5mg维持之。另外别嘌呤、丙磺舒亦为治疗此病之常用西药,前者100mg,一日3次;后者0.25g,一日2次,可逐渐增加至一日3~4次。上述三药均有发热、皮疹、胃肠不舒等副作用,仅在部分患者出现。三药均可减少尿酸之产生,同时增加尿酸之排泄。

中医中药对痛风之治疗尚有较好之疗效。常用方药如下:①复方当归拈痛汤:当归10g、赤芍10g、苍术6g、忍冬10g、羌独活各10g、防己10g、防风12g、木瓜20g、猪苓10g、油松节20g、葛根10g、茵陈15g、虎杖15g、甘草6g,水煎服,一日1剂。②消痛饮:当归10g、赤芍10g、牛膝10g、钩丁20g、忍冬15g、防己10g、防风12g、木瓜20g、桑枝30g、猪苓10g、泽泻10g,水煎服,一日1剂。③复方二妙散:苍术6g、黄柏6g、独羌活各15g、桑枝30g、寄生15g、赤小豆20g、晚蚕砂10g、木瓜30g、汉防己10g、土茯苓15g、丹参20g、虎杖10g、泽泻20g、猪苓10g,水煎服,一日1剂。

上述三方中,当归拈痛汤方出李东恒《兰室秘藏》,消痛汤为笔者经验方,二妙散方出朱丹溪《丹溪心法》,三方之共同药物为猪苓、泽泻、羌活、独活、防风、防己、苍术等味,说明此证之治疗必先以猪苓、泽泻、防己通利小便,使湿热自小便而去;同时以羌活、独活、防风祛风胜湿以去滞留于关节、肌肤之湿热之邪。笔者认为痛风一病之中医用药应抓住胜湿、利水、祛风三个环节,始能药中病的。

亚急性甲状腺炎与慢性淋巴性甲状腺炎

亚急性甲状腺炎为自身免疫性疾患,近年来由于核素检查之临床应用,诊断率较前增加,各地报告之发病较前大增。此病之病因目前尚未明确,一般认为与病毒感染有关。甲状腺体可因嗜中性粒细胞、淋巴细胞之浸润而肿大,伴有局部之疼痛和全身之不舒和发烧。一部分患者可出现心悸、多汗、四肢振颤;一部分患者则可出浮肿、乏力、怕冷、停经。前者为甲亢症状,后者为甲减症状。此病之发病女性多于男性,二者之比例约为1.6:1,好发于20~40岁之年轻人,检验方面主要是血沉增快,T_3、T_4时有增高,血清蛋白结合碘增高,甲状腺吸碘率明显低于正常。西医治疗此病以激素强的松为首选,局部疼痛可给非甾体清热止痛药消炎痛、布洛芬等,有时可给一段抗生素以预防感染。总体看西医之上述治疗仅取一时之效,并无根治之法。中医中药对此病之治疗尚称满意,综观国内治疗此病之中医方药,大体不出清热解毒、消瘰散结、扶正固本、祛风胜湿诸法。笔者积40余年之临床经验,认为此病乃风邪外犯,入里化火,湿热相合,久病入络之所致。盖此病始起于感冒者居多也,感冒者非风寒即风热,二者入里皆可化火,常人之正气充胜,风邪弗能入里,正虚之患者则风邪入里也,此与现代医学所述自身免疫之缺陷不无相合耶?现代免疫学认为当机体自身免疫系统之识别"自我"、"非我"功能紊乱时,则发生所谓自身免疫性疾患,亚甲炎之发病亦有斯说。自身免疫性疾患之实质乃机体自身所产生之一种错误之变态反应,如红斑性狼疮、类风湿性关节炎等。笔者采用治疗类风湿性关节炎公认有明显疗效之《金匮要略》经典方剂桂枝芍药知母汤加味治疗亚甲炎屡获大效。用方基本组成如下:桂枝10g、白芍10g、知母10g、干姜6g、甘草6g、防风12g、麻黄10g、白术10g、附片5g、银花20g、连翘20g、地龙15g、夏枯草15g、元参10g、生龙牡各15g、黄芪20g、当归10g、生地12g,水煎服,一日1剂。

　　2000年(庚辰)3月,一女,32岁,教师,近1月来颈前疼痛,忽冷忽热,全身骨节时有不舒,口干咽痛,大汗,心悸,手指振颤,经查T_3、T_4均略高于正常。前医曾以抗生素静脉点滴10余日无效,余令补查血清蛋白结合碘及甲状腺吸碘率,结果前者高于正常,后者低于正常。诊断:亚急性甲状腺炎。遂以前方10剂投之,2周后复诊,谓诸症皆轻,尤其颈前甲状腺之疼痛已完全消失。此患者未用激素而病情迅速好转,余高兴之至,自忖前方中之桂枝芍药知母汤具激素之调节作用,此后每遇斯病总以桂枝芍药知母汤加味投之,总是获效者多。在桂枝芍药知母汤之基础上每加银花、连翘辈以清热解毒,盖风邪入里化火,散则热、聚则毒,清热解毒势在必行也;加元参、浙贝、生龙牡者消瘰丸也,病发于瘿体之上,癥瘕积聚于斯,非消瘰丸无以胜之,加黄芪、生地、当归者扶正固本也,亦具调节免疫功能之作用。

　　亚急性甲状腺炎反复发作不愈,最后残留甲状腺之肿大,形成慢性甲状腺炎之过程,亦有不经甲状腺亚急性炎症过程而直接以慢性起病者,此名慢性淋巴细胞性甲状炎,亦称乔本氏病。亚甲炎与慢性淋巴细胞性甲状腺炎间之根本不同是病程之快、慢和病状之缓急,然而二者共同点却显而易见,二者共同特点为:①甲状腺球蛋白抗体阳性,②血清蛋白结合碘增高而甲状腺吸碘率低下,③白球蛋白比例失调、γ球蛋白增加,④血沉增快,⑤T_3、T_4随病变状况可高可低,二病均为慢性病程,其间可见甲亢症状,亦可见甲减症状,见甲亢者T_3、T_4增高,见甲减者T_3、T_4降低。余之经验:①发作期呈甲亢状,静止期呈甲减状,②伴外感者多见甲亢,不伴外感者多伴甲减,③亚甲炎伴甲亢者多,慢性淋巴细胞性甲状腺炎伴甲减者多。总之亚甲炎与乔本氏病(慢性淋巴细胞性甲状腺炎)之根区别是病理活检,临床上实不易区分之。1956年日本学者乔本氏首先报告了慢性淋巴细胞性甲状腺炎,因而此病曾命名为乔本氏病。后来发现了与此相类同,但甲状腺之炎性浸润以嗜中性多形核为主,而非淋巴细胞为主者则称为亚甲炎。西药治疗此二病已如上述,首选激素,曾有人认为乔本氏病仅在早期可用激素(肾上腺皮质激素),余之经验晚期亦当用之,盖该病之晚期约大半呈甲减状态,所谓甲减状态大体有下列五类症状：①乏力、怕冷、嗜睡、脱毛等均属代谢低下所致。②腹胀、纳呆、便秘、肠鸣少或缺如等均为植物神经功能紊乱(副交感神经占优势)。③皮肤腊黄色、少光泽、干燥脱屑、非凹陷性浮肿、眼裂变小、鼻翼宽厚、舌体肥大等黏液性水肿症状。④反应迟钝，智力低下，视、听、触、嗅均迟钝，个别人出现幻觉、精神失常。⑤心音低钝，心电图表现P-R间期延长、QRS波增宽。以上五类证候之辨明对诊断乔本氏病意义重大，对诊断亚甲炎亦具一定意义，盖当今发病之成人甲状腺功能减退症大部来源于乔本氏病及亚急性甲状腺炎之后遗症，尤其是乔本氏病更是引致成人甲减之最主要原因。甲减之西医治疗恒以甲状腺激素替代疗法，可予甲状腺片，亦可予甲状素(T_4)或甲状腺原氨酸(T_3)治疗。但此疗法之实质是暂时替代，充其量意在对症，仅为治标之法。中医中药对本病之治疗有较好之疗效，笔者常以桂附八味丸加味治疗斯证而获效。盖前五类证候从中医观点看统属肾阳虚之范畴，桂附八味补肾壮阳，温化水湿，强腰膝，壮筋骨正中病的。越婢汤、大补阴丸、二仙汤亦属常用之方。中医谓"孤阴不生，孤阳不长"，"善补阳者必于阴中求阳；善补阴者必于阳中求阴。"上述各方投治此病，均符合此一尊旨，故每获疗效。现将笔者用治甲状腺功能减退症之基本方药公诸于下，以飨读者。生地12g、山萸10g、山药10g、丹皮10g、知母10g、黄柏10g、茯苓10g、泽泻10g、桂枝10g、附片6g、仙茅10g、淫羊藿10g、巴戟天10g、麻黄10g、生石膏30g、猪苓10g、白术10g、车前子10g、怀牛膝20g，水煎服，一日1剂。鉴于此病属慢性进程，此方可加大10倍，共研为末，炼蜜为丸，6g重，每日3次，饭后温开水冲服，以期缓效。

类风湿性关节炎之常用方药

类风湿性关节炎为常见病、多发病。此病以多发性、进行性关节疼痛、变形、功能障碍为特征，常因感冒而加重，活动期可见发热、血沉增快、C反应蛋白增加、类风湿因子(RF)增加，约10%之患者外周血涂片染色可检出红斑性狼疮细胞。20世纪40年代已将此病列入"胶原病"中，后来列入"结缔组织病"及自身免疫病类。

中医对此病之认识总不离"风寒湿三气杂至，合而为痹"之说，病因乃风、寒、湿相合，故有风则多变、寒则疼痛、湿则病久不去诸多特点。病久入络，伤及血络则血瘀积聚，关节变形。

西医对本病治疗有各种解热止痛药可治，如通常之水杨酸类及非甾体清热止痛药，如消炎痛、布洛芬、芬必得、炎痛喜康、罗非昔布、塞来昔布等。肾上腺皮质激素、免疫抑制药如甲氨蝶呤、青霉胺等均可应用于临床，但皆属治标而非治本。中医中药对此病之治疗历数千年历史，积淀了数以千计之有效方药，下面只以笔者临床最常用之效方做一简单论述，以供广大医者参考之。

(1)九味羌活汤：羌独活各10g、防风12g、细辛3g、苍术6g、白芷3g、川芎6g、黄芩10g、生地12g、甘草6g、生姜6g、葱白2寸(方出张元素)。

(2)大秦艽汤：知母20g、羌独活各10g、荆芥10g、防风12g、苍术6g、黄柏6g、生熟地各12g、当归10g、川芎6g、赤芍10g、厚朴6g、柴胡10g、黄芩10g、白芷6g、秦艽10g、生石膏30g(方出《医学发明》)。

(3)桂枝芍药知母汤：桂枝10g、白芍10g、干姜6g、甘草6g、防风12g、麻黄10g、白术10g、附片6g、知母20g(方出《金匮要略》)。

(4)桑枝汤：桑枝30g、清风藤20g、海风藤20g、鸡血藤20g、羌独活各15g、防风12g、秦艽10g、防己10g、威灵仙10g(裴慎先生经验方)。

(5)麻杏苡甘汤：麻黄10g、杏仁10g、生苡仁10g、甘草6g(方出《金匮要略》)。

(6)独活寄生汤：杜仲15g、防风12g、秦艽10g、桂枝10g、细辛3g、怀牛膝10g、当归10g、川芎6g、生地12g、白芍15g、白术10g、茯苓12g、党参10g、甘草6g(方出《千金要方》)。

(7)金牛汤：金毛狗脊15g、川牛膝10g、白芍15g、白芷6g、羌独活20g、生苡仁20g、桂枝10g、鸡血藤20g(裴正学经验方)。

(8)五米合剂：五加皮20g、苡仁20g、川牛膝20g、骨碎补10g、薄荷6g、苍术6g、海风藤10g、清风藤10g、何首乌10g、寻骨风12g(裴正学经验方)。

(9)鸡鸣散：苏梗10g、槟榔10g、木瓜10g、陈皮6g、甘草6g、桂枝10g、附片6g、半夏6g、吴朱萸10g、何首乌10g(方出《朱氏经验集》)。

(10)五积散：当归10g、白芍10g、川芎6g、苍术6g、厚朴6g、陈皮6g、半夏6g、茯苓12g、麻黄10g、白术10g、桔梗20g、干姜6g、肉桂3g、枳壳10g(方出《局方》)。

(11)复方芍药甘草汤：白芍20g、甘草6g、清风藤10g、海风藤10g、鸡血藤10g、木瓜20g、生苡仁20g、川牛膝10g、威灵仙10g、党参10g、黄芪20g、红花10g(方出《伤寒论》)。

(12)活络效毒丹：当归10g、丹参10g、制乳没各6g、红花3g、桃仁10g、姜黄6g、连翘15g、桂枝10g(方出《衷中参西录》)。

上述12个方剂为余治疗类风湿性关节炎常用方药，有经方、有时方，目的总以治疗关节疼痛为主，然而各方之适应证又有一定倾斜。九味羌活汤与大秦艽汤适应感冒引发之类风关发作，时感冒尚存，关节痛著，兼有头痛发热等证，如咳嗽，则可与麻杏苡甘汤合用之；桂枝芍药知母汤与桑枝汤则适应类风湿性关节炎日久不愈，关节变形，活动及运动障碍者，桂方适应怕冷、虚寒之个体，桑方则适合于怕热阴虚之个体；独活寄生汤与鸡鸣散、五积散之应用常在类风湿性关节炎之疼痛已得到一定程度之控制，机体气血两亏，急需药物调补者；五米合剂与金牛汤则适合合并骨关节退行性变、脊柱强直、坐骨神经痛之患者。上述各方中尚可根据患者病情之变化作如下加减：疼痛剧烈加川草乌各15g(先煎1小时)；下肢痛重加马钱子1个(油炸)；上肢痛重加细辛20g(先煎1小时)；头痛加羌独活各10g、防风10g；腰痛加杜仲15g、川牛膝10g、川断10g、桑寄生15g；神经痛加清风藤10g、海风藤10g、鸡血藤10g；背痛加羌独活各10g；肩痛加姜黄10g。

病毒性肝炎浅谈

病毒性肝炎是世界流行最广泛、历史最悠久之传染病,在我国之流行最少也有100多年。人们对这类疾病的认识虽然已历来久之,但只是在近50年来由于分子生物学、分子免疫学、细胞生物学的发展,才有了较高水平的认识。目前国际公认本类疾患有A、B、C、D、E、G等六种病原体导致之不同类型,我国之命名则定为甲、乙、丙、丁、戊、庚,即甲型肝炎、乙型肝炎、丙型肝炎、丁型肝炎、戊型肝炎、庚型肝炎等六个类型。

甲型肝炎(HA)从20世纪40年代起就在我国大规模流行,当时人们习惯称它为"黄疸型传染性肝炎",此病之特点为传染性强、黄疸多见,预后良好,中药疗效尤佳。1967年德国学者丁哈德首先分离出了甲肝病毒 (HAV),1973年美国学者芬斯托来在患者粪便中培养出了甲肝病毒,并在电镜下观察,确定该病毒为直径27~30nm,认为该病毒具有传染性、嗜肝性、自抑性、免疫性、非慢性等五个特性。从此阐明了本病之发病:①具有强大之传染性,由消化道经水、手、苍蝇进行传播。②鉴于病毒之嗜肝故该病之主要罹病器官是肝脏,其余脏器一般不受侵犯。③病毒性之自抑性决定了本病之预后良好。④病毒之免疫性决定了病毒对个体之侵犯可获得终身免疫,因此甲型肝炎通常发病一次后,患者可获得免疫。⑤非慢性化决定甲肝转入慢性,形成肝硬化之几率较小。

甲肝之临床症状根据1959年黄山肝病研讨会之精神,首先是厌食、腹胀,然后才是肝区疼痛,再其次是黄疸、发热等。《金匮要略》"见肝之病知肝传脾"之论述与此完全吻合,说明祖国医学在1800年前所揭示之肝病证候群与现代医学之观点全同。

西医对此病之治疗仅系保肝,不提倡使用针对病原之病毒抑制剂。中医对本病之治疗堪称最佳,通常可在1~2周内产生明显疗效。

总以邪客少阳、肝气郁结、肝木克土、肝郁化火、脾虚生湿、湿热相合发为黄疸等为基本理论格局。采用和解少阳、疏肝利胆、健脾化湿、清热补肝等法,方药采用小柴胡汤、丹栀逍遥散、茵陈蒿汤、香砂六君汤、强肝汤、三黄泻心汤等。笔者常用下列方药治疗甲肝,现抄录于后,以飨读者。柴胡10g、黄芩10g、半夏6g、党参10g、甘草6g、生姜6g、大枣4枚、大黄6g、黄连3g、黄芩10g、茵陈20g、山栀10g、丹参10g、木香6g、草蔻6g,水煎服,一日1剂。胃脘胀满加白术10g、茯苓12g;恶心呕吐加旋覆花10g、生赭石20g;肝区疼痛加元胡10g、川楝子10g、制乳没6g;转氨酶高加银花15g、连翘15g、公英15g、败酱20g、白花蛇舌草20g、半枝莲15g、五味子粉6g(分冲);黄疸重者加金钱草20g、虎杖20g、蚤休20g;发热加生石膏30g、知母20g、粳米30g;夜热早凉、骨蒸加秦艽10g、鳖甲15g、地骨皮15g、青蒿20g;背痛加羌独活10g、防风12g;厌食加焦三仙各6g、炒莱菔子10g;大便秘结加大黄量至10~20g;腹泻加干姜6g、附片6g;肠鸣加川椒10g。

乙型肝炎与甲型肝炎不同,主要是此型肝炎之传染性大,因无自抑性故病程漫长,经久不愈,预后欠佳。乙型肝炎之发现始于20世纪60年代初,最先是美国学者布鲁姆伯格于1963年发现了"澳大利亚抗原"。1968年日本学者阿考克确定了该抗原之致病性,并认为输血与此抗原有着密切的关系。1970年国际肝病会议将"澳大利亚抗原"定名为"肝炎相关抗原"(HAA)。1972年国际肝病会议根据大量临床观察报告,确认此抗原导致之肝病为"乙型肝炎",遂将"肝炎相关抗原(HAA)"之命名取消,明确命名为"乙肝病毒表面抗原(HBsAg)"。1977年世界各地对乙型肝炎之大量报告和研究材料引起联合国卫生组织(WHO)之重视,遂召开了世界各地肝病专家对乙型肝炎有关问题进行认真讨论,并公布了乙肝抗原、抗体的系列名称,HBsAg、HBsAb、HBcAg、HBcAb、HBeAg、HBeAb,通常称为三系统,但因HBcAg之检测须经肝脏穿刺,取肝脏活组织检测,必须经电镜观察,周围血中无此抗原,因而难度较大,故通常缺如。因而前述三系统之检测,实为五项,俗称两对半。乙肝在20世纪后半期在世界范围内广泛流行,传染性强,很快进入慢性化,治疗效果欠佳,一时在亚洲、非洲、北美洲大量流行,引起医界之极大关注。正当乙型肝炎在世界流行并引起各界关注之时,我国却因文化大革命而停止了一切科研和流行病学方面之观察和研究,对乙肝之传播听之任之,因而在我国形成了乙肝之大量传播,发病率跃居世界前茅。乙型肝炎之慢性化倾向较大,有5%~15%之患者发展为肝硬化(LC),有0.5%~1.5%患者最后合并肝癌(HCC)。慢迁肝(CPH)、慢活肝(CAH)之病程可长达终生。当前治疗乙肝之西药主要有α干扰素、贺普丁、苦参素、甘草甜素等,但疗效均欠理想。其中干扰素之表面抗原1年治疗转阴率仅10%~15%,略高于乙型病毒之自然转阴率;贺普丁之表面抗原转阴率略低于α干扰素;其余药物则更逊一筹。最近有关α干扰素缓释剂之报道给人一线希望,该药系利用纳米技术使α干扰素在分子结构泛与聚乙二醇分子相结合,由此使α干扰素在人体内之半衰期延长数千倍,新药名称暂定为派罗欣;另一种名佩洛能,通常180万单位肌肉注射,一周1次,据初步材料证明表面抗原一年转阴率可达40%~60%。中医中药对乙型炎之治疗目前仍属最佳之选择,笔者从事这方面之临床研究已达40余年,积累临床病例不下数十万人次。乙肝乃热毒客于少阳,久病则肝气郁结,继则横逆犯胃,迁延不愈则化火生湿,最后气滞血郁,气血双虚,阳虚水泛。慢迁肝之治疗重在和解少阳,方用小柴胡汤加味;慢活肝之治疗因临床证候较多,如肝痛为主则以柴胡疏肝散加味;如肝功损坏为主则以强肝汤加味为主(当归、白芍、川芎、生地、黄芪、丹参、郁金、党参、泽泻、甘草、山药、秦艽、神曲、板蓝根);转氨酶高者加清热解毒药银花、连翘、公英、败酱及五味子粉等;肝硬化合并腹水则给予实脾饮、五皮饮、五苓散;黄疸重者加用茵陈、山栀、大黄。总之乙肝之中医治疗是在病证结合的前提下进行的,宜辨证施治,对症下药。在辨证中应注意到传统的理、法、方、药之统一,同时也应注意到微观指标之辨证。譬如肝功能之检测对中医辨证也是十分重要的,总蛋白及白蛋白之减少是人体精微之缺乏,乃不足也、虚也;转氨酶之升高,乃有余也,实也。前者之治疗当补其不足,后者则宜损其有余也,《素问》"毋虚虚毋实实"即此意也。笔者在治疗乙型慢活肝或肝硬化时,恒以黄芪、当归、丹参、首乌、葛根、仙鹤草、生地、旱莲草等补益之剂使低蛋白血症或白球蛋白之倒置恢复；又恒以银花、连翘、公英、败酱、白花蛇舌草、半枝莲等清热解毒之剂使转氨酶之升高获效。表面抗原之出现因常伴有核心抗体及e抗体等之应答性免疫反应，因此其中医辨证当为虚实相兼之证，笔者主张以和解为大法，补泻兼施为宜，通常以小柴胡合强肝汤加减，每能在稳中取效。通常须服药1~3年，表面抗原转阴率可达30%~32%，e抗原转阴率可达50%~60%，如能延长疗程，疗效还有望提高。总之乙肝之中药治疗是一项慢性工程，欲速则不达。这就必须医患相互配合，建立长期的信赖、共同努力，才能达到预期效果。近来社会游医信口编造自制药物的疗效，有人通过新闻媒体宣称"表面抗原转阴率达100%"、"3个月不转退款"等等，均为无稽之谈，严重破坏了中医学术之声誉，给社会及人群带来了损失。

丁肝和乙肝经常同时发病。早在20世纪70年代末意大利学者查瑞劳在乙肝患者之肝细胞核中检测到一种不同于HBsAg的新抗原，当时称为δ因子。1980年发现δ因子具有肯定的致病性，1984年国际肝病会议定名为丁型肝炎病毒(HDV)。而丁型肝炎被确认是一种与乙型肝炎并发，但又不同于乙型肝炎之一种传染性肝炎。丁型肝炎之病状与乙肝完全相同，只是症状略重，慢性化之几率略高于乙肝。20世纪80年代曾在我国广泛流行，上海、北京、天津等大城市亦曾流行，但发病较农村低。本病之治疗尚无特效疗法，不论中医还是西医，其治疗均与乙肝相同，诊断之特点系HDV之检测，HDV之直径较HBV稍大，约35~37nm，因其无核无壳，故不能单独传染致病，须借助乙肝病毒为载体共同侵入人体。

丙型肝炎和戊型肝炎原来统称为非甲非乙型肝炎，1987年2月联合国卫生组织把非甲非乙型肝炎分为经肠道传播和经输血传播两种。1989年在日本召开的国际肝病会议上把经肠道传播者定名为戊型肝炎；经输血传染者定名为丙型肝炎。此前两种肝病的病毒均已分离培养成功。戊肝病毒(HEV)属杯状病毒科，是RNA病毒之第三亚组，在环境中极不稳定，怕冷、怕酸、怕盐。通过水、手、苍蝇，由消化道进行传染。丙肝病毒则系猴泡沫病毒，通过输血及血液制品传染者几占80%,在环境中相对稳定,在人体内亦较稳定,不易被机体免疫系统清除。戊肝像甲肝一样有自限性、嗜肝性、免疫性、非慢性、传染性等特点,通常在发病后1~1.5月可自行痊愈,一旦痊愈终身免疫。因而虽然有较强之传染性,对人类及社会不能造成重大危害,治疗方法与甲型肝炎大同。丙型肝炎则不同,此病因系输注血液及血制品而传染,故传染威胁性不大,但因其病毒之相对稳定性和慢性致病性,使患病机体久治不效,最终慢性化而导致肝硬化(LC)或肝癌(HCC)。日本学者对20例丙肝(HC)患者随访观察26年,除一例ALT正常外,其余均持续异常,可以说20例患者在28年中无一例康复,其中5例转为肝癌已相继去世,4例转为肝硬化亦多去世。丙肝患者之临床缺乏症状,仅乏力一项达全部患者之20%~50%,有人认为丙肝患者之80%未见自觉不舒,一旦不舒则已进入肝硬化期。前述之乙型肝炎慢性倾向者仅占全部患者之10%~20%;而丙肝之慢性化者占全部患者之50%~70%,由此可见丙型肝炎虽然传染性不强,但给人类社会造成之危害性堪称大焉! 丙肝之治疗目前仅α干扰素可用,而治疗效果极差,HCV转阴率仅10%左右,前述日本人观察28年,20例中无一人痊愈。中医中药对丙肝确有疗效,笔者曾接治丙肝患者近百人次,因系门诊治疗因而大部分患者未能坚持长期服药,中途离去。在坚持服药1年以上之10余例患者中,竟有3例HCV转阴,肝功能正常,无任何自觉症状。此说明中医中药之整体调节作用对丙肝是有效的。笔者惯用之方药抄录如下,以供读者参考。当归10g、白芍10g、川芎6g、生地12g、黄芪20g、丹参20g、黄精20g、郁金6g、党参10g、泽泻10g、甘草6g、柴胡10g、黄芩10g、半夏6g、生姜6g、大枣4枚、秦艽10g、板蓝根10g、茵陈20g,水煎服,一日1剂,60天为1疗程,最少需服用3~6个疗程。

庚型肝炎是1995年美国医生哈亚门对法国学者早在1969在甲肝患者血清中发现的一种异常颗粒重新检测,并证实此颗粒有显著之致病性,经国际肝病会议认同,并命名庚肝病毒(HGV)。此病毒颗粒较大,直径在100nm以上,我国人群中此病毒之检出率约为16.2%,美国为9%,其发病则较少,仅在少数儿童中发病,称为巨细胞性肝炎,此病之主要传播途径为血液传播,通过输血、输注血液制品、血液透析、血脉吸毒、母婴传染、器官移植等。此病在我国尚未见到流行和大病例发病。

后颅窝蛛网膜炎

　　1995年(乙亥)冬,余应邀赴白银市为白银有色金属总公司葵某总经理会诊。其时彼头痛4月余,以后枕部之阵发性疼痛,伴颈项强直,呕吐恶心为特点。曾有反复感冒、高烧1月余之病史。1月前专程赴京,住院于中国人民解放军总医院(301医院),经CT、核磁、核素、腰穿、生化及各项常规之检查,确定仅系颈椎增生,一期高血压合并轻度脑动脉硬化。然而各种治疗未见疗效。笔者会诊时患者之阵发性头痛毫无减意,于咳嗽时头痛加重,深吸气时头痛亦加重,同时合并颈项强直,恶心呕吐。查体:两肺呼吸音粗平,心音正常无杂音,颈部有轻微抵抗感,瞳孔对称等大,四肢活动自如,无偏瘫及口眼歪斜。神经反射:浅反射略迟钝,深反射略亢进,巴彬斯克征弱阳性。鉴于上述病候和体征,笔者认为虽然在301医院曾经过全面检查,未发现脑部及脑膜病变,但仍须考虑脑膜炎性疾患:①病毒性脑炎,②脉络膜丛炎,③后颅窝蛛网膜炎。据此余建议立即腰穿,再取脑脊液急查。鉴于患者在京住院期间检查过于频繁,本人拒绝腰穿,笔者再三动员说服亦未能奏效,因此笔者决定施以下列治疗方案:①菌必治2g加入生理盐水250ml静脉点滴,每日3次。②20%甘露醇200ml,静脉点滴(快速),每日1次。③中药水煎服,一日1剂。处方如下:石决明20g、白蒺藜30g、生地12g、枸杞子12g、桑叶10g、菊花20g、丹皮10g、山栀10g、天麻10g、钩丁20g、半夏6g、陈皮6g、川芎6g、白芷6g、细辛3g、黄芩10g、蔓荆子10g、当归10g、麦冬10g、甘草6g、羌独活各15g、防风12g。以上法治疗10天后患者头痛大减,诸症亦轻。嘱暂停西药,中药处方中去桑叶、菊花、丹皮、山栀、半夏、陈皮,加吴萸、生姜,继服。2周后患者由白银来兰州门诊复查,自谓诸症悉平,如常人。拟六味地黄汤加味服之,以善其后。

　　此例患者之诊断,因患者本人拒绝腰穿而未能获得确切依据,但从病史、临床症状来看,可确认颅内炎性病变无疑。①阵发性头痛,伴突发性呕吐,②病始于反复外感样发热,③咳嗽及深吸气时头痛加重,说明颅内压高,④虽在京曾作脑脊液检查(-),因系发病初期,不能排除颅内炎性疾患,⑤以颅内炎性疾患治疗而获效,⑥由头痛之部位和性质及由普通感冒起病判断,后颅窝蛛网膜炎之可能性最大。

阳强不倒治验

1995年（乙亥）之末，兰州市一领导同志患阳强不倒，百医无效，求治于余。其时患者正在某大医院住院治疗，其妻谓2周前患者偶感风寒，微热、头痛、鼻塞、咳嗽，曾经服用感冒药并输注抗生素及葡萄糖盐水之类。因工作忙碌，连日开会，疲劳过度，1周前出现阳强不倒，终夜不眠。曾在市内医院行镇静、冬眠诸法无效，转省级大医院后曾2次阴茎抽血合计约200ml，仍未见效。并向301医院泌尿生殖科电话请教会诊，被谓如再无缓解迹象可进行局部血管再造架桥，必要时派专家专程来兰协助手术。鉴于患者及家属拒绝手术治疗故求助于余。

笔者接诊时，患者1周未眠，疲惫不堪，时见惊恐不安之状。掀被观其下身，见阴茎肿大如丝瓜状，色紫红兼暗，触之痛感剧烈。余对家属曰：此证乃因工作过于繁忙，心理压力太大，致七情失和、阴阳错乱，阴不涵阳，阳强不倒。西医之观点乃过度疲劳及精神压力导致全身植物神经功能紊乱，偏于交感神经亢奋。总之此证之主因、主证在于功能性障碍，有否器质性改变？尚无显著指征，当然两次局部抽血可能已造成局部感染，阴茎之疼痛、色红灼热均提示之。鉴于此目前之治疗应改变环境，解除思想恐惧，在和平宽松之气氛中，以中药慢慢调理以求痊愈，此时此刻万万不可频频采用局部措施，诸如抽血、血管再造之类。盖阳器者乃可大可小之特别器官也，大则如茄如棒，小则如粟如桑，其大其小乃中枢神经、植物神经系统之使然也！精神因素起着至关重要之作用，局部之任何刺激均可增加患者之羞涩、恐惧，精神更趋紧张，阳强更趋不倒。两次局部抽血已使病人惊恐万状，局部并未见效，仅在抽血200ml之当时阴茎似乎稍软，须臾即复大坚如前，由此证明精神压力不除，阳强决无宁日。局部之措施已证明无效，再行进一步之血管再造乃错上加错，诚雪上加霜也。余之观点博得了患者及家属之大力赞同，乃一致决定出院在家由余调治。余贸然宣讲了上述观点,一挨到大家都同意按此意见治疗,自己始觉责任之重大非同一般,已作了过河之卒,只能义无返顾,乃作如下治疗:①中药1剂,水煎服;②菌必治3g加入200ml生理盐水,静滴,一日1次;③甲硝唑250ml静滴,一日1次;④每日在家静卧听听音乐、看看电视,力求环境宽松,心中平和,一日三餐皆清淡饮食。中医辨证处方如下:患者口苦咽干,胸满烦惊,一身尽重,起卧不安,心中懊憹,浑身肿痛,少腹急结,大便干结,小便赤涩,脉沉弦滑数,舌质红、苔黄厚腻。证乃少阳之邪入里化火,热结膀胱,下焦血瘀,阴不涵阳,阳强不倒之证;治宜和解少阳、攻下泻火、镇重潜阳;方宜柴胡龙骨牡蛎加味:柴胡10g、黄芩10g、半夏10g、党参10g、炙甘草10g、大黄6g、枳实10g、白芍15g、丹皮10g、桃仁10g、桂枝10g、茯苓12g、山栀10g、豆豉10g、生龙牡各20g、生铁落200g(先煎)、浮小麦30g、大枣4枚,水煎服。并令其每晚肌注冬眠灵、非那根各25ml。服药仅3剂,治疗仅3天,患者阴茎已完全变软,自觉全身渐渐舒适、情绪亦渐趋安定,家属高兴异常,对余之赞词不绝于口。前方去生铁落、山栀、豆豉,加焦三仙各6g、生大黄3g继服。西药甲硝唑亦停输,每晚睡前之冬眠灵、非那根亦停用,病人能安然入睡。3天后患诸证皆退,下身已如常人,惟色泽尚黑,出现大量脱皮与皱褶,因患者公务繁忙,旋即上班。嘱常服六味地黄丸以善其后。

痛风之治疗

痛风乃血中尿酸之增加超限所致也,尿酸乃蛋白质代谢之终末产物,通常随尿排泄,血清中通常之含量在(2~4)mg%,即每100ml血中含尿酸2~4mg,若换算为当量浓度,则为(150~450)mg%。尿酸之超量经常见于肥胖、营养过胜、缺乏体力锻炼者,此种人即同样是高血压动脉硬化、冠心病、糖尿病、胆道结石等病之好发人群,因此高尿酸症经常与上述疾病相伴而生。尿酸之质量下沉,通常最易沉淀于最下位之骨节滑膜之上,因此最早之发病部位通常是足之大趾及无名趾,次则为踝、膝、髋等处之关节。疼通之主要原因是尿酸沉积于皮下关节腔之骨膜之上,甚则形成结石,刺激神经或导致变态反应而疼痛。痛呈间歇性发作,时隔数日或数月发作一次,每次发作可持续数日,常在过食肥甘或饮酒赴宴之后。除前述疼痛部位之外全身任何关节均可罹患,最后晚期之痛风因肾脏受累而现痛风性肾炎,一部分病例可出现肾功能衰竭。

西医对此病之治疗药物有秋水仙碱,1mg注射,痛著时2小时1次,亦可静脉滴注,直至痛至,可连续应用3~5次。此外丙磺舒、别嘌呤醇、苯磺唑酮、苯溴马龙均可应用。中医对此病之治疗注重辨证施治,盖此病之发生常见于营养过胜而肥胖者。《金匮要略》"夫尊荣人骨弱肌肤盛",因其骨弱而虚,湿热乘虚而至,湿热相合阻滞气机,不通则痛。湿热善于下注,故足趾之疼痛每见先发。中医以湿热下注为辨证之主要框架,首选方剂有四妙散加味、桃兰合剂、身痛逐瘀汤、加味芍药甘草汤。

1.四妙散加味:苍术9g、黄柏9g、羌独活各10g、桑寄生12g、野赤豆15g、晚蚕砂12g、丝瓜络6g、臭梧桐12g、汉防己12g、土茯苓30g、丹参12g、虎杖12g,水煎服,一日1剂。

此方为已故上海龙华医院著名老中医顾伯华教授著名方剂,笔者已应用于临床20余年,治疗痛风患者无数,大多数皆能见效。惟方中之冰球子究属何物?遍查古今典籍未能得到解答,顾老早已谢世,亦无从问津,笔者临床以川草乌各15g,先煎1小时代之疗效似更佳。

2.桃兰合剂:羌独活各15g、防风12g、知母10g、麦冬10g、忍冬藤15g、桃仁10g、泽兰10g、竹茹6g、血竭3g(冲服),水煎服,一日1剂。

此方为先父慎公之经验方,先父乃陇上名医,以善治杂病而闻名秦陇,曾以此方授予,谓此方治足趾疼痛如神,可珍而藏之。近10余年来,余遇痛风之证辄予之,每多获效。

3.身痛逐瘀汤加味:当归10g、川芎6g、桃仁10g、红花3g、没药10g、五灵脂6g、甘草6g、地龙15g、秦艽15g、羌独活各10g、香附6g、川牛膝20g,水煎服,一日1剂。

此方为《医林改错》王清任之方,王氏谓此方治"凡肩痛、臂痛、腰痛、腿疼,或周身疼痛,总名曰痹症……如古方不效可用此方。"笔者以此方长期治疗痛风晚期,除足趾及下肢疼痛外,全身关节泛泛疼痛者,每获良效,伴肾脏损坏之血尿、蛋白尿,亦常见效。

4.加味芍药甘草汤:白芍20g、甘草6g、清风藤15g、海风藤15g、鸡血藤15g、木瓜20g、生苡仁20g、怀牛膝20g、威灵仙15g、当归10g、党参10g、黄芪20g、红花3g、川草乌各15g(先煎1h)、桂枝10g、桑枝20g,水煎服,一日1剂。

此方为余之经验方,40年来遇痛风之引致坐骨神经痛者,用此方恒效,方中之川草乌务必先煎1小时,否则有乌头中毒之虞。

医话部分

皮肌炎漫谈

皮肌炎是皮肤异色性皮肌炎之简称,此病之英文符号为DM,是一种主要累及四肢近端横纹肌,同时形成多样皮肤损害之慢性疾患。其发病原因尚未明确,但医界统一认为此病应属于自身免疫性疾患。本病可发生于任何年龄,女性多于男性,二者之比约2:1。病变通常表现在两方面:①皮肤病变:多样性红斑及结节,结节大小不一,可在数毫米至数厘米之间。②肌病变:四肢之横纹肌变硬,疼痛,自觉无力、疼痛,可有明显之压痛、运动痛,最后出现严重之肌无力,因伴有肌肉疼痛可资与重症肌无力鉴别。全身任何部位之肌肉均可受累,如眼肌、颈肌。前者见眼睑下垂,后者则见颈项偏倾。晚期尚可累及心、肺、肝、肾等重要脏器,消化系统、造血系统亦均可波及,心衰、间质性肺炎、视网膜渗出等亦常出现。此病之检验诊断以下列阳性表现为主:①γ球蛋白增加,②约半数患者可见抗核抗体(ANA)及类风湿因子(RF)阳性,③转氨酶升高。三项检验指标均非特异性指标,亦非绝对性指标,仅提供参考。抗核抗体(ANA)是一切自身免疫性疾患之有诊断价值之指标,尤其对红斑性狼疮(SIE)之诊断价值更大,其阳性率可达约95%,但因此指标在众多病疾中均可为阳性,如各种慢性炎症,所有B细胞免疫功能之缺陷均可出现阳性,因此淡化了此项指标对皮肌炎之诊断意义。皮肌炎之治疗西医恒以激素(肾上腺皮质酮)为首选,免疫抑制剂氨甲蝶呤亦为常用之药。

中医中药对此病之认识总以肺主皮毛,脾主肌肉,风寒之邪自皮毛而入为病机。化火兼湿,皮毛则红肿热痛,肌肉则僵硬、热痛,治宜祛风胜湿,健脾宣肺。笔者常用方药如下。

(1)桂枝芍药知母汤:桂枝10g、白芍10g、甘草6g、知母10g、干姜6g、甘草6g、防风12g、麻黄10g、白术10g、附片6g、生苡仁20g、桃仁10g,水煎服,一日1剂。方出《金匮要略》,用于皮肌炎早期,皮肤红斑,硬肿热痛者。

（2）阳和汤加味：麻黄10g、白芥子10g、鹿角胶10g、生地12g、肉桂3g、姜炭10g、甘草6g、制乳没各6g、公英15g、败酱15g，水煎服，一日1剂。方出《外科全生集》，用于肌肉僵硬、肿痛、发热，肢体无力。

（3）托里透浓汤：黄芪20g、当归10g、白术10g、党参10g、升麻6g、山甲10g、皂刺10g、白芷6g、青皮6g、甘草6g，水煎服，一日1剂。方出《医宗金鉴》，用于皮肤肿、硬、痛反复不愈，已累及内脏，出现眼睑下垂、内脏下垂、颈项倾斜等。

（4）内补黄芪汤加味：党参10g、白术10g、茯苓10g、甘草6g、当归10g、熟地12g、白芍10g、川芎6g、黄芪30g、肉桂3g、麦冬10g、远志6g，水煎服，一日1剂。方出《外科发挥》，用于皮肌炎之晚期，患者出现重症肌无力，乏力，纳呆，卧床不起者。

（5）消风除湿胶囊：此为笔者积40余年之临床体验研制而成，主要成分为川草乌、雷公藤，水煎多次，收汁再煎，浓缩为浸膏状，加元胡、水蛭细粉而成，主治一切结缔组织病，如类风湿性关节炎、红斑性狼疮、硬皮病、皮肌炎、干燥综合征等。0.25g之胶囊，日服3次，每次2粒，饭后服用。

上述方药中消风除湿胶囊可作为常服剂，其余各方应依据患者之临床表现，通过辨证施治选方加减使用之。余40年来治疗此病百余例，大部能取得满意之疗效。

分子生物学漫谈

近年来随着分子生物学之发展,人们对生命科学的认识逐步加深。早在20世纪,恩格斯就说过:"生命是蛋白质存在的形式",这句话的真正含义只有在分子生物学高度发展的现在才能够窥透其真谛。18世纪中期,魏尔啸首倡细胞病理学,认为人体是由无数个细胞组成的"细胞王国",所有疾病都是因为细胞罹患之结果。这一结论经过了100多年的发展与充实,到目前为止,由于分子生物学的长足发展,人们深入到细胞结构中来探讨疾病的始末,使医学科学上升到一个前所未有的水平。

人体细胞由细胞核、细胞浆、细胞器、细胞膜四部分组成。细胞器包括线粒体、内质网、高尔基体。细胞核是细胞的核心所在,是脱氧核糖核酸(DNA)和核糖核酸(RNA)之集中体现,二者直接关系到细胞代谢、活性、生长、分裂、增殖。通常情况下DNA作为载体将相关信息转录给RNA,通过RNA之表述,达到细胞之增生、成长或凋亡。一部分抗肿瘤药物之所以能抑制肿瘤细胞之分裂与增殖,其原因在于药物直接嵌入癌细胞之DNA中,DNA作为模版,其上之小沟是RNA聚合酶之通道,该酶由此通道向RNA表达信息,使RNA之链偶加长,从而达到细胞增长之目的。抗癌药物进入DNA后阻塞其上之小沟,致使DNA聚合酶无法通过小沟向RNA表达信息,RNA则无法延长其链偶,肿瘤细胞则无法得到足够的RNA和DNA,从而使癌细胞无法得到增殖,由此便得到了通常所谓之抗肿瘤作用。DNA和RNA可统称为核酸,虽然前者称之为脱氧核糖核酸,后者称之为核糖核酸,二者之组成序列同属核酸序列。核酸由核苷组成,核苷由碱基和核糖两个部分组成,碱基通常具有嘌呤和嘧啶两种,嘌呤又分有腺嘌呤、鸟嘌呤,嘧啶又分为胞嘧啶、尿嘧啶、胸腺嘧啶等。上述五种碱基通常以A、G、C、U、T五个英文字母代表。核糖又称戊糖,亦有叫五碳糖的,它作为碱基的固定成分,使核酸具有一定的稳定性。核酸之间靠磷酸二酯键之接连,组成了一级、二级、三级脱氧核糖核酸(DNA)和核糖核酸(RNA)之高层次多肽结构,人体内众所周知的高层次多肽核酸如二磷酸腺苷、三磷酸腺苷等均属此类。

核内尚有一些物质可被染色剂着色,这些物质统称为染色体,也叫做染色质。染色质经常是以成对的形式存在,称为二倍体,它的重要性在于决定不同机体之遗传基因,人体的染色体有23对,计46条,其中22对是常染色体,1对是性染色体,男性的一对性染色体中有一条是x染色体,另一条是y染色体;而女性一对则同是x染色体,由此决定了男女性别的不同。染色体的组成基础是DNA。20世纪人们习惯于很多DNA组成一条染色体之观念;但21世纪以来由于先进的凝胶电流技术的应用,人们探明了每条染色体只含一条线性DNA。除DNA外每条染色体中还包含着2倍于所含DNA量之蛋白质。这种蛋白质中的大部分与DNA紧密结合,名曰组蛋白,少部分未曾与DNA结合之蛋白质称为非组蛋白。组蛋白与基因之转录相关;而非组蛋白则在染色质中,参与维护染色质之结构。总之组蛋白与非组蛋白均是染色体中不可缺少的组成部分,它们参与了染色体的全部机能,包括遗传基因表达的转录。20世纪末人们观察到了细胞凋亡之过程,这是一个崭新的概念。此前通常认为细胞之衰亡只有死亡一途,由于电镜荧光镜、琼脂糖凝胶电流技术、流式细胞仪等之应用,人们已完全探明了细胞凋亡的全部过程。细胞死亡是整个细胞包括细胞膜、核、质等组成部分在短时期内完全崩溃,最后面目全非,无形体可言;而细胞凋亡则在细胞膜完整保存的前提下缓慢进行的细胞衰竭。

综观上述分子生物学之认识,中医传统病因学说可与之相吻合也! 中医谓"正气存内,邪不可干","邪之所凑,其气必虚",由此证明了中医之"正虚发病"学说,所谓正虚,乃人体之正气虚损也! 正气则指自体之生理功能, 这种功能之维持依靠现代分子生物学之研究,已证明最基本之变化发生在细胞结构之内,包括基因之突变、细胞之凋亡、脱氧核糖核酸和核糖核酸、嘌呤、嘧啶等之微小变化,中医之正气包括中气、卫气、营气、肾气……对发生于细胞内之微小变化则可以"正气之虚"统而括之,扶正固本对前述之微观改变可辨证治之。中医谓"形于内而诸于外",内部之变化,包括极其微小之分子结构之变化,必然会引起人体自觉和客观之表面改变。凋亡首先表现出凋亡细胞之容积缩小,继而致使凋亡细胞与临界之健康细胞脱离接触,细胞膜起皱,表面泡状突起,胞浆致密,细胞器最初尚无显著改变。细胞核内之变化极为明显,主要是染色体萎缩,并开始裂解,向胞核之边缘集中靠拢,形成半月状,核仁亦开始破损。最后胞膜内陷,将一个细胞分裂成多个外被包膜内含细胞器之小体,称为凋亡小体。凋亡小体在残存期间尚有一定功能,如胞膜之通透功能等,但最后必然被内皮组织吞噬。细胞凋亡之概念证明了中医传统之"阳化气、阴成形","阴阳离绝,精气乃散"之理论是符合凋亡理论的。细胞膜之完整说明阴之尚存,凋亡之过程之开始,说明阳之消逝,形仍在而阳离缺,此阴阳离绝之象也。

几千年来,中医虽然没有条件利用微观手段洞察分子生物学的改变,但是仅依据疾病外在的表现治好了无数病证,从而积累了大量的、非常宝贵的、行之有效的方药和辨证施治之理论。近年来随着中西医结合实验研究的开展,证明了许多中医方剂可明显地提高细胞内端粒酶的功效,增强超氧化物歧化酶之功效,改善NF-KB之功率……已充分说明"祖国医学是一个伟大宝库,应该努力发掘,加以提高。"

食道癌小记

食道癌即食管癌,为最常见恶性肿瘤之一。我国以华北、西北诸省发病率最高,甘肃省则以河西三地区之发病最高。目前食道癌之治疗仍以手术治疗配合放、化疗治疗为首选,但中上段食道癌之手术治疗预后较差、难度较大,基层广大农民患病缺乏手术机会,另外一部分经济条件较差的患者亦缺乏手术和放化疗之机会,因此中医中药对一部分食道癌患者仍然是首选之方法。笔者行医40余年,以中医中药治疗食道癌患者总计近百例之多,所得出之体会是中医中药治疗此病确有一定疗效。个别病例可达到完全治愈。

1997年(丁丑)春,一位来自酒泉的农民患者李某,56岁,男,患食道中段癌,经酒泉地区医院确诊为食道中段鳞癌,因住院费用过高,家中经济困难,故来兰求治于余。患者只求开一中药方剂回家慢慢服用,是死是活别无他求。患者吞咽困难、消瘦、神疲、颜面晦暗,脉沉弦、滑、数,尺脉弱,舌质红,肥大有齿痕,苔黄厚腻。此乃肾水不足,木郁化火,湿热相合于中焦,肝气上逆于胸次,胃气难降,脾气难升。法当滋水涵木,和胃降逆,行气和血。方用六味地黄合启膈散:生地12g、山萸10g、山药10g、丹皮10g、茯苓10g、泽泻10g、桂枝10g、郁金6g、丹参10g、浙贝10g、砂仁6g、干荷叶10g、苏梗10g、半夏6g、厚朴10g、枳实10g、夏枯草15g、破故纸10g、黄连6g、黄芩10g、干姜6g、远志6g、白术10g,水煎服,一日1剂。患者持方而去,余以为此去活期无多,故对其并未多言。时隔1年余,1998年(戊寅)秋,患者来门诊复诊,余见一人手持一方,该方已磨损得面目全非,字迹斑驳。看其人精神好、面色好、言谈流利,大声喊着说:"裴大夫:你老人家救了我一条命!"紧接着称赞之词滔滔不绝。余审视半晌,未认出面前斯人之来历,最后接过处方仔细端详,猛然想起了一年前为其诊病之事,再细看之,依稀中确是那位食道中段癌之患者。患者称一年前诊过病后,拿着那张处方抱着试一试的想法,先抓了几剂,服完后似觉有些舒

125

服,于是像瞎猫逮住个死老鼠,一剂一剂吃下去,服到2月后患者吞咽已无困难,信心益长,家人亦高兴异常,缩衣节食为其筹措药费,最后坚持服药300余剂。今夏,农田丰收,卖粮千余斤,凑了几百元钱来兰,一来感谢大夫救命之恩,二来再作个检查,看病是否彻底痊愈。余为其先作了一般的问诊、触诊,均未见异常,又作吞钡及胃镜亦未见异常,令其拿出一年前在酒泉地区医院之钡餐拍片、胃镜报告,曾确认食管中段癌无误。此例患者之治愈给了我极大之鼓舞,此后每遇食道癌之患者,凡不愿手术治疗或无手术治疗条件者,余皆以上方辨证加减投治,均能取得一定疗效。

考食道癌之中医治疗,因其报告之单方、验方、治疗经验甚多,现抄录笔者曾试用有效者于后以供读者参考。

(1)曾俊山方:黄芪30g、当归15g、白芍20g、丹参10g、制乳没各6g、穿山甲10g、皂角刺10g、破故纸10g、鸡血藤10g、远志6g、夏枯草15g,水煎服,一日1剂。曾俊山为兰州医学院教授,学验俱丰,为人诚朴,有长者之风,2000年(庚辰)曾专程来我室示我此方,谓曾治愈多例食道癌患者,余珍而藏之,并应用于临床,确有大效。

(2)神农丸与将军散:①神农丸:马钱子粉10g、甘草2g、糯米3g共为丸,黄豆大小,每粒重约0.25g,每晚服6~12粒,温开水冲服。②将军散:硇砂6g、朱砂6g、硼砂6g、砂仁15g、青黛6g、水蛭6g、黑白二丑各9g、人参15g、蜈蚣10条、蛤粉30g、柿饼15g、紫菀15g、白糖60g、大黄15g、芒硝15g、甘草6g,共研为末,每日3次,每次5g,温开水饭后冲服。此方为山东中医研究院史兰陵大夫之惯用方药,刊登于《肿瘤之中医治疗》一书(人民卫生出版社1995年版)。神农丸与将军散可配合使用之,前者系马钱子制剂,每日晚睡前仅服1次,因马钱子毒副作用较大,应严格限制剂量,不宜超量。将军散中砂类、虫类占主要成分,毒性不大,故作散剂,每日3次,饭后温开水冲服。

(3)复方旋覆代赭汤:旋覆花9g、生赭石30g、半夏9g、竹茹9g、木香9g、公丁香9g、沉香曲9g、川楝子9g、厚朴9g、当归9g、急性子15g、蜣郎15g、煅牡蛎30g、夏枯草15g、海藻15g、海带15g,水煎服,一日1剂。此方为上海中医学院曾永仲教授经验方,余曾在临床试用,对反胃明显之食管癌有一定疗效。余曾编口诀以增强记忆之：旋覆代赭二金香，竹厚急当煅草蜣。

(4)半陈合剂：半夏6g、陈皮6g、枳壳10g、木香6g、三棱12g、莪术12g、丹参10g、砂仁10g、黄连12g、吴萸10g、大黄7g、厚朴12g、蚤休30g、甘草6g，水煎服，一日1剂。此方为天津中医学院魏文瀚教授经验方，余曾在临床试用有效，故编口绝如下：半对三枳大砂参，厚朴蚤休草左金。

综上所述，中医对食管癌之认识仍局限于噎膈、反胃等证之范畴，病机仍以胃气不降、脾气不升为主要论点，通常应用不离香砂六君、半夏厚朴、四七汤、旋覆代赭汤之类。前述五方是笔者吸收当代经验时方之个人常用方，系在前述理、法、方、药之基础上增加了大量虫类、金属介类、清热泻火类、行气和血类、消肿散结类。除此外笔者尚提出扶正固本仍为不可忽视之大法，《外科正宗》"积之成者，正气之虚也，正气虚而后积成"，故六味、保元，香砂六君之应用孰不可忽视也。

再谈重症肌无力

此病在临床并非少见，西医西药之治疗除用激素近期有效外，从无治本之药。中医中药则蕴藏着巨大潜力。在临床上首先必须将重症肌无力与神经根炎严格区分开来才能分别辨证施治。二病因同具一侧或单肢之无力或轻瘫、功能障碍，故在临床上最易混淆，但中医辨证却迥然各异。

重病肌无力系以神经肌肉接头处为主要病变区之自身免疫性疾患，其特点是发病之横纹肌长期疲乏无力，大多不能随意运动，个别病例可见慢性进行性残废，最易首先发病之部位是眼肌、言语相关肌群、吞咽相关肌群、咀嚼、咬合相关肌群等，总之凡头面颈项之肌群无力，功能障碍者首先应考虑到重症肌无力之诊断。肩部肌群及髋部肌群亦常见受累。有时重症肌无力可产生危象，此危象以交感神经紧张性增强为特点，表现出交感神经亢奋之一系列临床表现，如患者瞳孔散大、分泌物(泪液、唾液、痰液)显著减少；另有少数患者之危象特点为副交感神经紧张性增强，以副交感神经亢奋之临床表现为主，如大汗淋漓、肠蠕动增强、分泌物增多、腹痛腹泻、恶心呕吐、瞳孔缩小。神经根炎乃因病毒之感染，侵犯神经根而致病，此病毒多为流感病毒，因此在病史中多可问及反复感冒发烧之病史，鉴于此在相当长之历史时期，人们曾错误地认为此病可能系高烧所致之B族维生素消耗过多最后导致神经根炎。神经根炎之发病部位首在四肢，先见肌肉之疼痛、麻木，继则肌肉萎缩，进而功能障碍，肢体瘫痪。此病临床较为多见；重症肌无力则临床较少见矣！中医对二病之认识曾以痿证、血痹、虚痹等命名，其发病机理总以"气虚不用"、"血不养筋"、"血虚生风"而立论，涉及脏腑以脾、肾、肝、肺四脏为主，盖脾主中气，肺主宗气，肝主筋，肾主骨也。

重症肌无力多属气虚不用之所致，法当补肺健脾、气血双补，方以补中益气汤、八珍汤为首选。病程日久，气损及阳，肺虚及肾(金水相生)者则以八仙长寿丸为主方加味。另有张锡纯之"升陷汤"亦为治疗斯病之有效方药。神经根炎则多属"血不养筋"、"血虚生风"之类，《金匮》风引汤，近贤赵心田氏之桃红四物合三虫，张锡纯氏之"振萎汤"均为治疗斯症之良方。余历40余年之临床经验，认为此二者之中医辨证不可截然分开。重症肌无力之自身免疫改变，属中医之虚证范畴；神经根炎虽系流感病毒引致，一旦形成病变，则病毒之作用已经微乎其微，"邪之所凑，其气必虚。"当初病毒之所以能够侵犯神经根者，虚也。二病统属中医之虚证，虚则补之，补者治本之法也。余谓二者之治疗总不外补中、补肾两端，其余则属治标之加减法。补法治本之方已如前述，治标之加减法现分述之：(1)补益类：菟丝子、枸杞子、肉桂、附片、补骨脂、女贞子、何首乌、鹿角胶、龟板胶、锁阳、大芸；(2)通络类：当归、桃仁、红花、青风藤、海风藤、鸡血藤、川牛膝、桂枝、桑枝；(3)消风类：姜虫、全蝎、蜈蚣、水蛭、羌独活、防风、桑枝、豨莶草、威灵仙。

多发性肝囊肿

　　自从声像学诊断发展以来,肝囊肿之诊断率大大提高,此病一时大量发现,曾经引起人们之普遍关注。20世纪70年代,人们对巨大之肝囊肿曾采取手术治疗,对囊内之积液曾采用经皮肝穿抽液等,结果并不满意。后来人们经过大量实践观察,一直认为此病属于先天性疾患,大多终生存在而并不影响患者之工作与生活。只有在下列三种情况下肝囊肿才会发展、增大、恶化:①劳累(超越自身可能耐受之劳累),②激动与生气:俗称大怒伤肝,③不适当之饮食,尤其是饮酒对肝囊肿之加重是无可非议的。上述三种情况是肝囊肿增大、发展之主要原因,因此小型、单发之肝囊肿只宜注意长期清淡饮食、严禁饮酒、切忌生气忿怒、切勿劳累等诸方面,则可终身无恙。较大之囊肿局部可以穿刺介入。多发性肝囊肿密集存在,致使肝组织受压、黄疸、门脉高压、腹水者亦不乏人,此种肝囊肿则宜住院治疗。余曾连续在门诊接诊两例严重之多发性肝囊肿患者。1995年（乙亥）秋,患者丁某,男,38岁,腹满大如抱瓮,肝下缘已达盆腔之内,然患者尚能行动、生活若常人,经CT、B超确诊为多发性肝囊肿。余拟一方:柴胡10g、枳实10g、白芍20g、川芎6g、香附6g、甘草6g、大黄10g、黄芩10g、黄连3g、丹参10g、木香6g、草蔻6g、元胡10g、川楝子10g、制乳没各6g、川椒6g、干姜6g,水煎服,一日1剂。服10剂,患者肝脏明显缩小,腹胀亦较前明显减轻。丁某系甘肃武山籍农民,因家境贫寒,无钱作进一步检查,自谓精神佳、食欲佳,只求在上方之基础上再予加减。前方去元胡、川楝子、川椒、干姜,加半夏6g、三棱10g、莪术10g、海藻10g、昆布10g,水煎服,一日1剂。半年后患者来兰复诊,精神好、体力好,自谓腹中之巨块已大大缩小,经查原来大入盆腔之肝脏已缩回至右肋下3cm。建议进行B超、CT等声像学检查,因患者经济困难,拒绝作罢。予前方中减大黄至6g,嘱再服之。同年冬又一例患者李某,女,42岁,黄疸、肝大、腹水,曾在半年前以小肝癌之诊断甘肃省人民医院行手术切除术,术中取活检诊断肝囊肿,经此次手术后,患者病情恶化,肝脏迅速增大,黄疸加重,腹水出现,故来求于余,收入中西医结合病房后,B超、CT均诊断多发性肝囊肿,肝硬化(失代偿)。余以自制之古圣Ⅱ号胶囊2粒,每日3次,饭后温开水冲服,再以下方:柴胡10g、枳实10g、白芍10g、甘草6g、川芎6g、香附6g、大黄10g、黄芩10g、黄连3g、茵陈20g、山栀10g、白花蛇舌草20g、半枝莲20g、公英15g、败酱20g、大腹皮15g、葫芦皮15g、车前子10g,水煎服,一日1剂。再给静滴高渗糖、维生素、能量、抗生素等。半月后患者腹水消,黄疸退,精神好转,食欲增加,再行B超检查:诊断虽然同前,但腹水(-),肝肿缩小,门脉口径由原来之15mm减至12mm,脾厚由原来之63mm缩至52mm。前述之古圣Ⅱ号系0.25g之胶囊口服剂,其成分由《金匮要略》硝石矾石散之化裁而来,系笔者数十年临床经验之大成,此剂利水效果极佳,功效卓著,临床已应用20余年,尤其治疗肝、肾性浮肿及腹水可谓神效,在陕、甘、青、宁诸省享有盛誉。

通过上述两病例之治疗与观察,说明肝囊肿毕竟属良性病变,其多发者虽然也可侵犯肝脏,压迫门脉、胆管,造成腹水、黄疸,久而久之出现肝硬化,一旦得到合理治疗,则病情可很快好转,既不像肝癌那样短期置人于死地;又不像肝炎后肝硬化那样延绵日久,最终依然置人于非命。肝囊肿无论单发还是多发宜注意食用清淡饮食,切忌油腻太过,更应严格忌酒,同时注意劳逸适度,保持良好心态,如有自觉症状应及时调理,一般预后良好。

坏死性颈淋巴结炎

　　此病近年来临床多见,最易误诊,因其来势凶猛,死亡率极高。近年来,余先后遇到三例,现分述于后。例一系本院职工陈某,女,42岁,以高烧不退,颈部淋巴结肿大、疼痛、破溃,血沉120mm/h,C反应蛋白阳性,周围血象呈三系减少,具出血、贫血症状,颈部活组织检查符合坏死性淋巴结炎, 经中药五味消毒饮加桂枝芍药知母汤、消瘰丸合方;西药抗生素、皮质激素等综合治疗后病情虽有好转,最后合并单核细胞性白血病(M$_5$),病情急剧恶化,经用化疗、中药救治无效而死亡。例二为陇西首阳镇药商之妻刘某,41岁,先系颈部及锁骨上淋巴结肿大如核桃大小各一个,局部红热肿痛,在当地医院治疗2月余未见好转,局部肿块逐渐增大、变硬,最后破溃流出血性黄水,患者来院就诊。收住入院后经活检确诊坏死性淋巴腺炎,时患者低烧(37.5℃~38.2℃),血沉23mm/h,周围血象正常。经用抗生素、中药治疗后,患者局部症状减轻、淋巴结缩小,溃口愈合。中药处方抄录如下:黄芪20g、当归10g、白芍15g、穿山甲10g、皂角刺10g、制乳没各3g、桂枝10g、知母10g、附片6g、干姜10g、白术10g、防风12g、麻黄10g、白芥子10g、鹿角胶10g,水煎服,一日1剂。上药共服20剂,精神好,食欲增,伤口愈合、出院。2年后以高烧不退再次住院。余适外出讲学,归来后方知患者以急性淋巴细胞性白血病合并全身淋巴结坏死之诊断住院,经化疗、支持抢救无效而死亡。另一例系武山县马力乡农民鲍某之女,9岁,因高烧不退,颈部及全身淋巴结肿大,坏死,疼痛,经骨穿诊断恶性淋巴瘤 (非霍),以COPP化疗方案治疗病情曾有所好转,但颈部淋巴及口腔淋巴之坏死溃烂始终不愈,经取淋巴活检,确诊坏死性淋巴腺炎。除西药消炎、化疗、支持外,采用中药下方:麻黄10g、白芥子10g、鹿角胶10g(烊化)、肉桂3g、熟地12g、黄芪30g、当归10g、穿山甲10g、制乳没各6g、皂角刺10g、白花蛇舌草20g、半枝莲20g,水煎服,一日1剂,口腔之溃疡以冰硼散加炼蜂蜜外涂。20剂后局部淋巴结收口,溃烂转愈。此例成活达3年余,后因反复发作,经济困难,不能及时救治而病死于家中。

坏死性淋巴腺炎为近年来发现并命名之一种新型疾病,属自身免疫性疾病类。此病之半数以上可与恶性淋巴瘤、白血病等合并。本组三例患者中两例合并白血病,一例合并恶淋。最终均虽不能救治而死亡,但笔者通过临床用药,体会到:①中药对此病之缓解有效,阳和汤、托里透浓散、五味消毒饮对坏死之组织局部有效;桂枝芍药知母汤对发烧及缓解整体病情有一定作用。②抗生素之应用亦十分重要,控制厌氧菌宜用甲硝唑、替哨唑。③化疗之作用似不明显,虽然合并M_5、L_2、HD,化疗之疗效亦不明显。

心律不齐漫谈

心律不齐可出现各种心脏疾患,如风心、冠心、高心、肺心、甲亢心、脚气心、贫血心等。心脏器质性病变皆可导致心律不齐;非器质性病变有时也可引起心律不齐,因此心律不齐是一组很常见的临床症状。常见的心律不齐有各类期前收缩,窦性过缓、过速,室上性心动过速,窦性心动过速,心房纤颤,心房扑动,室颤,室扑,传导阻滞等,最常见的心律不齐则是各类期前收缩及窦性过速、窦性过缓,此三种心律不齐较之其他心律不齐症状较轻,大体是胸闷、心慌、气短,中医则称之为"脉结代,心动悸",可以中药治疗。余积40余年经验,治疗心律不齐,常以下列方剂加减治疗。

(1)炙甘草汤加味:党参10g、桂枝10g、阿胶10g(烊化)、麦冬20g、生地20g、火麻仁20g(打)、生姜6g、大枣4枚、丹参30g、苦参30g,水煎服,一日1剂。此方出自《伤寒论》,原方谓:"伤寒,脉结代,心动悸,炙甘草汤为之。"缓而中止谓结,数而中止谓促,止有定数谓代,说明此方之主治包含着多源性期前收缩、二联律、三联律、房室逸波等。笔者在此方中加入丹参30g、苦参30g,将原有之生地、麦冬均加量至20g,临床疗效猛增,可胜过诸多西药如脉律平、异搏定、心得安等。

(2)转律汤:大枣4枚、炒枣仁20g、丹参20g、北沙参20g、党参20g、琥珀3g(冲服)、车前子10g,水煎服,一日1剂。此方为先父裴慎先生之常用方,组方简炼,药效卓著。先父谓方中之三参补气宁心实全方之重点耳,炒枣仁、琥珀皆安神镇忡之品乃辅药也。余曾临床屡试之,均具疗效,有时与前述之炙甘草汤合方则更具疗效。

(3)过早搏动汤:黄芪30g、当归10g、党参10g、麦冬10g、五味子6g、丹参20g、枳壳10g、桔梗20g、川楝子20g、苦参30g、赤芍20g、川芎10g、红花6g、降香10g,水煎服,一日1剂。此方为余自拟之经验方,适合于冠心病血压不高者,患者具胸闷、气短、心悸等症状,或合并频发性室性早搏者最效。

（4）半蒌香草汤：半夏6g、瓜蒌10g、香附6g、夏枯草12g、陈皮6g、桂枝10g、赤芍20g、郁金6g、茶树根60g，水煎服，一日1剂。此方为已故上海名老中医黄文东教授之经验方，黄老为近代中医大家丁甘仁先生之高足，善心脑血管病而享誉沪上，曾任上海中医学院院长。方中之茶树根为黄老之首创。余对上方亦辄用之，主要用于高心病之心律不齐，茶树根有镇静、利尿、降压、强心之作用，堪称方中之主药。

上述四方可根据临床辨证，合之可、分之可、取其中可用之药另作组方亦可，数十年来用于各类心律不齐，每能得心应手。

余之经验是前述诸方中之丹参、苦参、生地、麦冬四味宜大剂予之，量在20~40g最佳，茶树根之量则宜20~100g，适于血压偏高之冠心病。另有常山、元胡二味，近人多用以治疗心律不齐，用量8~15g。近读《中医杂志》，在苦参一药之讨论中有数十家学者争相撰稿，异口同声谓苦参之调整心律之卓越疗效。安徽中医学院汤一鹏先生之苦地汤含苦参、生地各50g；中国医科大学王叔君教授谓苦参、桂枝、仙灵脾三药非但能治疗心律不齐，亦是治疗心肌炎、心包炎之上品；无锡市煤矿医院夏建德医师之五参汤，内含北沙、南沙、党参、丹参、桂枝、生龙牡、柏子仁、酸枣仁等味，谓治疗各类心律不齐疗效显著；上海市马陆医院越茂清医师之苦参复脉汤，内含苦参、丹参、玄参、桂枝、麦冬等味；连云港红会医院陈乃青医师用丹参、苦参二味药获效。

综上所述，笔者以炙甘草汤、生麦散、苦参等五参、大剂之生地、麦冬、苦参、丹参、常山、元胡、茶树根等药为主对心律不齐之治方作如下总结，供读者临床参考。

（1）基本方：桂枝10g、党参10g、阿胶10g(烊化)、生地20g、丹参30g、苦参30g、麦冬20g、常山15g、炙甘草20g、生姜4g、大枣4枚，水煎服，一日1剂。

（2）加减法：冠心病加赤芍10g、川芎10g、红花10g、降香10g、汉三七3g(分冲)；高血压加怀牛膝60g、生龙牡各20g、生赭石15g、生白芍15g、生龟板15g、山药10g、黄柏6g；风心病加茯苓12g、白术10g、附片6g、干姜6g；肺心病加麻黄10g、杏仁10g、生石膏30g；胸痛甚者加瓜蒌

10g、薤白10g、半夏6g、水蛭10g(分冲);气短甚者加五味子3g;心悸甚者加生龙牡各15g、炒枣仁20g、柏子仁20g;夜寐差者加合欢皮30g、夜交藤30g。

再谈慢性肾炎

慢性肾炎是多发病、常见病,好发于儿童和青少年,男女发病无显著差异。大部分慢性肾炎系急性肾炎延治、误治之直接后果,少部分病例可无急性病史。此病之全名应称做慢性肾小球性肾炎,盖其病理变化乃肾小球血管基底膜上有抗原抗体复合物之沉积也。慢性肾炎之分类分型半个世纪以来几经变迁,先是分为高血压型、肾病型、混合型;后则肾病型中之血压不高、高度浮肿、三脂高、血钙低者称之为肾病综合征;继则将尿中仅有少许潜血,未见常规蛋白或24小时尿中β_2微球蛋白仅见少量增加者称之局灶型肾炎 (或慢性肾炎微小病变型)。总之随着医学科学之发展,人们对慢性肾炎之认识在逐渐增加,分类分型也逐步增加着新的认识。近年来"急进性肾炎"发病逐年增加,肾功能衰竭患者亦逐年增加,人们对慢性肾炎的认识又在发生着根本的变化,自身免疫性之病理改变对各型肾炎的发病都是至关重要的因素, 这里正酝酿着治疗肾炎理念的根本转化,毫无疑义, 这将有利于人们攻克这个长久以来困扰人们健康的难点。

中医中药对慢性肾炎的认识和方药都包含在"水肿"、"痰饮"、"水气"等病之相关论述中,笔者认为张景岳之论述集《内经》、《金匮要略》及古代圣贤之大成,对临床治疗慢性肾炎有重大参考价值。张氏谓"水为至阴,其本在肾;水化为气,其标在肺;水唯畏土,其治在脾。"张氏认为治疗水肿之关键是健脾利水,五苓散、五皮饮、实脾饮、苓桂术甘、真武汤、附子汤等利水之关键是健脾。阳虚水泛之实质虽是肾阳虚损,然肾阳赖脾阳以温之,方能阳旺而水弗泛! 故此脾阳与肾阳真可谓形影之相伴矣!中医学说中之"脾肾阳虚"斯之谓也。笔者积多年经验,慢性肾炎水肿患者其浮肿而兼头晕、腰酸腿困、形寒肢冷、自汗等肾阳虚证之同时,亦多兼见颜面黄胖,食欲不振,体乏无力,少气懒言,腹满便溏等脾阳虚之临床表现,说明脾肾阳虚之证确系慢性肾炎之常见证型,故而五皮、五苓诸方之用于慢性肾炎实为实践中之宝贵产物。

笔者治疗慢性肾炎通常施用以下五法,试分述之。

一、益气健脾

前述之水惟畏土是其一也,脾主水谷之运化是其二也,古人云:"胃以燥而纳物,脾以湿而运化。"脾气充盛则水谷之气通达四末,此所谓"脾气居于中而布于四方"也。笔者常用之方除前述之五苓、五皮、苓桂术甘外,最常用而对慢性肾炎确有疗效者为巴山四君汤:炙枇杷叶20g、山药10g、黄精20g、菟丝子10g、芡实20g、金樱子20g、女贞子20g、旱莲草20g、党参10g、白术10g、茯苓12g、甘草6g,水煎服,一日1剂。

二、温阳化水

前述之水为至阴,其本在肾,是其一也,肾阳不足则水泛矣!是乃阳虚为将泛之水也;古有"益火之源,以消阴翳",是其二也,基于此,桂附八味、济生肾气、真武诸方皆为治水之方。笔者之经验系补肾利水应在患者水肿明显,血清蛋白偏低而尿中蛋白持久不消者。常用方药为复方肾气汤:生地12g、山萸10g、山药10g、丹皮10g、茯苓12g、泽泻10g、桂枝10g、附片6g、怀牛膝30g、车前子10g、苏梗20g、蝉衣10g、益母草20g、阿胶10g、血余炭10g,水煎服,一日1剂。

三、活血化瘀

病久则入络,络脉瘀阻则水道不通,水泛溢于肌肤矣!故此活血化瘀实治疗水肿之常法耳。山西省中医研究所之"益肾汤"集活血化瘀与清热解毒于一炉,余于临床用之辄效,该方适用于慢性肾炎反复发作,经久不愈者,水肿明显者更为有效。益肾汤加味:当归10g、赤芍10g、川芎6g、桃仁10g、红花6g、益母草10g、丹参10g、银花20g、连翘15g、板蓝根20g、丹皮10g、苏梗10g、蝉衣6g,水煎服,一日1剂。

四、高原导水

肺为水之上源,盖"饮入于胃,游溢津气,上输于脾,脾气散津,上归于肺,肺气通调,下输膀胱"也。肺气不宣则肾气不降,因而宣通肺气是通降肾气以利水之又一常法。这一常法因行之有效而被历代医家所重,有人称之曰高原导水法,亦有人称之曰提壶揭盖法,更由此升华出:"开鬼门、洁净府","肺肾同源","金水相生"等诸多理论与说教。笔者宗此法所用之方药有越婢汤、麻杏石甘汤、麻黄附子细辛汤等。加味越婢汤:麻黄10g、生石膏30g、杏仁10g、甘草6g、细辛3g、附片6g、大腹皮20g、葫芦皮20g、车前子10g,水煎服,一日1剂。此方适于兼见外感之急慢性肾炎患者,或肺水肿、心衰等。

五、清热利水

中医谓"火性上炎"、"水性下注",湿与热合则火不能上炎,水不能下注,经常滞留于膀胱,此所谓:"湿热结于膀胱,气不化则隆闭而水肿也",用西医观点看,此为慢性肾炎合并感染或急性泌尿系感染合并水肿也。遇此余辄用龙胆泻肝汤辄效。复方龙胆泻肝汤:龙胆草10g、山栀10g、柴胡10g、黄芩10g、滑石12g、木通6g、甘草6g、生地12g、当归10g、茯苓12g、泽泻10g、车前子10g、金钱草20g、虎杖15g、半枝莲15g、银花15g、连翘15g,水煎服,一日1剂。

上述五个方面基本概括慢性肾炎之方方面面,但依据慢性肾炎之临床辨证,还可因人因证有如下加减法。

1.水肿明显者无论寒热虚实,均可加用五苓散、五皮饮、大腹皮、葫芦皮、车前子。

2.高血压者可用镇肝熄风汤、建瓴汤、杞菊地黄、真武汤等酌情加减之。

3.蛋白尿可以加用苏梗、蝉衣、芡实、金樱子、鱼腥草、西河柳、益母草、何首乌、当归、黄芪、白蒺藜、白茅根。

4.血尿可以加用阿胶、血余炭、生地、当归、山栀、丹皮、丹参、大小蓟、白茅根。

5.肾功能衰竭(尿素氮高于常值)可以用石苇、水蛭、汉三七等。

6.合并胃脘疼痛者加丹参、木香、草蔻。

综上所述,慢性肾炎之中医治法虽然丰富多彩,疗效尚可,但当慢性肾炎患者因感冒、感染而发烧时,则尚需配合西药青霉素静滴,此药系诸多抗生素中对肾脏毒性最小者。

急性格林—巴利综合征

2000年(庚辰)秋,患者男,11岁,甘肃武山人,曾患乙肝,后发展为肝硬化伴腹水、脾大,经住院治疗腹水消失,脾脏回缩至正常,连续服用中药半年,患儿食欲增加,精神好,面色好,一般情况若常人。1年后,某日忽见患儿下肢行动困难,不能步履,旋即四肢瘫痪,颜面肌肉时有抽动,表情异常。患儿来兰就诊时,此病已发生2个月,临床表现同前,神经反射浅、深均消失,腰穿脑脊液中蛋白增高,细胞缺如。诊断:格林—巴利综合征(GBs)。入院后经用激素、维生素、免疫制剂等未见疗效。遂服用中药,复方马钱子汤:当归10g、黄芪30g、川芎6g、赤芍15g、生地12g、桃仁10g、红花6g、姜蚕6g、全蝎6g、蜈蚣1条、侧柏叶10g、木瓜20g、伸筋草20g、秦艽15g、川断10g、怀牛膝10g、马钱子1个(油炸),水煎服,一日1剂。上药服用10剂,患儿已能下地活动,步履虽有异态,但已能独自步行,无须他人帮扶。出院后继续服用上药,2月后来兰复查,诸症皆愈,患儿健康若常人。

格林—巴利综合征是脱髓鞘性急性神经根炎。该病在世界各地均有发病,常见于儿童和青少年。1982年我国城市人口中之发病率约为万分之一。本病之发病原因有感染、免疫两大方面。上述患儿原为乙型慢活肝,后至肝硬化失代偿,虽然住院治疗,肝硬化好转,乙型肝炎亦处在小三阳、低比数、病毒无复制阶段,然而感染乙肝病毒之因素尚存;经肝硬化之过程后患儿免疫功能低下,形成了发病之免疫因素。鉴于此本例患者之发病与当前国际公认之本病发病原因完全符合。

此例患者系在西医治疗无效情况下采取了中医中药之治疗方法,最后取得了完全治愈。中医古籍对本病并无明确记载,总体应属于风证范畴,所谓"中风"、"风痹"、"萎枯"、"偏枯"等均属此类。笔者以"治风先活血,血活风自灭"之立论,投以桃红四物汤,再以姜虫、全蝎、蜈蚣等驱风药辅之;秦艽、川断、伸筋草、牛膝、木瓜等驱风胜湿药佐之,取得了显著疗效。

本病之治疗,西医目前尚无常法可循,亦无常药可取。余以中药偶尔取效,故记之,以期医界同仁临床借鉴。

小儿高烧之治疗

    小儿高烧,最常见之临床病种。余积数十年经验,以为中医治疗此证较西医似更便捷,有一定可取之处。西医之抗生素确系治疗斯证之良药,盖小儿发烧大多系上呼吸道之感染。扁桃腺炎、咽喉炎、急性支气管炎、肺炎、中耳炎、鼻炎、结膜炎、头颈部淋巴腺炎、腮腺炎等皆因细菌及病毒之感染而发烧也,抗生素之临床应用实为治疗斯证开辟了划时代之新纪元。然而道高一尺,魔高一丈,笔者犹忆20世纪40年代,青霉素初用于临床一线,其时小儿之高烧不论何病1万~2万单位肌注,1~3次恒可见效。后来有效剂量越来越增,近年增至数百万单位仍不能达到退烧效果,于是人们在抗菌新药领域不断进取,半年世纪以来,陆续出现了大环内酯、氨基糖甙、头孢类、喹诺酮类等品种繁多之抗菌药物。近年来细菌及病原微生物体内产生了一种特殊之多肽,名曰内酰胺酶,此酶专门对抗各种抗菌药物,使其失去抗菌作用,尤其对青霉素及头孢等众多抗生素之对抗更为明显。鉴于此人们又在上述抗生素中研加舒巴坦、克拉维酸等内酰胺酶抑制剂以期提高药物之疗效。这样一来药物造价相对增长,广大工农群众及低工薪阶层不堪重负,小儿发烧之治疗因而经常遇到久治不愈或药费太高不堪再用西药者。

    笔者积40余年之临床经验,认为中药治疗小儿高烧具有效、价廉、方便等特点,适合广大农村、厂矿、基层患儿,其疗效有时较西医西药为上,当然对一些特殊大病如自身免疫性疾患、血液病、重症小儿肺部感染、急性风湿热等自当别论。

    笔者认为常见之小儿发烧,十之八九多源于上呼吸道感染。中医对此有风寒、风热之别,寒者自可化热,热者尚可化寒,二者则均可夹湿,通常夹湿之后则病程绵长、经久不去,此所谓"湿性黏滞,不易速去"也。风寒之证与现代医学所谓之病毒性感冒类同,起病之初即见鼻塞、流涕、咳嗽、喷嚏,旋即发烧,此种发烧通常以抗生素,如青霉素、喹诺酮类均无效，三代头孢如头孢它定、头孢曲松、头孢哌酮等尚有退烧作用。中医以麻黄汤、大青龙汤、麻杏石甘汤加大青叶、板蓝根、苦参、马齿苋等通常见效甚速。风热之证与现代医学之扁桃腺炎、鼻窦炎、支气管肺炎等大同，通常抗生素有效，但因为扁桃腺之肿大常需长期治疗，一旦烧退而停药，则又可复发。尤其再次上感，烧必发之，抗生素则愈用愈差，最后患儿产生抗药性，则退烧困难。中医中药通常采用桑菊饮、银翘散、五味消毒饮、白虎汤、竹叶石膏汤；扁桃腺明显肿大者可加用元参、贝母、牡蛎、三棱、莪术；鼻炎或鼻窦炎者可加用苍耳子、辛荑、川芎、白芷、细辛、防风、羌独活；支气管肺炎尚可加桑白皮、地骨皮、葶苈子、大枣。病情日久不愈以西医观点看多系风湿热之类，中医则认为此乃风热之邪与湿相合，方用九味羌活汤、荆防败毒散、青蒿鳖甲汤等。

谈谈关节疼痛

关节疼痛是最常见之临床证候。笔者之门诊就诊患者中约1/10属关节疼痛之患者。中医对关节疼痛之诊治由来已久,积数千年之经验,积累了数以千计之医疗单方,临床用之有效者亦不下数百个。但现代医学对关节疾患之认识,通过近百年来之不断深化(采用各种声像检查、生化检验、免病检测等)使之达到了高层次、高水平之境界,这种认识是传统中医所不能比拟的。笔者在临床上提出的"西医诊断、中医辨证、中药为主、西药为辅"的十六字方针中注重西医诊断,就是取西医之长而补中医之短。现就关节疾患之鉴别,借用西医之病名和临床症状总结作一漫谈,以期对广大中医大夫在治疗关节疼痛时有所裨益。

关节疾患通常有风湿性关节炎、类风湿性关节炎、强直性关节炎、骨关节炎、痛风性关节炎、狼疮性关节炎、损伤性关节炎、结核性关节炎等,现以几个常见关节症状为要点,谈谈笔者对上述关节病之认识,以期准确鉴别关节病、治疗关节病。

一、晨僵

晨僵是指晨起时患者之关节强直, 行动有不同程度之困难,经起床活动,很快即恢复正常。有此现象常提示该患者之关节痛属自身免疫性关节病,此类病之最多见者如风湿性关节炎、类风性关节炎、强直性脊柱炎(血清阴性型关节病)、狼疮性关节炎、系统性硬化症。骨关节炎通常不出现晨僵;痛风性关节炎、结核性关节炎通常亦少见晨僵。凡有晨僵者西医用激素及免疫抑制剂甲氨蝶呤、环磷酰胺等有立竿见影之效。中医中药则可以桂枝芍药知母汤合麻杏苡仁甘汤加味治疗,方中之附子可改用川草乌各15g(先煎1小时)。

二、疼痛与活动之关系

145

活动后痛减则提示自身免疫性关节炎，如类风湿性关节炎、风湿性关节炎、强直性脊柱炎、狼疮性关节炎等；活动后痛不减且增，则提示骨关节炎、创伤性关节炎、机械性关节病(椎间盘脱出)；活动后疼痛增加最著者为创伤或机械性关节病，其程度远较骨关节炎重。

三、关节病与年龄、性别之关系

风湿性关节炎常见于男女青少年；强直性脊柱炎则常见于男性青少年；系统性红斑狼疮性关节炎多见于女性青少年；瑞特综合征则常见于男性青少年。骨关节炎则是中老年妇女之常见病，此不属于自身免疫范畴，因而临床诊断尚无特殊检验指标。此病之全称应称之为退行性骨关节炎，其病因系中老年人代谢和内分泌功能紊乱。肾上腺、甲状旁腺之功能随着性腺功能之减退呈现出相对性之偏亢，形体上则出现向心性肥胖、骨质脱钙、血钙偏高等，于是则现出骨关节之病变。此病变之X光片见：①关节腔狭窄，②骨质脱钙，③骨垢线钙化增强。上述情况以中老年妇女尤为突出。中老年男性亦有发生，但毕竟相对较少。痛风性关节炎最常见于中老年男性，而青中年女性却很少发生此病，女性在育龄期雌性激素水平分泌旺盛，雌性激素能促进尿酸之排泄，因而育龄期妇女很少见到痛风。

四、关节病与发生部位之关系

最易累及脊柱关节之关节病为强直性脊柱炎，此种脊柱炎又名血清阴性脊柱病，盖其抗风湿因子(抗"O")、类风湿因子(RF)均为阴性。此病除侵犯脊柱关节外，尚可侵犯骶髂关节。因为骶髂关节是不活动关节，相对固定，其疼痛仅系困重感或不舒感，故而不能引起患者之注意，其实骶髂关节之损害常贯穿于强直性脊柱炎之始终。笔者在临床除对此类患者拍X光脊柱正侧片外，还必须拍骶髂片。只有骶髂片阳性与血清学之阴性相结合才能确诊此病。

类风湿性关节炎最先累及腕关节及近端指关节；而骨关节炎则累及远端指关节。类风湿性关节炎因首见累及腕、近端二节指关节，人们通常把此三关节叫做"类风湿性关节炎之靶关节"。骨关节炎所累之末端指关节,其背面皮肤尚可出现结节样改变。

肘关节及肩关节之病变若系单侧,经常属肩周炎或网球肘,若系双侧则可多考虑风湿或类风湿。膝、髁、趾之病变关系双侧则亦应考虑风湿或类风湿,中老年女性则应考虑骨关节炎。仅髁、趾关节则考虑痛风。

除此之外尚有全身性关节和肌腱、肌肉疼痛者,通常实验室检查阴性,应考虑纤维织炎。此病常见于中老年女性。和纤维织炎大体相同,二者在症状上不易鉴别者尚有风湿性多肌痛,此病经常见于青年女性,抗风湿因子"O"经常阳性,心肌酶谱亦多属阳性。

通过上述四方面之认识,对关节疾患之诊断应有正确的理解,在门诊接诊时可令患者引起必要的重视。风湿性关节炎、风湿性多肌痛最终可引起风湿性心脏病;类风湿性关节炎最终引起关节变形、活动障碍、免疫功能崩溃,从而合并诸多疾患,最后不仅丧失生活自理能力,尚可危及生命。强直性脊柱炎主要是影响劳动力。骨关节炎、痛风性关节炎属老年性改变,病程绵长,后者最后可导致肾功能衰竭而引起死亡。

自身免疫性(风湿、类风湿、狼疮)骨关节疾患之治疗以激素为首选,强直性脊柱炎、退行性骨关节炎通常使用非甾体清热止痛药,如消炎痛、芬必得、布洛芬、安芬待因、尼氧灭酸等均能产生一定之去痛效果,但无根治作用。中医中药治疗此病方法较多,综合疗效较好。笔者之经验如下:免疫相关之关节痛以桂枝芍药知母汤为首选方,桑枝汤为次选方。前者属温阳通络而止痛,后者乃清热通络而止痛;前者之主证恶寒而冷痛,后者之主证恶热而灼痛。①桂枝芍药知母汤加味:桂枝10g、白芍10g、甘草6g、知母10g、干姜6g、甘草6g、防风12g、麻黄10g、白术10g、川草乌各15g(先煎1小时),水煎服,一日1剂。②桑枝汤加味:桑枝20g、豨莶草20g、威灵仙10g、羌独活各20g、防己10g、清风藤15g、海风藤15g、鸡血藤15g、秦艽10g、马钱子1个(油炸),水煎服,一日1剂。两方之加减法:痛著加细辛20g(先煎1小时);发烧加生石膏30g;关节肿胀加萆薢20g、鸡血藤20g、车前子20g;怕冷加麻黄10g、细辛6g、附片6g。

骨关节炎与强直性脊柱炎以桃红四物汤合活络效灵丹为首选，桃红络通汤加味：当归10g、川芎6g、赤芍10g、生地12g、桃仁10g、红花6g、丹参10g、制乳没各6g、汉三七3g(分冲)、川草乌各15g(先煎1小时)、细辛20g(先煎1小时)、金毛狗脊20g，水煎服，一日1剂。腰痛明显加杜仲15g、川断10g、川牛膝15g、桑寄生25g、生苡仁20g；合并坐骨神经痛者加马钱子1个(油炸)、清风藤15g、海风藤15g、鸡血藤15g、白芍15g、甘草6g；骨质脱钙者加煅瓦楞20g、生龙牡各15g、乌贼骨5g。关节疼痛无论自身免疫相关还是不相关者均可局部以药渣热敷；同时尚可采用针灸、按摩、刮痧等。

痛风性关节炎笔者通常采用一方随证加减进退，颇见功效，现录于下，供同道参考。痛风去痛汤加味：苍术6g、黄柏6g、羌独活15g、桑寄生15g、赤小豆20g、晚蚕砂10g、木瓜30g、臭梧桐20g、汉防己10g、土茯苓12g、丹参10g、虎杖20g、防风12g、知母20g、忍冬藤15g、桃仁10g、泽兰10g、竹茹6g、血竭3g(分冲)，水煎服，一日1剂。

狼疮性关节炎之治疗应结合全身疾患综合辨证，如果肝肾功能尚无严重损害，可用下方：狼疮关节汤：淫羊霍10g、鸡血藤20g、菟丝子10g、白芍10g、川草乌各15g(先煎1小时)、阿胶10g(烊化)、干姜10g、生地12g、元参10g、麦冬10g、川断10g、草薢15g、桂枝10g、知母20g、麻黄10g、生石膏20g，水煎服，一日1剂。全身浮肿加大腹皮20g、葫芦皮15g、车前子10g；血压高者加怀牛膝30g、生龙牡各15g、生龟板15g、生白芍15g、生赭石15g、生地12g；发烧者加生石膏30g、知母20g、青蒿15g、鳖甲15g、生地12g、丹皮6g；肝功损坏者加丹参30g、黄芪30g、当归10g、白芍15g、秦艽10g、板蓝根15g；肾功损坏者加水蛭10g(分冲)、大黄10g(后下)、附片6g、牡蛎粉30g、乌贼骨粉20g。

谈 谈 细 辛

近代药理学研究细辛有镇痛、消炎、止咳、平喘、强心、局麻、止痉等作用。总起来其作用可归纳为四个方面：①解热镇痛，②抑菌消炎，③止咳平喘，④强心增率。细辛之有效成分是甲基丁香酚，有毒成分是黄樟醚，后者挥发性强，长时间煎煮则尽去其毒，黄樟醚挥发而去。我国之细辛目前有31个品种，4个变种和1个变型。最正宗之品种为北细辛，含甲基丁香酚之量在40%左右；南细辛亦可用，但甲基丁香酚之量远逊于北细辛。北细辛为马兜铃科植物北细辛之全草，以多根、色黄、叶绿、气浓、味麻辣者为正品。主产于东北诸省，陕西、甘肃亦有出产，但质量较东北各省出品为次。

笔者行医40余年临床最善用细辛，首先用于风湿性或类风湿性关节炎之关节疼痛，细辛有立竿见影之效。其量通常在20~30g左右，务必先煎1小时，如与川草乌各15g相佐(亦先煎1小时)则疗效更趋满意。此种用法余常以桂枝芍药知母汤作为基础方，细辛、川草乌入之。余谓止痛之功效胜过非甾体解热镇痛药布洛芬、芬必得、消炎痛、炎痛喜康等，远期疗效更无法伦比，盖细辛之效乃标本兼而有之也。余用细辛之第二类病乃慢心律也，此以病窦综合征为最有效。此病乃窦房结之兴奋性障碍，部分失去上下传导之功能，心律遂在30~50次/min，有时兴奋性释放，则心律可达150次/min以上，故此病又名快慢综合征。虽有快有慢，但病窦综合征总以心律之缓慢为主要特点，因而细辛之应用确能药中病的。治斯证细辛之用量3~6g，经常与麻黄10g、附子6g相配，实麻黄附子细辛汤也。再以桃红四物作基础，加丹参30g、苦参30g、生地20g、麦冬20g，则组成治疗病窦综合征之专方，数十年来余用于此证恒有效焉。心律调整至正常后，胸闷、心悸、气短之证旋即自解。细辛之通窍作用是他药所不能伦比的，此作用可用于慢性鼻窦炎之头痛，亦可用于脑动脉硬化之头痛。笔者通常以细辛3~6g与川芎调茶散、九味羌独汤、选奇汤兼用，可收到桴鼓之效。有人报告用细辛治疗阳痿,笔者曾在桂附八味中加细辛6g,治疗多人有效:老年人经常怕冷,阳气不足,重用细辛,可使阳虚证状缓解,感冒之次数亦明显减少。

相传三国时著名外科专家华佗,曾用细辛配制成麻沸汤为病人施行剖腹手术。近代有人用20%~50%之细辛水浸剂行阻断麻醉、浸润麻醉、表面麻醉均有效。又用3%的细辛挥发油制成注射剂,进行五官科及眼科局麻、阻断麻效果显著。细辛之名源于其根极细,其味极辛,故曰细辛也。

从阿司匹林的作用看麻黄、桂枝汤

阿司匹林是一个古老的解热镇痛药,具有发汗解表、清热镇痛等作用,与中药麻黄汤、桂枝汤之作用基本大同。近年来西医对阿司匹林的认识逐渐加深,出现许多以实验研究为基础的新观点。首先认识到阿司匹林之所以能够清热镇痛,主要是能够抑制前列腺素之产生。当机体受到致病因子之刺激或产生局部炎症时,受害部位之组织便立即释放出前列腺素。前列腺素可引起局部血管之扩张,从而产生炎性细胞之渗出,多形核之浸润,这些病理反应又能增加前列腺素之释放,鉴于此前列腺素又称之为炎性介质。阿司匹林之另外一个重要作用是抑制血小板之凝聚,基于此种作用,阿司匹林非但可治疗所有血栓性疾患,而且尚可治冠心病、心肌梗死,预防作用更甚于治疗作用。上述机理和临床应用大大开拓了阿司匹林的应用前景,使这一古老的药物更发挥出了新的作用。由此令人深思,麻黄汤、桂枝汤与阿司匹林一样具有清热、解表、镇痛之效果,古称桂枝汤为"群方之冠",外和营卫、内安脏腑。由此方变方多达四五十个,除桂枝加附子汤、桂枝芍药知母汤用于解热镇痛外,苓桂术甘汤、小建中、大建中、附子汤、真武汤等均可用于冠心病、心衰。《伤寒论》:"伤寒二三日,心中悸而烦者,小建中汤主之。""心下逆满,气上冲胸,起则头眩,脉沉紧,发汗则动经,身为振振摇……茯苓桂枝白术甘草汤主之。""心下悸、头眩、身𤸷动、振振欲擗地者,真武汤主之。"上述经文所载之记录与现代医学之冠心病、心衰之临床表现不无相似之处,笔者数十年来亦辄用桂枝变方治疗各类心脏病及心衰,每多取效。笔者亦用桂枝汤变方治疗下肢血栓性静脉炎亦能取效。麻黄汤之变方麻杏甘石汤非但治疗肺部感染有效,治疗慢性心衰引致之肺淤血亦恒见效。治眼结合膜之充血及异状赘片疗效更趋满意。其变方越婢汤治疗心衰所致之水肿堪称一绝,因其能使浮肿消散,使人之身形苗条,如越之美婢故名。其变方阳和汤为治疗一切慢性疗疮痈疽之圣方,此中之理可否与现代医学所谓之阿司匹林抑制前列腺素(炎性介质)产生从而对炎症之红、热、肿、痛促其消散大相类同。

乌头类药物漫谈

乌头为毛茛科植物乌头之块根，块根上生出之子根谓之附子，有附子之块根谓乌头，无附子之块根谓天雄。乌头、附子、天雄味同、性同、归经亦同，所略有小别者在于药力之大小矣！产于四川者为正宗之乌头，俗称川乌，各地野生或栽培之乌头谓之草乌。川乌与草乌亦气同、味同、归经亦同，所略有不同者药力之大小矣！上述各类乌头中均含乌头碱成分，乌头之毒性全在此碱。一般认为服用生乌头粉1.5g即可引起中毒，草乌及附子之作用略小于乌头，毒性亦略小于乌头。通常先煎1小时以上，则毒性大减，盖乌头碱在高温90℃以上时，可失去其毒性作用。笔者应用川乌、草乌积40余年之经验，认为桂枝芍药知母汤中之附子以川乌草乌各15g代之，在治疗各种风湿和类风湿性关节疾患时止痛作用十分明显，但是川草乌务必先煎1小时，然后再与其他药物共煎0.5小时，这样才可保证无毒。《伤寒论》："太阳病发汗，遂漏不止，其人恶风，小便难，四肢微急，难以屈伸者，桂枝加附子汤主之。""少阴病下利，白通汤主之。""少阴病……手足厥逆，脉微欲绝，通脉四逆汤主之。""下之后，复发汗，昼日不得眠，夜而安静……干姜附子汤主之。""少阴病，得之一二日，口中和，其背恶寒者，附子汤主之。"综上所述，经文中之下利、汗出不止、手足厥逆、脉微欲绝、背恶寒、日不得眠等临床证候均为植物神经功能紊乱之临床表现；所用方剂桂枝加附子汤、白通汤、通脉四逆汤、干姜附子汤、附子汤等均为乌头类制方。乌头方之调节上述症状，是在中医"温肾壮阳"的概念中完成的。中医之肾阳为何物？早在20世纪70年代上海学者沈自尹等通过实验研究证明中医之肾阳乃指机体之丘脑、垂体、肾上腺皮质轴之系统功能而言，近代实验提示，生附子能显著降低大白鼠肾上腺内维生素C之含量，增加尿中17-羟类固醇的排泄，减少血液中嗜酸细胞数，对某些肾上腺皮质功能不全之患者，附子有肾上腺皮质激素样作用。有人认为肾阳和肾阴之体现是由植物神经系统来体现的，通常肾阳由交感神经紧张性来完成；肾阴由副交感神经之紧张性来完成，植物神经系统是依靠内分泌系统之各功能状态和免疫系统之功能状态来行使自身之功能。鉴于此，乌头类调节植物神经系统功能紊乱之实质是参加机体之内分泌和免疫系统之调节。笔者在20世纪70年代曾发表过一篇《扶正固本与免疫》之论文(《中西医结合研究》1980.1)，该文曾重点论述了补肾壮阳对特异性免疫和非特异性免疫之作用，当时因为可供借鉴之实验研究资料还不多，因而在说理上尚有不足之处，有待今后大量实验研究之进一步证明。

谈谈少阴病

《伤寒论》"少阴之为病,脉微细,但欲寐。"此为少阴病之总纲。说明此病之最主要证候是脉微细、但欲寐。此证状类似现代医学之末梢循环衰竭。《伤寒论》"少阴病,恶寒,身蜷而利,手足逆冷者,不治。""少阴病,四逆,恶寒而身蜷,脉不至,不烦而躁者,死。""少阴病六七日,息高者,死。""少阴病,脉微细沉,但欲卧,汗出不烦,自欲吐。至五六日,自利,复烦躁,不得卧寐者,死。"上述四条经文说明周围循环衰竭加重,出现身蜷而利、手足逆冷、脉不至、汗出、息高、欲吐、烦躁、发病已五六日者难治、死。说明患者已达休克,息高是呼吸困难、呼吸衰竭之表现,说明循环衰竭已导致了呼吸衰竭,这样的病人在古代是必死无疑的。《伤寒论》在论述休克加重必死的同时,尚清楚的论述了病情缓解、亡阳回复,出现可治之征兆。如《伤寒论》"少阴病下利,若利自止,恶寒而蜷卧,手足温者,可治。""少阴病,恶寒而蜷,时自烦,欲去衣被者,可治。""少阴中风,脉阳微阴浮者,为欲愈。""少阴病,吐利,手足不逆冷,反发热者,不死。"上述经文中,强调了"手足温"、"欲去衣被"、"脉阳微阴浮"、"手足不逆冷"等证时,此病可治或自愈、不死。以现代医学观点来看,上述不死或可治之证候均为血压回升、休克好转之外在表现,由此说明古人对休克证候观察之细,判断之准。少阴病既是出现周围循环衰竭、休克之一组证群,那么这休克是由何种原因引发的呢?请看《伤寒论》之论述。《伤寒论》把少阴病之各种证候分门别类列条论治,提供了一大批治疗斯证之好方药。

《伤寒论》"少阴病、四逆,其人或咳,或悸,或小便不利,或腹中痛,或泄利下重者,四逆散主之。"说明呼吸道病变、心血管病变、泌尿系病变、消化系病变、痢疾等均可导致四肢冰冷之少阴病,这种情况下,均可予四逆散。《伤寒论》"少阴病,下利,白通汤主之。""少阴病,下利六七日,咳而呕、喝,心烦不得眠者,猪苓汤主之。""利不止,

医话部分

厥逆无脉,干呕烦者,白通加猪胆汁汤主之。""少阴病,吐利,手足逆冷,烦躁欲死者,吴茱萸汤主之。""少阴病,二三日至四五日,腹痛,小便不利,下利不止,便脓血者,桃花汤主之。""少阴病,下利,咽痛,胸满,心烦,猪肤汤主之。"六条经文均论述下利导致少阴病之治法,提出了白通汤、猪苓汤、白通加猪胆汤、吴茱萸汤、桃花汤、猪肤汤等为治疗此证之有效方剂。在古代,下利是最常见疾病,它包含中毒性痢疾和各种胃肠炎,由于缺乏有效的抑菌药物和纠正电解质紊乱等技术,故使病情延误,最终出现周围循环衰竭乃至休克而病危。

《伤寒论》"少阴病,得之二三日,口燥咽干者,急下之,宜大承气汤。""少阴病,咽中痛,半夏散及汤主之。""少阴病二三日,咽痛者,可与甘草汤;不差者,与桔梗汤。""少阴病,咽中生疮,不能语言,声不出者,苦酒汤主之。"四条经文均论述咽干、咽痛、咽中生疮等导致少阴病治法,提出了大承气、半夏汤、甘草汤、桔梗汤、苦酒汤等一批有效方剂。说明以咽部病变为初发证候的热性病也是导致周围循环衰竭和休克的重要疾患。

综上所述,《伤寒论》中的少阴病是指周围循环衰竭和休克而言。引起此证的疾病概括于呼吸系、心血管、胃肠道、急腹症、泌尿系等全身各系统之重危疾患之中,经文特别注重胃肠道疾患和以咽痛为开始的急性热性病,认为这是导致少阴病形成的最重要原因。现代医学认为人体各系统之疾病,在垂危时期均可引起周围循环衰竭(休克)。急性热病(包括急性传染病)导致周围循环衰竭者更属常见。胃肠道疾患(包括中毒性痢疾)虽能导致休克,但因现代治疗措施之进展,如抗生素、输液、补充电解质等,使其救治率明显提高。因此《伤寒论》所论之"死"、"不治"等而今可作相对而言。

中医学对经方之"少阴病"论述和探讨颇多。大多数医家认为少阴病乃心肾之虚寒以届亡阳节段,"脉微欲绝"、"手足逆冷"、"恶寒身踡"、"大汗出"皆亡阳之象也。亡阳乃阴阳离决之象,《素问·阴阳应象大论》"阴平阳秘,精神乃治","阴阳离绝,精气乃散",说明亡阳是行将死亡之征兆,与现代医学之休克大体相同。

阴痒的中医治疗

阴痒是常见病症,发生于妇女者较多见,通常起源于外阴湿疹、外阴白斑、滴虫性阴道炎、霉菌性阴道炎、外阴皮肤瘙痒症、阴虱等;发生于男子者通常源于阴部湿疹及外阴瘙痒症,亦有源于阴虱者,但较女性为少。

笔者治疗此病首在止痒,令其首先达到不痒或减轻瘙痒为主要目的,同时针对病源做些特殊处理。鉴于妇女之阴痒大体以滴虫、霉菌、湿疹三症为主,笔者特别设计了三种外洗剂。①滴虫洗剂:蛇床子30g、明矾10g、补骨脂30g、川楝子30g,加水4000ml,煎至2500ml,坐浴0.5小时。②霉菌洗剂:茵陈20g、大蒜30g、明矾10g、蛇床子30g,加水4000ml,煎至2000ml,坐浴0.5小时。③湿疹洗剂:蛇床子20g、苦参30g、土茯苓20g、地肤子20g、明矾20g、蒲黄20g,共研末,过筛,加75%酒精300ml,浸泡7天,用上清液涂擦患部。除了外洗剂外,对所有阴部痒证,无论何种原因引起,亦无论男女老少,均可服用下列方药。阴痒立效汤:土茯苓30g、地肤子12g、忍冬藤15g、车前子15g、苦参15g、槟榔10g、甘草6g、当归10g、白芍10g、苍术10g、黄柏10g,水煎服,一日1剂。上述方药对阴痒有明显疗效,为了记忆方便,余曾作口诀以资记忆,阴痒立消汤口诀:土地冬车苦,甘草四二槟。四者四物汤,二者二妙散。余40余年来用上述方法治阴痒每获良效。外阴白斑、阴虱患者之阴痒用上法仅有一定止痒作用,治疗当须作专科特殊处理。

中药治疗癫痫漫谈

　　癫痫之病,中医多责之于痰。痰与风相合谓风痰,与火相合谓之痰火,风痰及痰火可上扰心神,伤及神明,盖火性上炎、风上巅顶也。古今治疗癫痫之方大体由风、火、痰三方面入手。先时余治疗此证采用张氏定痫汤,此汤之组成:青礞石30g、海浮石30g、法半夏10g、胆南星10g、沉香10g、二丑10g、神曲20g,加上等白面1000g,发酵,作成白面饼20个,每日服食1~2个。日久必见疗效。后来发现此剂之疗效仅限于部分患者,仅男性成人患者、胃肠无病之患者方能坚持服药。因该饼味道怪异,妇女、儿童及胃肠功能欠佳者均难坚持服完一料,因而大大影响疗效之观察。20世纪80年代余开始试用下列六方,依证情加减收到了较好的临床疗效。①三虫定痫汤:当归10g、川芎6g、赤芍10g、生地12g、桃仁10g、红花6g、姜虫6g、全蝎6g、蜈蚣1条、胆南星6g、法半夏6g,水煎服,一日1剂。适合痫症之初发,尤其适合于儿童患者。②黄蝉合剂:黄柏10g、合欢皮30g、夜交藤30g、天麻10g、甘草6g、大黄6g、蝉衣6g、明矾6g、郁金6g、茶叶20g,水煎服,适合慢性癫痫,发作间隔时间较长之患者。③止痫散:寒水石15g、紫石英15g、赤石脂20g、白石脂20g、生石膏20g、生龙牡各20g、生赭石20g、桂枝10g、钩藤30g、干姜6g、滑石20g、甘草6g,水煎服,一日1剂。此方为《金匮要略》风引汤加味,适合于癫痫患者经常外感发烧兼见心悸、胸闷、烦躁者。④冰硼定痫汤:冰片0.1g、硼砂1g、明矾0.3g、生赭石3g、金礞石3g,研末,为一次量,日服2~3次。适合于频频发作之癫痫患者。⑤黑白二丑丸:黑白二丑各100g、石菖蒲100g、白胡椒100g、脱脂姜蛹80g(炒焦焙干)共研为末,炼蜜为丸,6g重,日服2~3次,温开水冲服。⑥抗痫丸:当归100g、川芎100g、赤芍100g、生地120g、桃仁100g、红花60g、姜虫60g、全蝎60g、蜈蚣10条、二丑各100g、石菖蒲100g、猫头鹰脑髓20g(焙干)、白胡椒100g,共研为末,过细箩,炼蜜为丸,6g重,每日2~3次,开水冲服。适合于癫痫大发作,百药无效。

以上六方可根据临床辨证选方用药。笔者认为癫痫之治疗必须明确西医诊断。颅脑CT、MRI是诊断中枢疾患之最佳选择。在排除神经中枢之占位病变和器质性、炎性病变后,此种癫痫可称为原发性癫痫,或功能性癫痫。原发或功能性癫痫是中药治疗之适应证。上述六方系针对原发性癫痫之有效方药。如果确诊颅脑器质病变,如肿瘤、寄生虫、颅脑损伤、出血等,均须针对原发病予以西医治疗,或手术,或γ刀,或射频,或激光。

中药治癫药中最引人关注者为五类药。①虫类:姜虫、全蝎、蜈蚣、脱脂蚕蛹。②化瘀类:四物汤、桃仁、红花、水蛭。③祛痰类:法半夏、胆南星、二丑、石菖蒲。④金石介类:赤石脂、白石脂、生石膏、紫石英、生龙牡、硼砂、明矾、冰片、金礞石。⑤猫头鹰脑髓:此物治疗癫痫有非常显著之疗效。用法:取猫头鹰脑髓焙干与他药共研为末,炼蜜为丸,日服2~3次,每丸重6~7g(详见抗痫丸)。

软组织肿瘤之治验

所谓软组织肿瘤乃指原发于软组织之恶性肿瘤也。此类肿瘤因属高分化者多,故放疗、化疗皆不敏感为其特点。横纹肌肉瘤、平滑肌肉瘤、纤维肉瘤、神经纤维瘤、脂肪肉瘤均属此类。西医治疗以手术为首选,尚可配合术前放疗或化疗。笔者曾遇此类肿瘤多例,采用单纯中药治疗取得满意疗效。

2000年(庚辰)春,河西王某,女,24岁,左臀部曾经长出拳头大小之肿块,西医手术切除后,活检确诊:横纹肌肉瘤,2年后复发,原切口下又长出7cm×4cm大小之同样肿物,轻度疼痛,同侧下肢活动受限。经放疗局部照射,肿物仅见轻度缩小,下肢活动功能未见改善。故求治于余。诊其脉沉细而弦,舌红苔微黄腻。患者颜面萎黄,消瘦,食欲不振,体乏无力。乃气血双虚,湿热凝滞,气郁血瘀。方以复方紫草丹:紫草60g、二花20g、透骨草20g、伸筋草15g、党参10g、白术10g、黄芪20g、川牛膝10g、白花蛇舌草20g、半枝莲20g、夏枯草20g、黄药子20g、公英20g、败酱20g、制乳没各6g、三棱10g、莪术10g,水煎服,一日1剂。另予下方外用,五尾合剂:五倍子100g、归尾60g、大戟60g、血竭30g、透骨草20g、制乳没各60g、麝香0.2g、夏枯草100g、山慈姑100g、苏合香3g,共为末,陈醋调敷于肿处。半月后患者复诊,谓服上药10剂,外敷五尾合剂,每日换药1次,现肿块明显缩小,左臀及左下肢疼痛消失,患者步态已如常人。嘱以前法再坚持1月。1月后患者来诊,局部肿块全消,仅残留原手术切口边缘瘢痕组织。外敷暂停,内服方中去公英、败酱,加水蛭10g,全方在原量之基础上扩大10倍量,共研为末,炼蜜为丸,6g重,每日2次,每次1丸,饭后温开水冲服。半年后随访未见复发。此后笔者曾用上方、上法治疗多例软组织肿瘤,无论是术后、放化疗后,均可取得一定疗效。笔者在实践中体会到内服药紫草丹中之紫草是全方之灵魂,该药为紫草科多年生草本植物紫草之干燥根,主产于新疆、内蒙二地者为正品。传统以此药为凉血、解毒、透疹之主药。曾有人用此药油浸剂治疗烧伤、湿疹、宫颈炎等。笔者认为此药内服有明显之软坚、散结作用,与透骨草、伸筋草、夏枯草等配合应用则疗效益佳。

谈谈胃脘痛

肚脐与胸骨剑突之间的部位即通常所谓之胃脘部,该部位疼痛可称之曰胃脘痛。胃脘部之疼痛通常由多种疾病引起,笔者积40余年临床经验,认为最常见之病因是慢性胃炎,其次依发病多少为序排列之,溃疡病、胆囊炎(胆石症)、胰腺炎、返流性食管炎、胃黏膜脱垂、十二指肠憩室炎。中医对胃脘痛之治疗从总体情况来看较西药有一定优越性,主要依靠灵活的辨证施治和丰富的传统方剂和单方。笔者认为在具体辨证之前首先应对上述西医病种进行严格的区别,也就是首先要进行西医诊断,只有在西医诊断明确的情况下,再进行中医辨证论治,这就会使辨证更加准确,疗效相对提高。日本人提倡腹征,其意是为了确定疼痛之部位,这里也包含着一定的中西医结合意义。笔者现就引起胃脘疼痛之原发病之主要特点作一概括,然后以辨证施治为原则,提出有效方药,仅系个人经验,不妥之处,尚望同道指正。

一、慢性胃炎

老的分类有浅表、肥大、萎缩三种类型,近来专家们发现三种病理改变在同一胃内往往同时存在,因萎缩之病理表现最为普遍而多见,故统称为萎缩性胃炎,其中之部分以浅表病变为主者则称之曰浅表性胃炎。萎缩性胃炎有人因胃壁细胞抗体之阳性与否分为二型,即A型和B型。A型之壁细胞抗体呈阳性,主要病变在胃体,因其胃体是胃之主要功能部位,故此型之消化功能明显障碍,胃酸分泌明显增加,尤其影响B族维生素之吸收,从而导致贫血。胃壁细胞之浸润以淋巴为主,因而局部之炎症似较轻微,加之胃腔体积较大,致敏物质相对稀释,因而局部之疼痛不甚明显。总之此型以全身之正虚和胃脘部胀满及消化吸收功能之紊乱为主。此型舌象见质胖大、苔薄白,脉沉细者多。以中医辨证之观点看多属脾胃气虚、中焦湿滞之类,法当益气健脾、行气燥湿,方用香砂六君子汤、良附丸、大小建中汤、理中汤加味,加煅瓦楞、生龙牡、乌贼骨之属则可见效。B型之壁细胞抗体为阴性,大部分病变集中在胃窦部,因胃体当健,消化功能大多正常,患者之全身状况往往较A型为好。但因此型之胃壁浸润以嗜中性多形核为最多见,局部炎症表现明显,加之胃窦乃幽门之前庭,水谷至此,在进入幽门前常因胃之蠕动而引起刺激,故而局部疼痛增加。总之此型全身状况好,正虚证候不明显,胃脘之疼痛多较显著,患者舌红、苔黄腻为最常见之舌象,脉弦数者亦多见。中医常辨之曰中焦湿热、气滞血瘀;法则清热燥湿、行气活血;方用半夏泻心汤、黄连汤、三黄泻心汤、黄连解毒汤、清胃散、丹参饮、204胃药(香附、元胡、明矾、煅瓦楞)。

　　浅表性胃炎之病理与萎缩性胃炎同,因其病情较轻,通常结合上述治法,临床自会见功。

二、溃疡病

　　包括胃溃疡和十二指肠球部溃疡,一部分患者二者兼而有之。与慢性胃炎不同,此病之黏膜出现溃疡灶,胃酸大量增加,临床以胃脘部之疼痛和泛酸为主。胃溃疡之痛点在剑脐线上1/3略偏左;十二指肠溃疡之痛点在剑脐线上1/3略偏右。从疼痛之明显程度来看,十二指肠溃疡重于胃溃疡。二者疼痛与饮食关系极为密切,饭后均减。饭后1小时胃溃疡开始疼痛,持续2小时则自行停止;饭后2小时十二指肠溃疡开始疼痛,一直痛至下顿饭,这是十二指肠溃疡之特征。除疼痛外,泛酸、嗳气、腹胀亦为二者共同特点。鉴于本病多见泛酸、嗳气、腹痛,中医辨证则常以脾胃虚寒论治;又鉴于本病均有疼痛则中医认为此乃寒则收引,故痛则不通,不通则痛也。古人之理法系虚寒为正治;但近年来西医发现幽门螺旋杆菌为引起此病之主要原因,有人以痢特灵、四环素等抗生素而获效后,中医界同仁旋即以泻心、三黄、清胃等方用之于临床而获效。笔者经验是此病之理、法、方、药应与前述之慢性胃炎同,但必须注重加入较大量之制胃酸中药,如生龙牡、乌贼骨、煅瓦楞等。黄连与吴茱萸3:1量组合之左金丸是中医之强大制酸剂。该方出自《丹溪心法》,原量黄连六、吴萸一,笔者临证经验以3:1为最佳选择。

无论是慢性胃炎还是溃疡病都可以出现顽固之胃脘疼痛,在采用前述之辨证方药无效时,此时患者之舌质多有瘀点,脉象大多滑数兼涩,中医则辨之曰"病久入络",必须施以活血化瘀之品方效。以西医纤维胃镜之验证结果,此种胃脘疼痛多属十二指肠球部溃疡,溃疡较深,且合并黏膜大面积糜烂者,如系萎缩性胃炎则大多兼有肠上皮化生,或兼见非典型增生。笔者对此种胃脘痛经常采用下列方药获效。复方丹参合剂:当归10g、白芍15g、川芎6g、黄芪20g、良姜6g、制乳没各6g、丹参10g、檀香6g、砂仁6g、香附6g、元胡10g、煅瓦楞20g、明矾3g,水煎服,一日1剂。另有一方亦可取得疗效。复方赤石脂散:鸡内金200g、乌贼骨200g、白芍200g、生草100g、汉三七200g、赤石脂200g、香橼100g、丹参100g、木香60g、草蔻100g,共研为末,过箩,每服6g,每日2次,温开水冲服。

三、胆囊炎(胆石症)

胆囊炎和胆石症经常并发,二者互为因果。胃脘部之痛约2/5属此类,除了胃脘偏上(较胃及十二指肠之疼痛位置稍高,多在剑突下)之疼痛外,多伴右肋下疼痛,并向右肩背放散;一部分患者可仅见右侧背部疼痛。胆囊之疼痛常因食用油腻、肉蛋类而加重。大部分患者可通过B超确诊;极少数患者B超并未发现胆系炎性特征及结石声像,此种胆囊炎最易误诊,笔者经常遇到长期右背疼痛,百药无效之患者,B超无胆胰病征,经用疏肝利胆药立效。胆囊炎(胆石症)中药疗效极佳,通常以"邪客少阳,肝胆湿热"为基本辨证,佐以行气、活血、止痛即可,笔者常用方剂为复方小柴胡汤。方药组成:柴胡10g、黄芩10g、半夏6g、党参10g、甘草6g、大黄10g、黄连3g、丹参10g、木香10g、草蔻6g、元胡10g、川楝子20g、制乳没各6g、金钱草30g、虎杖20g、半枝莲15g、枳实15g、白术10g,水煎服,一日1剂。肩背痛加羌独活10g、防风12g,大便秘结加芒硝10g(烊化),高烧加生石膏30g、知母10g,纳呆加焦三仙各10g,腹胀加厚朴10g,左肋疼痛加川椒10g、干姜6g,胃脘痛著加半夏6g。

四、胰腺炎

在胃脘部疼痛之患者中,约1/5属胰腺炎之患者。胰管与胆管有共同开口进入十二指肠,因此胆囊炎(胆石症)之患者大约1/2合并胰腺炎,也就是说胰腺炎多与胆囊炎相伴而发。胰腺为一横行长条状,位居胃之后下方、横结肠之后上方,因胃与横结肠之大量充气,致使胰腺炎之声像检查易于误诊。检验诊断主要依靠血清胰淀粉酶和尿胰淀粉酶之测定,但在胰腺炎发病后3天至1周,上述两项检验指标大多回复至正常,因此胰腺炎在急性期尚易诊断,慢性胰腺炎之大部分均被误诊,尤其当患者同时存在慢性胃炎或胃、十二指肠溃疡时则误诊率更高。有些患者长期当做胃病治疗,严重影响了患者的康复。笔者对此病之认识是胃脘痛伴左肋痛,并向左背及腰部放散者大部应以胰腺炎论治;如合并两肋疼痛,则系胆胰同病。此病多伴食用油腻食物或高蛋白饮食后疼痛加重,患者曾有胆囊疾患或胆道手术史者,此病之发病更高。此病之辨证总不外肝气郁结,肝胆湿热,气滞血郁;法当疏肝解郁,泻火燥湿,行气活血;方用复方柴胡疏肝散(亦称胆胰合症方):柴胡10g、枳实10g、白芍15g、甘草6g、川芎6g、香附6g、丹参10g、木香10g、草蔻6g、元胡10g、川楝子20g、制乳没各6g、川椒6g、干姜6g,水煎服,日服1剂。痛剧者加红藤20g、公英20g、败酱20g;大便燥结加芒硝10g(烊化);背痛加羌独活各15g、防风12g;恶心呕吐加半夏6g、生赭石20g;大便溏稀减大黄量至3g;腹泻明显者加附片;食欲不振加焦三仙;腹胀加厚朴10g、炒莱服子10g。

五、胆汁返流性胃炎(食管炎)

正常胆汁自胆总管流入十二指肠后,与胃内容物一道通过十二指肠流向空肠;但在胃肠功能紊乱、胃肠胰内分泌功能紊乱时,胆汁可返流入胃及食道下端,刺激胃酸增加,胃、食管黏膜出现充血、水肿、溃疡。临床主要有三个特点:①胃脘或下胸部烧灼性疼痛;②恶心呕吐,吐物中含胆汁;③泛酸。食道返流之痛多在剑下向下胸放散。什么因素引起胆汁返流?也有三种情况:①胃部手术(胃切、胃补)后;②慢性胃炎或溃疡;③胃肠道植物神经紊乱。西医对此病多采用H_2阻断剂,以减少胃酸为目的,甲氰咪胍、雷尼替丁、洛赛克、奥美拉唑皆属此类;另外配以增加胃排空药,胃复安、吗丁啉属此类,总体仅对症疗法而已。中医治疗此病认识以肝木克土,胃气上逆,胃火炽盛为基本辨证;法当疏肝和胃、降逆止呕、泻火燥湿;方用四逆散、逍遥散、旋覆代赭、半夏泻心、小陷胸等加味,笔者常用一方,临床多有显效。胃安散逆汤:柴胡10g、枳实10g、白芍15g、甘草6g、丹参10g、木香3g、草蔻3g、黄连10g、吴萸3g、瓜蒌10g、半夏6g、生赭石15g、川芎6g、香附6g、山栀10g、苍术6g、神曲6g,水煎服,一日1剂。胸闷者加厚朴6g、枳实10g;胃痛著加黄芩10g、干姜6g、元胡10g、煅瓦楞15g、明矾3g;大便秘结加大黄6g;吞咽困难者加浙贝母10g、三棱10g、莪术10g;舌质红兼瘀斑者加桃仁10g、红花3g。

六、胃黏膜脱垂

此病并非少见,临床上大多误诊。该病是幽门部之黏膜因与肌层分离而脱入十二指肠中。X光钡剂造影则出现十二指肠中心性充盈缺损为主要诊断指标。幽门部之肌层异常肥厚,形成坚挺之幽门括约肌群,掌管着胃内容物向十二指肠之流动,由于松紧之变化过于频繁,致使附着其上之黏膜易与其剥离,剥脱之黏膜隆突,随胃蠕动进入十二指肠腔中,严重者直达球部。上述改变造成以下三个方面之病情:①梗阻,②出血,③黏膜充血、水肿、糜烂、溃疡。患者主要症状是胃脘部之疼痛,通常在餐后0.5小时开始,疼痛较慢性胃炎及溃疡病剧烈,痛时多伴恶心呕吐,一部分病人因幽门梗阻而腹部明显胀满,甚至水谷食入困难。出血多呈小量出血,大便潜血阳性、黑便较多见,大量呕血很少发生。西医治疗此病曾主张手术,近年来学者对此提出异议,目前认为除重度脱垂所致幽门梗阻明显者外,常规治疗则由内科保守。笔者之经验采用下方加味:乌药10g、沉香3g、槟榔10g、甘草6g、香附6g、川芎6g、山栀10g、苍术6g、神曲10g、麻黄10g、陈皮6g、姜虫6g、干姜6g、白芷6g、细辛3g、桔梗20g、丹参10g、木香6g、草蔻6g、大黄6g、枳实10g、厚朴6g,水煎服,一日1剂。此病因有幽门梗阻,服药宜少服多次,上药头、二煎混匀,分5次1天服完,每次约100ml左右。

七、胃及十二指肠憩室

本病系胃及十二指肠壁向外囊样突出或口袋样扩张。在整个消化道中这种憩室几占10%~20%(尸检资料),胃、十二指肠憩室因易形成炎症,产生症状,故为人所重视。此病多为先天,胃憩室较少见,十二指肠憩室则较多见。只有在憩室发炎时才产生症状,通常是胃脘疼痛、恶心、呕吐、体重减轻,个别病人出现腹泻。症状常在夜间消失,白天加重,可因变化体位而使疼痛减轻。憩室炎久发不愈时可引起局部出血、溃疡、粘连、坏疽、脓疡、穿孔,偶尔合并癌变。随着憩室部位之不同还可出现黄疸(壶腹部憩室),合并胰腺炎、十二指肠梗阻。鉴于此,十二指肠憩室炎有时可产生剧烈之疼痛,误诊率极高。西医治疗此病因诊断不易明确,憩室在术中不易找到,造成手术困难,外科大夫畏难却步。中医中药治疗此病总以活血化瘀、清热解毒、行气止痛为法;方以苡仁附子败酱汤、丹参饮、柴胡疏肝散、乌马合剂等加味。笔者临床常用下方有效。①乌马金干丸:乌梅40个(去核)、马钱子20个(油炸)、郁金20g、干漆3g、火硝20g、明矾20g、仙鹤草100g、枳壳100g、草蔻30g、木香30g、丹参100g、生苡仁200g、败酱200g、附片100g,共研为末,过箩,每服5g,每日2次温开水冲服。②复方柴胡汤:柴胡10g、枳实10g、白芍10g、甘草6g、三棱10g、莪术10g、吴萸10g、乌药10g、蒲黄10g、五灵脂10g、肉桂3g、枳实10g、丹参10g、木香3g、草蔻3g、制乳没各6g,水煎服,一日1剂。

上述疾患均可引起胃脘部之疼痛,各种疾患可单独存在亦可同时2~3种并发,因此在胃脘疼痛时医生应综合分析、权衡用药,孰先孰后?孰轻孰重?均关系到方药之加减进退,亦关系到方药之直接疗效。

除上述七种疾病外,引起胃脘部痛的还有胃穿孔、胃癌、肝病(肝炎、肝脓肿、肝囊肿、肝包虫)等,下消化道疾患亦可引起胃部反应性病变。胃穿孔经常由胃溃疡等胃部疾患并发,病情急、重,很快出现腹膜刺激症状,应立即采取手术治疗;胃癌亦宜早期请外科处理,术后化疗期间中药予以配合,可在一定程度上缓解化疗之毒副作用。肝病之治疗亦应采取治本之法,如肝包虫之手术,肝炎之中药保肝,肝脓肿之抗生素治疗,必要时亦应手术引流之。

桂枝芍药知母汤小议

此方见于《金匮要略》："中风·历节"篇,经云"诸肢节疼痛,身体尪羸,脚肿如脱,头眩短气,温温欲吐,桂枝芍药知母汤主之。"历代医家以此方加味治疗各种关节疾患多获显效。该方意在祛风胜湿,散寒止痛。余以此方治疗风湿性关节炎、类风湿性关节炎、骨关节炎、强直性脊柱炎等均有良效。余之经验系以川草乌各15g替代附子,则疗效骤增矣!川乌乃四川省主产之道地乌头;草乌乃人工栽培之外地乌头,二者之性味相同、作用相同,互相配合则相得益彰,功效更著。此二药中之有效成分为乌头碱,包括中乌头碱和次乌头碱等,有剧毒;但在高温90℃以上1小时则可使有毒成分完全破坏,而有效成分相对保留,鉴于此,川草乌各15g入药时务必先煎1小时。桂枝芍药知母汤中加细辛20g,寓麻黄附子细辛汤之意,对川草乌之作用可明显加强,但细辛之量大,亦须先煎1小时,盖细辛之成分中含较大量之黄樟醚,此物为有毒成分,在90℃以上亦可完全破坏,因此细辛和川草乌一样也必须先煎1小时,方可安全使用。

此方除治疗前述之关节炎有效外,鉴于《金匮》在其主证中有"头眩短气,温温欲吐,脚肿如脱"等论述,笔者曾用此方治疗红斑性狼疮获效;尤其对长期服用激素之患者,对激素具有强大之依赖性,一时无法撤除,经用桂枝芍药知母汤后则可逐渐撤除激素,使患者之病痛得到进一步缓解。余思之,类风湿性关节炎乃结缔组织病也,现今称之曰自身免性疾患,细分之似属变态反应之第三型,即抗原抗体复合物之结合和沉积,从而引发一系列之反应。余遂将此方之应用扩大到硬皮病、干燥综合征、雷诺氏病、亚败病、肾病综合征、皮肌炎等,结果大部分均产生一定疗效。在实践中余体会到此方具有明显之免疫调节作用。部分患者在采用此方之前后,曾重点观察了各项免疫指标,如IgM、IgG、IgA、CD_3、CD_4、CD_8,发现均有明显之改善,说明了此方之免疫调节作用。

169

桂枝芍药知母汤之组成异常严谨，方名虽为桂枝芍药知母，附子实为此方之主也。附子(乌头)一物"益火之源以消阴翳"，此所谓"玉宇澄清万里埃"也，盖三型变态反应乃抗原与抗体反复厮杀，最后同归于尽，形成之沉积者阴翳也、尘埃也。桂枝通阳，使阳气通达内外；白芍敛阴，致精微之气勿随阳气之通达而耗散；知母可防乌附之辛热而损阴也。三者围绕乌附，各司其责，确保了乌附之扫翳荡埃，并列冠方名之中，实有拱卫主帅，使其深居于帷幄之中，而决胜于千里之外矣。麻黄开腠理而迎阳光；白术补中，干姜温中，甘草和中，三药之意均在于健脾和胃，确保乌附大军畅行无阻也。

高血压病随谈

　　高血压病指西医所谓之原发性高血压。此病常在中老年人群中高发，大多合并不同程度之动脉硬化。所谓高血脂、高血黏、高尿酸亦常与高血压相伴行，人称老年四高；近来学界又欲将高血糖(糖尿病)一并列入前述四高，有学者谏之应称之曰"中老年代谢综合征"，时下WHO正在斟酌此项冠名之启用。

　　中医对高血压之认识历来已久，《素问·调经论》说"血之与气并走于上，则成大厥"，20世纪30年代，张锡纯氏依据上述经文，认为《素问》所论之"大厥"即高血压脑充血之危象，认为治疗高血压应以引血下行为大法，张氏在诸多药材中选中怀牛膝一药，认为此药乃引血下行之圣品，由此创"镇肝熄风汤"开中药降压之先河。怀牛膝为苋科植物之根茎，历代本草均以其活血祛瘀而著称。明代张景岳谓其"引火下行"创玉女煎专治牙痛；民间有云其茎节膨隆有如牛之膝形者，以其同气相求而可治下肢之关节疼痛。中医对高血压之病机认识总不外阴虚阳亢，阳亢生风之类，故而多以滋水涵木、平肝潜阳为法，古方常用者有左归饮、大补阴丸、杞菊地黄丸等。蒲辅周氏独具慧眼，一反常人习俗，采用温阳化水之法治疗高血压，主方真武汤加味，临床收到了预想不到之疗效；王清任氏采用活血化瘀法，创血府逐瘀汤治疗斯证可谓另辟蹊径，其意义在于王氏之法非但治疗高血压有效，已涉及高血压合并脑动脉硬化、冠状动脉硬化等诸多问题。20世纪北京地区协作组在研究冠心病的课题中创"冠心Ⅱ号"(赤芍、川芎、红花、降香、丹参)，一时疗效卓著，轰动国内，后由此提炼出复方丹参片，成为流传国内外之良药，后又精制出"复方丹参滴丸"作为美国FDA认肯之首批中成药，现已流通全世界，非但为人类治疗高血压、动脉硬化立下了汗马功劳，而且为我国每年赚取大量外汇，大开中医中药走向世界之先河。笔者治疗高血压病吸取了上述各家之说，积40余年之经验，提出以下诸端：①活血化瘀：此为治疗高血压之基本法,可谓"治风先活血,血活风自灭"也。高血压之形成与动脉血管之硬化相辅相成、同步发展。笔者观察高血压患者之脉象,常以弦紧有力,按之硬实为其特征,并可以其弦、紧、硬之程度作为判断高血压程度之参考指标。考其弦、紧、硬之由来乃血管之硬化也,此虽不及现代医学微观指标如血脂、血黏、多普勒、血流图等之准确,然而作为传统中医脉象学之发展和延伸,自有其可取之处。硬化者血瘀也,活血化瘀当属正治。笔者以为桃红四物汤是活血化瘀之首选方,此方加钩藤60g,再加黄连解毒汤组成如下方:当归10g、川芎6g、赤芍10g、生地12g、桃仁10g、红花6g、钩藤60g、黄连3g、黄芩6g、黄柏6g、山栀10g,水煎服,一日1剂。此方对中早期高血压恒效,伴胃肠功能欠佳者,可酌情加入木香3g、草蔻3g。②滋阴补肾:高血压患者之头晕、耳鸣、腰酸、腿困、骨蒸、五心烦热、潮热盗汗等纯属肾阴虚损之证;大部分高血压患者之脉象在弦长有力之同时,尺脉相对沉弱,此亦肾虚之使然。中早期高血压采用滋阴补肾法每能药中病的。笔者认为中医之"肾"与西医之"肾"固然大相径庭,然而从高血压之发病看,二者又有其偶合之处,西医谓肾组织在非常条件下释放出肾素,肾素作用于血管紧张素Ⅰ使其变为血管紧张素Ⅱ,此物可直接使全身小动脉收缩,血压随之升高。中医滋阴补肾能否影响肾素→血管紧张素Ⅰ→血管紧张素Ⅱ转变过程?目前尚待实验研究证明,但中医之滋阴补肾确能使中早期高血压患者之血压下降,全身症状缓解,这是笔者临床体验到之事实。笔者认为六味地黄汤是滋阴补肾首选方,此方加枸杞子、菊花、知母、黄柏等组成如下方:生地12g、山萸10g、山药10g、丹皮6g、茯苓12g、泽泻10g、枸杞子10g、菊花10g、知母10g、黄柏10g、仙茅10g、淫羊藿10g、巴戟天10g、当归10g,水煎服,一日1剂。此方与前述之活血化瘀方同为治疗中早期高血压之效方,此方适应肾虚证明显之患者;上述之活血化瘀方则适应肾虚证不明显之患者。腰痛加杜仲15g、怀牛膝30g、川断6g、桑寄生15g,头痛加干荷叶10g、钩藤20g、天麻10g、白芷6g、细辛3g、羌独活各15g、防风12g。③镇肝熄风:高血压之中晚期,血压持续在高水平,不仅表现出肾阴虚损证,同时因阴虚而致阳亢,阳亢而致生风。此时证见头痛,躁动,手足麻木,一部分患者出现口眼歪斜,半身不遂。以西医观点看此种高血压已合并脑动脉硬化、脑梗塞、脑萎缩,而且血压仍居高不下。张锡纯氏拟定之镇肝熄风汤、建瓴汤为此型高血压之首选方,鉴于此型高血压之脑部症状明显,在药方中可加用活血化瘀药赤芍、川芎、红花、降香、丹参等组成如下方药:怀牛膝60g、生龟板15g、生赭石15g、生白芍15g、生龙牡各15g、元参15g、天冬15g、川楝子20g、生麦芽10g、茵陈10g、甘草6g、赤芍10g、川芎10g、红花6g、降香6g、丹参20g,水煎服,一日1剂。伴头痛著加白芷6g、细辛3g、羌独活各15g、防风12g;口眼歪斜加姜虫6g、全蝎6g、蜈蚣1条;半身不遂加水蛭6g(冲服)、汉三七3g(冲服)。④清热泻火:高血压患者无论早期、中期、晚期,均可伴发热盛火旺之证,盖阴虚阳亢、阳亢生风,风火相煽则热胜火旺也。此时患者多见目赤面红,咽干口燥,舌苔黄腻,大便干燥。黄连、黄芩、黄柏、山栀等均可投之。余常用之方药为半夏泻心泻、黄连解毒汤、甘露消毒丹、白虎汤、竹叶石膏汤等,临证加减进退,每获良效。现列方如下:生石膏30g、麦冬10g、防风12g、菊花15g、黄连3g、黄芩10g、黄柏6g、山栀10g、知母10g、半夏6g、陈皮6g、茯苓12g、丹参20g、钩丁30g,水煎服,一日1剂。此方为黄连解毒汤与白虎汤之组合,二陈汤意在健脾和胃以防苦寒伤胃;辅以麦冬养阴,防风、钩丁去风,丹参活血,临床遇高血压之热盛火旺者每投多效。以西医观点看,此型高血压之患者多合并明显之植物神经功能紊乱,交感神经之兴奋性占优势;或伴慢性咽炎、慢性前列腺炎、慢性胃炎、慢性胆囊炎、慢性口腔炎症等慢性炎性疾患。余行医一生,深知高血压之患者最易合并上述炎症,盖高血压、高血黏、高血脂、高尿酸、高血糖等五高之相互伴发使高血压患者免疫力低于常人,清热泻火务在必行也。

除上述四法外,顽固性血压居高不下,百药不效之患者,余亦常用蒲辅周氏之真武汤加味,此虽以补阳药附子为主药,然该方以温阳利水为己任,阴虚至极则孤阳不生也,些许补阳之品可致阴津之复生也。现代医学之利尿剂乃降压之品,此谓也。

再 障 漫 谈

再障是再生障碍性贫血之简称，此病系骨髓造血功能障碍,三系细胞减少。目前对再障的病因尚无定论,但人们普遍认为此病与自身免疫有关。西医对再障之研究已历100余年之历史,虽然在治疗方面未见大的进展,但有关造血生长因子之研究和应用,如白介素、巨噬细胞集落、促红素等对再障之病理学和治疗学已提供了理论依据,为最终提出再障的有效治疗创造了条件。中医对再障之治疗堪称有效。笔者治疗再障数十年,经治病人在百例以上,总的体会是中医中药非但能延长再障病人之生存期限,而且尚能完全治愈一部分病人。经笔者治疗之再障患者中经随访和总结约有12例已完全治愈,此资料已由门人整理发表在《中医函授通讯》(2000.4),现将最近两年治愈之2例患者简述于后。

例1:王某,女,60岁,三系细胞减少,血红蛋白曾降至20g/L,血小板$16×10^9$/L,白细胞$1.2×10^9$/L,经骨髓确诊:再障。经西医治疗未见明显疗效,发病1年来仅依赖输血维持生命。笔者接诊时患者颜面萎黄,食欲不振,体乏无力,少气懒言,心律100次/min,呼吸急促,少动则心悸气喘。六脉弦数,舌淡苔白。方药:当归10g、赤芍10g、生地12g、仙鹤草15g、土大黄15g、何首乌15g、旱莲草10g、鸡血藤20g、红花6g、黑大豆20g、山萸6g、圆肉10g、马钱子1个(油炸)、菟丝子10g、女贞子10g、枸杞子10g、大芸10g、鹿茸3g(分两半)、水蛭10g(分两半),水煎服,一日1剂。此药服用7剂,自觉心悸稍安,全身稍适,遂自行再取30剂服之。2月后患者精神明显好转,颜面已较前转红。经查血色素68g/L,白细胞$2.4×10^9$/L,中性24%、淋巴66%、单核10%,血小板$45×10^9$/L。鉴于病情明显好转,乃在前方中将山萸、圆肉各增至15g,嘱其再服30剂,40天后患者来诊,精神好,颜面红润,嘱其以前方10倍量共研为末,过箩,每服6g,每日3次,饭后服,以善其后。

例2:乔某,男,16岁,因贫血,在某医院骨穿确诊:再障,求诊于余。时患者萎黄,鼻衄,全身可见点片状淤斑。经查血红蛋白65g/L,红细胞$2.41×10^{12}$/L,白细胞$3.10×10^9$/L,中性32%、淋巴68%,血小板65×10^9/L。患者六脉弦细数,舌质淡、肥大有齿痕,苔薄白而腻,乃气血双虚、气不统血,方用归脾汤加味:党参10g、白术10g、黄芪20g、茯神10g、远志6g、炒枣仁15g、木香3g、圆肉10g、当归10g、山萸10g、菟丝子15g、女贞子15g、鸡血藤20g、破故纸10g、何首乌10g、穿山甲10g,水煎服,一日1剂。服20剂后鼻衄止,全身淤斑变淡,再未出现新斑。经查血红蛋白已升至84g/L。前方去远志、枣仁、木香,加丹参20g、红花3g、鹿茸3g(分冲)、水蛭10g(分冲),责其再服30剂,患者去后再无音信。3年后,有一健康成人来门诊,手持一方,裱糊如纸板状,余视之,乃3年前余所开出之处方也,彼谓此方已服用200余剂,愈服愈好,现在体力已如常人,精神好,饭量亦好。余观之,其人面色红润,精力充沛,急查血象,血红蛋150g/L,红细胞$5.70×10^{12}$/L,白细胞$4.28×10^9$/L,血小板$160×10^9$/L。患者已获愈,建议以六味地黄与归脾丸常服,以善其后。

再障之治疗中医以脾、肾二脏为论治之关键。脾为气血生化之源,《难经》谓"中焦受气取汁,变而赤是为血。"可见血是脾胃接受水谷后之产物。肾主骨,骨藏髓,髓血同源,说明骨髓亦参与生血。后世医家又有"骨生血"、"肝藏血"、"脾统血"等观念。笔者依据上述观念,认为中医治疗再障之关键是健脾补肾,其次是疏肝活血,紧紧抓住这一环节,再障之法始得门经。通常以归脾、四君子、保元汤等为首选之方药;六味地黄、桂附八味为首选之补肾方药。疏肝活血则应用逍遥散、四物汤、桃红四物、小柴胡、柴胡疏肝散等。笔者以为在补肾健脾之同时务必兼用行气活血之剂,柴胡、木香、穿山甲、鸡血藤、红花、马钱子、赤芍、当归等为必用之药。行气活血使药力达于病所,补肾健脾使气血化生充盛,二者相辅相成,相得益彰。近年来笔者常用何首乌、破故纸、女贞子、旱莲草、菟丝子、枸杞子、仙鹤草、土大黄等药或补肾,或益精,或生血,对再障多有裨益。尤其应着重阐明的是鹿茸和水蛭二药在治疗再障方面具有的特别意义。鹿茸为鹿科动物梅花鹿或马鹿雄性未骨化之带有密生茸毛之幼角。近代药理研究有明显之生血作用,对白细胞、血小板、红细胞三系均有明显作用。水蛭为水蛭科动物蚂蟥、柳叶蚂蟥之全体。中医以破瘀逐血为主要用途,现代研究发现水蛭有水蛭素、肝素、抗血栓素等成分,均具抗凝、溶栓等作用,因而用于冠心病、血栓性静脉炎、闭塞性脉管炎等。笔者依据唐容川"瘀血不去,新血断无生理"之论述,在再障方中加入少量水蛭,发现此药能增加患者之恢复速度,促进患者向愈。水蛭、鹿茸二药均不能耐受高温之煎煮,在100℃左右之高温下,有效成分会被破坏,鉴于此二药均宜冲服。笔者将上述二药研极细装为0.25g之胶囊,命名曰圣宝丹,专门治疗再障,临床上取得了明显疗效。

浅谈痒性皮肤病

致痒性皮肤病是临床最常见之皮肤病,中医对此种皮肤病之认识仅局限于"风"、"火"、"痰"、"血"等病因、病机之论述。亦有风团、痒疹、风痹、癣、疥等之称谓,但大多缺乏具体之辨病标准,通常仍然属于眉毛胡子一把抓。此类皮肤病之诊治仍应以西医诊断、中医辨证、中药为主、西药为辅之十六字方针为指导原则,这是笔者数十年来治疗此类皮肤病之准绳,临床取得了令人满意的效果。首先对此类皮肤病应该具备一定的西医诊断知识,总起来此类皮肤病有下列五类:①荨麻疹类:虽然有急性、慢性、丘疹性等不同类型,但有一个共同的特点,就是忽起忽散、遇风而作。②湿疹类:虽然有婴幼儿湿疹、局限性湿疹、泛发性湿疹等不同类型,但有一个共同特点,就是具有水疱、糜烂、溢液、结痂、肥厚、苔藓等过程。③皮炎类:虽然有神经性皮炎、接触性皮炎、变应性皮炎、剥脱性皮炎等类型,但其共同特点是红斑、丘疹、苔藓、皲裂,无糜烂和渗出。剥脱性皮炎则可见大量痂皮脱落;接触性皮炎则有明显之过敏物接触史。④痒疹类:通常是先有皮肤瘙痒,经搔抓后可出现各种皮肤表现,如丘疹、血痂、抓痕、结节等,可出现于全身、肛门、阴部、下肢等部。⑤癣疥类:有头癣、体癣、甲癣、花斑癣、叠瓦癣、牛皮癣、疥疮等,除牛皮癣(银屑病)外均为真菌引起,有传染性。癣之共同特点是创面上敷盖一层白屑或黄屑。银屑病则除白屑外,基底色红,上布出血点。疥疮系寄生虫疥螨引起,好发腋下、阴股、指趾之间,水泡、浓泡、流液、结痂。

上述五类皮肤病均以瘙痒为其独特之症状,中医谓痒者风也,风为百病之长,善行而数变,风可与湿合、与热合、与寒合、与燥合。与湿相合则久病不去,盖湿性黏滞"不易速去也"。此病日久不愈,必伤血络,故而"治风先活血,血活风自灭"也。笔者临证40余年,深知治疗此症之大法总不离祛风、胜湿、泻火、解毒、利湿、和血、去瘀、散寒诸端。妙在结合西医诊断,把病证结合的观点具体化,这是治疗斯证最根本之关键。现将常用之各类中药简述如下,可作为临证组方之借鉴。①祛风药:荆芥、防风、浮萍、姜蚕、全蝎、蜈蚣、乌蛇、蝉蜕、柴胡、白藓皮、白芷、麻黄、桂枝、苍耳子;②胜湿药:羌活、独活、雷公藤、桑枝、豨莶草、威灵仙、五加皮;③泻火药:生石膏、山栀子、大黄、黄柏、黄连;④解毒药:金银花、连翘、公英、败酱、夏枯草、紫草、龙胆草;⑤利湿药:生薏仁、茯苓、泽泻、地肤子、车前子;⑥活血药:当归、川芎、赤芍、桃仁、红花、乳香、没药、益母草;⑦去瘀药:水蛭、三棱、莪术;⑧散寒药:川椒、川乌、草乌、蛇床子、附子、细辛。以下将笔者临床用方分门别类列述于下,不妥之处望同道批评指正。

一、荨麻疹类

1.白芷合剂:白芷6g、蝉衣6g、赤芍15g、紫草20g、甘草6g、荆芥12g、公英15g、败酱15g、银花15g、白藓皮15g、地肤子15g,水煎服,一日1剂。此方适合于急性荨麻疹,一日内时起时落,变化无穷者。

2.白风汤:白芷6g、防风12g、赤芍10g、白藓皮12g、金银花12g、连翘12g、乌蛇6g、生姜6g、黄芪20g、姜蚕6g、全蝎6g、蜈蚣1条、当归10g、大枣4枚,水煎服,一日1剂。适合于慢性荨麻疹,皮肤划痕征强阳性,对鱼虾、螃蟹等水产品严重过敏,患者经常处在荨麻疹之困扰之中。

3.复方五胡汤:白藓皮20g、五加皮20g、茯苓皮15g、桑白皮15g、椿根白皮15g、地肤子15g、桂枝10g、麻黄10g、生石膏30g、生苡仁20g、甘草6g、生姜6g、大枣4枚,水煎服,一日1剂。适合于荨麻疹伴全身血管神经性水肿者。

4.五味消风汤:金银花20g、连翘20g、公英15g、败酱15g、紫花地丁15g、白藓皮15g、地肤子10g、苍术6g、荆芥10g、防风12g、当归10g、赤芍10g、乌蛇6g、蝉蜕6g、甘草6g,水煎服,一日1剂。此方适应丘疹性荨麻疹,荨麻疹伴发脓疱,脓疱破裂结痂,病情较普通荨麻疹重,儿童多见。

二、湿疹类

1.羌防合剂:羌独活各10g、防风12g、知母20g、忍冬藤20g、桃仁

10g、泽兰10g、竹茹6g、血竭3g、姜蚕6g、全蝎6g、蜈蚣1条,水煎服。此方适合小儿湿疹,一剂煎2次,取汁300~400ml,一岁以内小儿,每次5~20ml,每日2~3次,饭后服。一岁以上儿童按年龄递增。成人一日1剂。

2.复方二妙散:苍术6g、黄柏6g、独活10g、寄生10g、茯苓12g、泽泻10g、丹参10g、苦参20g、乌蛇6g、白藓皮15g、土茯苓12g、赤芍10g、生地12g、当归10g、元参10g、丹皮6g、荆芥10g、防风12g,水煎服,一日1剂。此方适合于局限性湿疹反复发作,经久不愈者。

3.复方柴胡汤:柴胡10g、黄芩10g、半夏6g、党参10g、生石膏30g、知母10g、二花15g、连翘15g、木通6g、蝉衣6g、滑石15g、丹皮10g、山栀10g、黄连6g、黄柏6g、羌独活各15g、防风15g,水煎服,一日1剂。此方适合于泛发性全身湿疹,合脓泡、糜烂、感染、发烧。

4.外用湿疹膏:滑石粉300g、生石膏粉100g、石硼砂粉50g、芒硝粉50g、石炭酸20g,上药加黑豆溜油1000ml,作成泥膏,敷患处,可用纱垫包系,一日换药1次。黑豆馏油制法:化学实验用热溜装置一套,热溜瓶内放置黑黄豆一半,倒置于热溜架上,周围通过电热丝加热,黑豆遇热,蒸气上冲瓶底,遇冷则以液态下流,自瓶口流出,收集之,名曰黑豆馏油。

三、皮炎类

1.加味桃红四物汤:当归10g、赤芍10g、川芎6g、生地12g、桃仁10g、红花6g、丹皮10g、山栀10g、黄连3g、黄芩10g、黄柏6g、羌独活15g、防风12g、柴胡10g、豆豉10g、牛蒡子10g,水煎服,一日1剂。此方适合于神经性皮炎苔藓化,皲裂,皮肤肥厚、粗糙者,局部及全身均可服用;亦适应剥脱性皮炎及变应性皮炎。宜长期坚持服用,以期徐徐见功。必要时将上药10倍量,共研为末,过箩,每日3次,每服5~10g,温开水冲服。

2.黄花汤:黄柏6g、川椒6g、甘草6g、地肤子12g、生地12g、生苡仁20g、苦参20g、蝉衣6g、当归10g、赤芍10g、苍术6g、公英15g、败酱20g、金银花20g、地肤子10g、百部6g、桃仁10g,水煎服,一日1剂。此方适合于接触性皮炎,如生漆、染料、塑胶、原油、毛绒等,表带、领带等有时也可引起过敏性皮炎。

3.皮炎膏:黄连100g、蛇床子200g、朱砂50g、黄柏100g,共研为末,加入凡士林多量(以调和如泥膏为度),作为泥膏,外敷。此膏适合于所有皮炎患者,有明显止痒、润肤作用。

四、痒疹类

1.消风散:苍术6g、厚朴6g、陈皮6g、甘草6g、党参10g、茯苓12g、蝉蜕6g、姜蚕6g、羌独活各15g、防风12g、川芎6g、藿香12g、白藓皮10g、地肤子10g、当归10g、赤芍10g,水煎服,一日1剂。此方适合于老年皮肤瘙痒症,夏季痒诊及妊娠痒疹。

2.阴痒立效汤:土茯苓12g、生地12g、忍冬藤20g、车前子10g、苦参20g、甘草6g、当归10g、赤芍10g、半夏6g、陈皮6g、槟榔10g、乌蛇6g、蝉蜕6g、白藓皮12g、地肤子12g,水煎服,一日1剂。此方适合于妇女阴部瘙痒症(排除滴虫性阴道炎及霉菌性阴道炎)、结节性痒疹。

五、癣疥类

1.顽癣消除方:铁锈50g、土槿皮粉50g,共研为末,过筛,加米醋100ml,加热煮沸5分钟可用。外敷于患处,一日换药1次。此方适用体癣、颈癣及各类真菌所致之皮肤病。

2.癣药搽剂:胡麻15g、百部15g、苦参15g、五倍子10g、枯矾10g、轻粉10g、樟脑3g、梅片8g,共研细末,过筛,用时加米醋调为糊状,涂擦患处。此方适用于各种体癣、股癣。

3.疥疮膏:硫磺10g、明矾10g、芒硝10g、硼砂10g,共研为末,过筛,凡士林200g,作膏外敷,每日换药1次。

4.疥疮洗剂:川椒20g、川楝子20g、明矾3g,加水2000ml,煎10分钟,取液洗患处,洗后敷疥疮膏。

甲亢治疗之我见

甲亢是甲状腺机能亢进之简称，是各种原因引致之甲状腺素分泌过多而产生的病理状态。1956年日本人桥本氏在慢性甲状腺炎合并甲亢之患者血清中发现了对抗甲状腺抗原之抗体，后来人们相继发现了甲状腺素相关的六种免疫球蛋白，从而确定了此病与自身免疫之紧密关系。甲亢之病因目前尚难确切，但笔者根据长期临床体验，大多数甲亢患者均有反复发作之亚急性甲状腺炎病史，说明最起码亚甲炎是甲亢之病因之一，鉴于亚甲炎本身已确定属自身免疫性疾患，因而甲亢与自身免疫之关系便自然理所当然了。亚甲炎之一大部分出现甲亢症状；一小部分出现甲减症状；还有一小部分则出现甲亢与甲减交替表现。笔者观察到出现甲亢症状之患者最容易发展为纯粹之甲亢。此种甲亢与Bacedaw氏和Grawre氏论述之甲亢是否是同一回事，笔者尚未找到确切的资料。甲亢患者之临床表现笔者之体验与书本大体相同。心悸、汗多、细小震颤、甲状腺肿大、胫骨前微肿、情绪激动、躁烦是甲亢之六大主观症状。T_3、T_4高于正常，TSH低于正常是检验最常见指标。贫血、阳痿、闭经等可作参考而已。西医治疗此病常用他巴唑、丙基硫氧嘧啶可控制症状，但无根治意义。近年来[131]碘对此病之治疗具有重大意义，但因服药必须在一定条件下进行，且易引起甲减，故仍未取得非常理想之效果。甲状腺次全切除，仍为治疗此病之有效方法之一，但适用于甲状腺较大之冷结节，或有甲状腺癌变指征之患者。

鉴于上述原因，中医中药治疗甲亢则具有另辟蹊径之含义。笔者数十年来用中药治疗甲亢取得了较好疗效，认为中医中药治疗甲亢之最大好处就是无毒副作用，有远期效果。

笔者认为甲亢之主要证候是汗出、脉数、心烦、震颤，应属中医之火热之证，此火源于肾水不足，继则水不涵木，木旺生火、肝旺而生风也。此火乃相火也！龙雷之火也！非实火，亦非腑热内结，故白虎、承气辈投之弗效。病原盖出于肾阴之亏损,故益肾养阴当为甲亢治疗之正法。火热之邪日久,壮火食气,气虚乃至;气为血帅,血为气母,气虚则血亦虚矣! 故此益气养血亦为治疗斯病之大法。甲状腺之肿大属"瘿瘤"、"痰核"范畴,此亦火热之邪熬煎而成,除前述滋阴泻火之外尚需化痰软坚,消瘿散结。故此滋阴泻火、补益气血、软坚散结组成治疗甲亢之三大法,软坚散结中寓行气活血之意。笔者治疗甲亢辄用以下四方,根据临证变通加减进退,往往能收到预期效果。

1.龟山合剂:龟板15g、山药10g、香附6g、夏枯草20g、鳖甲15g、白芍15g、何首乌20g、黄芪30g、生地12g、丹参20g、生龙牡各15g、紫石英20g、黄连3g、黄芩10g、黄柏6g、当归15g,水煎服,一日1剂。此方适宜于甲亢中毒症状明显,心律快、心悸、大汗、震颤、烦躁。患者乏力,消瘦,不能坚持工作,T_3、T_4居高不下。

2.三术汤:三棱10g、莪术10g、青陈皮各6g、夏枯草20g、生地12g、元参10g、麦冬10g、山萸10g、山药10g、丹皮10g、茯苓12g、泽泻10g、当归10g、白芍15g、浙贝母10g、生龙牡各15g、煅瓦楞15g,水煎服,一日1剂。此方适合于甲状腺肿大明显,中毒症状虽然不重,但持久不消,着重乏力、消瘦、工作力不从心者。

3.复方夏牡汤:夏枯草12g、生龙牡20g、柴胡10g、白芍15g、黄柏10g、半夏6g、党参10g、麦冬10g、五味子6g、茯神10g、远志10g、炒枣仁15g、白芥子10g、香附6g、苏子10g,水煎服,一日1剂。此方适宜于精神症状明显,心烦、躁动、失眠、坐卧不安较重者。

4.突眼症方:三棱15g、莪术15g、海藻15g、昆布15g、穿山甲10g、皂角刺10g、制乳没各6g、浙贝母10g、元参20g、生牡蛎20g、夏枯草15g、黄药子10g、山慈菇10g、当归10g、黄芪20g、党参10g、白术10g、肉桂3g,水煎服,一日1剂。此方适用于甲亢晚期,突眼明显者。

除上述四方外,笔者对精神证候异常明显之患者曾用过柴胡加龙骨牡蛎汤(张仲景)、生铁落饮(程钟龄)、白金散(《外科全生集》)、甘麦大枣汤(张仲景)等均有一定疗效;对心悸、烦热明显之患者曾用过天王补心丹(《摄生秘剖》)、柏子养心丸(《体仁汇集》)等均有一定疗效。

甘露消毒丹之妙用

为《温热经纬》方,由黄芩10g、连翘4g、薄荷4g、山栀10g、滑石15g、木通5g、茵陈11g、藿香4g、石菖蒲6g、浙贝母5g、肉豆蔻4g、射干4g,共研为末,每服10g,温开水冲服。或以神曲为糊丸,弹子大,开水化服。原书记载此方主治湿温初起,湿热并重,邪在气分。

笔者对此方原也未曾重视,20世纪80年代遇一乙型慢活肝之患者,肝功能持续损坏,经多方调治无效,曾在北京302医院住院治疗2月余,用去4万余元,GPT、GOT仍然居高不下,轻度黄染亦未见消退。患者在无计彷徨中求余诊治。余诊其脉滑数而弦,舌质红、苔黄而腻,此乃湿热并重之脉象、舌象也,逐予甘露消毒丹原方,以上述剂量作汤剂,水煎服,一日1剂。服10剂后,患者自觉全身骤然舒适,精神明显好转,GPT由原来之172μmol/L降至正常;总黄疸由原来之32μmol/L降至正常。鉴于此方出现了意想不到之效果,余对此方开始重视,并在此后20余年之临床实践中经常用此方治疗各种类型之肝病,发现此方在改善肝功能方面具有独特之疗效。

20世纪90年代遇一慢性泌尿系感染之患者,女,40岁,5年来反复出现尿频、尿急、尿痛、伴轻度浮肿、腰痛、少腹下坠感。尿检经常见到脓球、白细胞,发作期曾多次发现尿蛋白(10~20)。曾用多种抗生素治疗,仅见小效,未能根治,经人介绍求治于余。此患者除曾用大量抗生素治疗过外,还曾向各家中医求治。余索取先前服用过之处方,观之乃龙胆泻肝、八正散、桂附八味、知柏地黄之类。患者谓数年来中西药调治耗资过万元,均未见明显疗效,故而求治于余。余思之,前服中药按理来说大都对证,何以不见功效?余必另辟蹊径方可克而胜之。诊脉弦滑而数,舌质红,苔黄厚腻,乃一派湿热并盛之象,遂投甘露消毒丹加味,3剂见效,7剂而见大效。余经此治验,对甘露消毒丹之神效愈益尊崇。

21世纪之始非淋性尿道炎流行,衣原体、支原体之检测亦普及至专、县级医院。此病属性传染，一般抗生素疗效很差，病情迁延，日久不愈，给患者造成身心痛苦，给社会带来消极因素。余忆先前泌尿感染患者之治愈，遂以甘露消毒丹治疗非淋，结果亦产生了较好之疗效。一男，26岁，未婚，外出在内蒙古等地打工，因泌尿系感染、前列腺炎等回兰州诊治，经查支原体、衣原体均为阳性，兰医二院诊断：非淋性尿道炎。曾给阿奇霉素、辰龙诺星等仅有小效。患者经人介绍求治于余，诊脉滑数，舌红，苔黄腻厚，伴尿痛、少腹会阴及大腿根部之疼痛。余以湿热相合结于膀胱之辨证给甘露消毒丹，10剂后患者自谓显效，并谓以往之治疗从未见过如此明显之疗效。目前甘露消毒丹已作为余治非淋性尿道炎之首选方药应用于临床，对大多数非淋尿道炎之患者均产生疗效。

胃癌治疗一得

　　20世纪80年代初,吾与兰州医学院许自诚教授赴广州开会。途经武汉,借宿于湖北中医学院招待所。该院洪子云教授乃全国著名老中医也,50年代曾教学于华中中西医结合研究班,适时许自诚在该班就读,故而与洪有师生之谊。当晚许约余专访了洪子云老先生。其时洪已耄耋高龄,然精神矍铄。谈及临床经验时彼侃侃而叙,无意中谈及一胃癌患者之中药治愈。在余与许之不断请求下,彼出示一方:乌梅6枝、川椒6g、黄连6g、干姜6g、细辛3g、半夏6g、郁金6g、丹参10g、白芍15g、赤芍10g、厚朴6g、生苡仁20g、威灵仙10g、佛手20g、败酱草20g、半枝莲,水煎服,一日1剂。抄录之,珍藏之。自广州返回兰州后,一晃数年,一日翻阅书橱,见到上方,旋转录于笔记本上。2000年(庚辰)10月,患者王某,女,58岁,经胃镜活检确诊:胃体中分化腺癌,因自己坚决不愿接受手术、化疗,故求治于余。患者消瘦,萎黄,胃脘部持续性巨痛,阵发性加重,伴明显之烧灼感。诊其脉,弦大而滑,舌红、苔黄腻。脉证符合洪方,即原方未作加减,抄录予之。服10剂后,患者由其子随同前来,谓服药后疼痛大减,烧灼感亦较前明显减轻。脉象已趋平缓,舌象之黄腻苔稍见消退。余顿感洪老先生方药之真实可贵,对洪老先生之治学严谨,脚踏实地,授人以诚,尤感钦佩不已。余细问病情,乃知患者时有恶心呕吐,大便干结,乃于上方中加大黄6g、生姜6g,水煎服,一日1剂。再服10剂后,患者来诊,谓已能进食一碗面条,诸症较前明显好转,体力亦有恢复。余在上方中加木香3g、草蔻3g,令常服之。一年后患者来诊谓服用上方愈服愈好,故一直坚持服药200余剂。目前胃部已无异常之感觉,面色红润,气质、精神已如常人。钡餐透视未见占位,胃镜检查亦未见占位,仅见胃体黏膜充血,诊断:慢性浅表性胃炎。此例病人之治愈令人振奋,惊叹洪子云老先生之医术精湛,诚以授人之品质。在此后之临床中对此方曾常予使用。最后之结论是该方对大多数胃癌均有不同程度疗效,尤其对胃癌患者疼痛证候,有着肯定之作用。查该方中之乌梅、川椒、干姜、黄连、半夏、细辛者乌梅丸也,乌梅丸系仲景《伤寒论》为厥阴病专设,《金匮要略》中主治蛔厥,二书均指明此方有治疗胃脘疼痛之功效。厚朴、苡仁、佛手、茯苓具除湿、行气、降逆之功效;丹参、赤芍、郁金活血化瘀,专治病久入络;败酱、半枝莲清热解毒以制胃中之炎症。鉴于此才有明显之功效,余作口诀以便于记忆:乌梅丸后金丹芍,半夏厚朴苡苓佛,半枝莲加败酱草,胃癌去痛甚相合。

肝硬化失代偿期之电解质

由于肝硬化失代偿期之大量腹水,全身处在钠水潴留状态。这种态势则形成自然性低钾,盖钠离子与钾离子同属一价正离子,相互形成竞争态势。再由于大量利尿药物之应用,致使钾离子丢失,因而肝硬化腹水患者之电质解质紊乱最先由低钾起始。有人说低钾是肝硬化腹水之基本特点,补钾是肝硬化腹水的基本治疗手段,这是有一定道理的。鉴于钙、镁等离子均属正离子,与钾离子一样同钠离子同样有相互对抗之态势,因此低钾之同时,钙、镁等离子同是低下水平。尽管因腹水、浮肿之出现机体整体显现钠水潴留,但是因钠离子大量存在于组织间隙中,就其中血清钠而言,仍在低水平以下,因此在肝硬化腹水之初期节段,其血清电解质之水平总体是一个"低"字。但是当肝硬化进一步发展,出现肾功能损害后,这种"低"电解质态势便很快出现变化。肝硬化继发肾功能损坏,即所谓肝肾综合征。此时肾脏廓清功能破坏,血清中尿素氮上升、肌酐上升、二氧化碳结合力下降,机体随之出现酸中毒。首先由于少尿和排泄功能之不足,血钾开始上升,由于磷酸盐之排泄受阻,出现高磷血症,钙离子与磷离子之相互对抗关系致使血钙下降,从而血钙更趋低下,酸中毒之出现,使钠、钙等阳离子被酸根接纳,低钠、低钙更趋明显。只有一部分患者是例外,那就是合并甲状旁腺机能亢进之患者,此时血钙上升,血磷则立即下降。综上所述,肝肾综合征出现后,随着血钾、血磷之上升,血钙下降;随着酸中毒之发展,酸根对阳离子之吸附加强,血钙、血钠是进一步下降,只有在肝硬化合并甲状旁腺功能亢进时血钙可一反常态,出现上升态势,血磷可随之下降。其实在肝硬化合并腹水时,患者电解质之变化,看似复杂,实则简单,只要对上述论述之要领加以理解,掌握3个要点即可。①肝硬化腹水时钾、钙、钠、磷、镁等几种主要的电解质都偏低或低下。②当出现肾功能衰竭时即肝肾综合征时,随着尿量之减少,血钾旋即上升;随着酸中毒之出现血磷开始上升,此时低钙则更趋明显。③只有在甲状旁腺功能亢进时血钙才见上升,血磷才可下降。

肝硬化失代偿之重要特点就是腹水之出现;肝肾综合征之重要指征则是尿素氮之上升;甲状旁腺之亢进则使钙磷参数之变化。

会诊4例纪实

2000年（庚辰）之春节过后，连续4个外院会诊，参与了4个病例之诊断和治疗。现如实记录如下，对年青医务工作者可能会有些帮助。

一、老年性输液过多心衰

应邀赴兰州铁路中心医院会诊。患者女，82岁，系兰州市七里河区党委书记魏世光之母。1周前因胆囊炎急性发作，手术切除胆囊后3天开始腹部胀大，切口处涓涓流水，终日不断。主管医师曾取水检测，结论为漏出液，体温不高，血象正常，排除感染因素；肝功正常，脾脏不大，排除肝硬化之可能。主管医师曾向科主任及院长汇报，一时尚难确定诊断。鉴于此特邀请余前往该院会诊。余诊其脉，脉沉细而结代，听诊闻及心前区第一心音减弱，尚闻及多发性期前收缩。询问病情，乃知手术后每日补液2500ml左右，输液速度未加限制，每分钟高达80滴，听诊肺底闻及细小之湿鸣。患者自觉心悸，气短，胸闷，时而咳喘。腹部明显膨隆，肝在剑下8cm，肋下3cm，腹水征强阳性，下肢浮肿，颈静脉怒张。余断之曰：心衰。令其减少输液量，减慢输液速度，地高辛0.25mg、Bid、po，中药：党参10g、白术10g、茯苓12g、干草6g、桂枝10g、附片6g、白芍10g、干姜6g、麦冬10g、五味子6g，水煎服，一日1剂。西药仅用菌必治2g加入生理盐水250ml中，缓慢静脉滴入（每分钟少于30滴）。3天后患者腹水、浮肿全消失，精神好，胸闷、心悸、气短等症状完全消失。手术缝线拆除后，旋即出院。此例患者经会诊确定诊断后，采取了正确措施，在短短的3天内使症状痊愈。老年人经受了手术创伤，连续一周的大型输液，速度每分钟高达80~90滴，一时心脏负担太重，很快出现了心衰，肺底部之啰音、胸闷、气短、心悸，说明左室衰竭；肝大、腹水、下肢浮肿、颈静脉怒张，说明右室衰竭。心律不齐亦为心脏功能受损之临床表现。

二、恶性淋巴瘤误诊

应邀赴甘肃省人民医院会诊,病例刘某,男,60岁,胸痛,气短3个月,诊断:冠心病。在省院高干病房住院1月余,治疗无效,近日来病情日重,故请会诊。患者2~3个月前始觉胸脘部阵发性疼痛,伴心悸、气短,心电图示S-T段改变,以冠心病治疗。近来痛向胃脘部移动,经胃镜检查,确诊胃窦萎缩性胃炎,除冠心病药物外又加服洛塞克、胃复安。经服药后,胸脘之疼痛并未缓解,尚见明显增重。余见患者消瘦、衰弱,上腹部有明显压痛,胃脘偏上部可触及一包块,周界不清。余建议作胃镜取活检,并分析病情,谓此肿块有可能系恶性病变,该患者除冠心病、萎缩性胃炎外可能还有恶性淋巴瘤存在。3天后又请会诊,胃镜示胃体部有一肿物(系由外部压向胃内),取活检诊断:恶性淋巴瘤(非霍),建议在支持疗法之基础上,行化疗COPP方案。2月后该院主管医师来电话云经过上述治疗后,患者胸脘部之疼痛消失,上腹部之肿块亦消失。患者精神好、体力逐渐恢复,已出院在家调理。此例患者之主要症状为胸脘部之疼痛,因有心电图之改变而误诊冠心病;因有胃镜之改变而误诊为萎缩性胃炎。冠心病与萎缩性胃炎虽然也存在,但是导致胸脘疼痛之主要原因是恶性淋巴瘤浸润胃壁。正因为如此,患者在高干病房住院1月余,会诊前治疗无效。

三、顽固性呃逆

应邀赴兰医一院会诊,病者江某,男,81岁,1周前因感冒导致高烧、咳嗽、胸痛,在该院住院治疗,经X片确诊为大叶性肺炎。经用广谱抗生素输注4天后烧退,咳嗽、胸痛、气短亦缓解。2天来患者频频呃逆,经服用吗丁啉、胃复安,输注冬眠灵、非那根等无效;亦曾用阿托品足三里封闭亦未见效。患者年老体衰,如此严重之呃逆,日以继夜,不能停息,非但影响休息、饮食,肺部之感染又有复发之趋向。家属前来求余往诊,余视之,患者疲惫面容,频频呃逆,自谓痛苦不堪。诊其脉弦滑无力,关脉独旺,舌胖淡,苔黄厚腻,询问得知大便已一周未解矣！断以中焦湿热，胃气不降、脾气不升，故见胃气上逆，大便干结，年老体弱又逢高热初退，气阴两伤。治宜降逆通腑、清热燥湿，兼以补气扶正之品，方用：黄连6g、黄芪10g、大黄10g、干姜6g、半夏6g、旋覆花10g、生赭石20g、党参10g、丁香6g、柿蒂6个、甘草6g、生姜6g、大枣4枚、灶心黄土180g（先煎取水），以灶心土加水煮煎10分钟，取水煎药，一日1剂。服一剂小效，服二剂后呃逆停止，再未发作。上方熔半夏泻心汤、旋覆代赭汤、丁香柿蒂汤、小半夏汤、三黄泻心汤、生姜泻心汤、甘草泻心汤于一炉，集中药降逆和胃诸方之大成，各方共奏降逆和胃，清热燥湿之任，方中之灶心黄土又称伏龙肝也，纯柴火炉灶中心之焦土块即是。目下人民生活水平提高，城乡之内纯用柴草做饭者断然绝迹，本方所用之灶心黄土来自兰州市荟萃堂药店。该店老板范俊玲女士为取得纯柴火之灶心黄土，曾遍访榆中县马衔山后之贫困山村，最后找到一户特困农民之家，出大价购得灶心黄土200余千克，一时在兰州市中药界传为美谈。

四、泌尿系结石

应兰州解放军总医院之邀会诊。患者曲某，男，45岁，青海省委干部，赴京开会归途，在机上忽发腰痛、尿血，飞机抵达兰州机场后，即急诊入总院高干病房，次日行碎石术，术后血尿不断，腰痛剧烈。经B超、CT检查示右肾破碎石块输尿管上段嵌顿。余诊脉弦紧数滑，苔黄厚腻。方用：三棱10g、莪术10g、制乳没各6g、穿山甲10g、皂角刺10g、海藻10g、昆布10g、枳实10g、厚朴6g、元胡10g、车前子10g、赤芍10g、金钱草30g、生苡仁20g、桃仁10g、怀牛膝10g，水煎服，一日1剂。服至3剂时，腰痛骤然消失，患者在排尿中发现排出如火麻仁大小之2粒结石，黄褐黑色。患者自谓目下仅见轻度腰部不舒，脉弦细，尺脉弱；舌苔转薄、色转淡。令服金匮肾气丸。患者当即出院赴青海工作。

上述4例患者之会诊均以"西医诊断、中医辨证、中药为主、西药为辅"的十六字方针为思想方法。正因为平时临床诊断治疗均以这一思维为主导，因而在外院会诊时，才能纠正别人的误诊，补偿别人的不足，使久诊久治无效的患者，得到了确诊或得到有效之治疗。这里蕴藏着中西医结合的优越性和其不断发展的生命力。单纯的传统中医与现代医学的共同语言很少，中医与西医之会诊大多流于形式，或求于敷衍人事，或求于推卸责任，总之经常不产生实际意义。上述4例会诊说明中西医结合医师与西医之间的会诊既可以扬长避短，相互为用，更可以提高疗效达到治愈患者之目的。例1、例2纠正了诊断，提出了中西医结合的治疗方法，例3、例4对西医治疗无效的患者做出了有效治疗。

谈谈肝硬化失代偿期之治疗

各种原因引起之肝组织纤维化,最后形成门静脉高压叫做肝硬化。门静脉高压引起了一系列代偿性改变,如脾脏肿大、食道静脉曲张、腹水等,其中腹水之持续产生提示这种代偿性改变已经达到失控之程度,故谓之曰肝硬化失代偿。肝硬化是在反复发作之慢性活动性肝炎的基础上产生的,临床上一般以慢活肝加白球蛋白之长期失调、脾脏之固定肿大、门静脉口径超过14mm,则可诊断早期肝硬化;出现食道静脉曲张可诊断为中期肝硬化;出现腹水则可诊断为晚期肝硬化。由此可见肝硬化失代偿即晚期肝硬化之别称,它是以肝硬化病人出现腹水为重要指标的。肝硬化失代偿之同时大多数患者还可能出现更严重的并发症,如消化道大出血、肝坏死、肝性脑病、继发性再障、电解质紊乱等。这些并发症都能随时致病人于死地,因此肝硬化失代偿期之治疗是一项十分艰巨之任务,必须中西医结合,全力以赴才能力挽狂澜,为患者延长生命。笔者行医40余年亲身经历了数不清地抢救,同时积累了较丰富的经验。

一、上消化道出血

TreTTr氏韧带以上之消化道为上消化道, 该处黏膜之出血谓之曰上消化道出血。食道、胃、十二指肠、胆、胰、胆总管之出血均属此类。由于肝硬化时之门静脉高压,整个消化系统之黏膜下血管均形成淤血及曲张状态,其中食道静脉、胃底静脉之曲张最为明显,此时胃中应激性胃酸分泌增多,胃、肠、胰内泌系统处于激活状态。饮食、情绪、劳累均能诱使胃肠蠕动之增强,从而导致食道静脉、胃底静脉破裂,形成上消化道大出血。另外由于肝功能之损害,各种凝血因子如凝血活素、凝血酶原、凝血酶之数量和质量下降,从而促进了出血之发生。再者由于长期限制油腻类食物,致使脂溶性维生素D、K之吸收减少,维生素K是主要的凝血因子,也是凝血酶原的组成原料;维生素D则是关系钙离子吸收利用之因素之一,钙离子和维生素K一样也是重要的凝血因子。鉴于此,在整个消化道中,除了食管和胃底静脉破裂之大出血外,还存在着整个消化道黏膜慢性渗出和小量的、经常性出血。作为一个中西医结合医生首先应对患者出血量之多少做出准确判断。出血量大于5ml则潜血始见阳性;大于50ml则始见不同程度之黑便;大于250ml则吐血;大于500ml则血压下降,出现休克。红细胞压积也是判断出血量的重要指标,正常压积之下限为40%,30%则出血量为500~1000ml;20%则出血量为1000~2000ml。脉率之快慢同样与出血量有着明显关系,脉率和血压基本呈反向相关。前述出血量大于500ml时血压开始下降,现以收缩压为标准说明之。收缩压16.7kPa(80mmHg)左右,则脉率100次/min。失血量约占全部循环血量之1/4,谓之轻度休克;收缩压9.3kPa(70mmHg)左右,脉率则上升至120次/min,失血量约占全部循环血量之1/3,谓之中度休克;收缩压8.0kPa(60mmHg)以下,脉率不清,失血量约为全身血量之1/2。

上消化道大出血之治疗:

1.输血是抢救上消化道出血之最重要措施。通常400ml新鲜血可提高血红蛋白1g,用血一次量在2000ml以下者可用库存枸橼酸血,但必须补充葡萄酸钙,以防止因输入大量库存血而引起之高血钾症。输血速度不宜过快,以每分钟30~40滴为度。第1小时须输血2000ml者应双管道同时滴入。

2.垂体后叶素:可静推也可静滴,每次垂体剂量10u,加入5%~10%葡萄糖中,每分钟滴速以30~40滴最宜。此药治疗食管、胃底静脉破裂之大出血历时已数十年,因疗效确切,故常作首选。但该药副作用较多,肠蠕动加快、腹痛、腹泻为最常见之副作用,有时可引起心肌缺血,甚至出现心绞痛,但比较少见。

3.善得定:包括奥曲肽、思他宁,属生长抑制素类。奥曲肽系8肽生长抑素,思他宁为14肽生长抑素。前者每次0.3mg,后者每次3mg,加入10%葡萄糖液静脉点滴。生长抑制素之原有作用是抑制各种腺体之分泌,起先用于胸腺瘤、胃泌素瘤等之临床,近来发现此物对消化系统腺体广泛的抑制作用有治疗上消化道大出血之重大意义,该药试用于临床后因其疗效显著,很快受临床医生之关注。

4.血管活性药如多巴胺、间羟胺之应用可使血压回升,改善器官之血流灌注,必须与大量输血同步进行才能发生效应。多巴胺20mg、间羟胺40mg加入5%葡萄糖盐水500ml中,以每分钟20~30静脉滴注。多巴胺使α、β受体直接兴奋,间羟胺则是间接兴奋,二药相辅相成共奏改善周围循环之功能。

5.止血药之应用:最常用之止血药有止血芳酸、止血敏、六胺基乙酸、立止血,四药均可肌注,亦可静滴。止血芳酸之每次静滴量以0.6g为宜,止血敏2mg,六胺基乙酸6g,立止血100u;另外尚可以500u复方凝血酶溶于40~80ml冷盐水中顿服,以0.08%之正肾素冷盐水100ml顿服,均有一定之局部止血作用。

6.制酸药物之应用:甲氰米胍200~400mg、雷尼替丁100~200mg静滴,奥米拉唑20mg口服,一日3次。均能起到良好之制酸作用。制酸是止血的前提,制酸可促使止血产生效果。

7.曾经风行一时的三腔二囊管,随着临床不断认识,发现有不可弥补之缺陷,如导致患者自窒,放管、取管均能加重出血。故而临床已少使用。

中医中药对上消化道出血之认识早在东汉时期,医圣张仲景就提示了两张非常有效的方药。

1.泻心汤:大黄10g、黄连3g、黄芩10g,水煎服。《金匮》"心气不足,吐血、衄血,泻心汤主之。"《金鉴》"不足当为有余",气有余便是火,火旺迫血妄行则吐血,唐容川谓:"泻心即是泻火,泻火即是止血。"给泻心汤之止血予以确切的定义。唐氏认为吐血乃"翻天覆地之象",非大黄之猛降,胃中之气逆血升断不可下;经脉、肌肤、脏腑,其气之逆者不敢不顺。笔者结合唐氏理论创拟一方:大黄10g、黄连3g、黄芩10g、生赭石粉20g(冲)、肉桂3g,水煎200ml,分4次服之,每次间隔30~60分钟。此方曾在甘肃省医学科学院中西医结合病房常规使用于上消化道大出血之抢救,对大多数患者均有不同程度之疗效;对食道静脉破裂、胃底静脉破裂之出血亦有明显之疗效。

2.黄土汤:甘草6g、生地黄12g、白术10g、附片6g、阿胶10g、黄芩10g,水煎服,一日1剂。《金匮》"下血,先便后血,此远血也,黄土汤主之。"仲景所指之远血,其意是出血部位距肛门远,即上消化道也。此方治疗黑便甚效。说明仲景之推断是正确的。笔者用此方时每加党参15g,使其兼有附子理中汤之含义,盖大出血而有黑便之时,出血多有平息之势,此时之主要矛盾是胃肠植物神经功能之紊乱、肠蠕动亢进者居多,故而黑便频频。中医认为此时之中气急需理之,故用附子理中汤。黑便之患者胃和食管之大出血仍有继续发作之可能,故于上方中可加大黄3g、黄连3g、黄芩10g、半夏6g、生赭石20g。

二、肝性脑病

此即通常所说之肝昏迷。慢性肝损坏之最终临床表现多以肝性脑病为常见,肝硬化失代偿期在下列情况下容易诱发肝性脑病。①合并肝坏死(慢性重症肝炎),②上消化道大出血,③大量抽取腹水,④合并重度感冒或感染,⑤合并肾功能衰竭(肝肾综合征),⑥严重的电解质紊乱。

肝性脑病之主要临床表现精神障碍,躁动,昏迷,扑击样震颤。最先之症状系睡眠规律紊乱,白天昏睡,夜晚兴奋、躁动,此为肝昏迷前期,出现此症状,临床医生即应引起重视,立即开始肝性脑病之抢救。本病之生化检验特征可概括为三高三低。三高者血氨之增高、假神经介质之增高、芳香氨基酸之增高;三低者血钾之降低、血清白蛋白之降低、血糖之降低。肝性脑病之临床抢救应以三高三低之纠正为纲,才能正确无误的达到治疗目的。

1.血氨之增高:正常人血氨在13~57μmol/L,高出此值则确认血氨增高,此为造成肝性脑病之直接原因,临床上降低血氨为当务之急,麸氨酸23g加入10%葡萄糖500ml静滴,精氨酸25g加入10%葡萄糖500ml静滴,乙酰谷胺酰胺1g加入10%葡萄糖500ml静滴,上述三药选取其一则可,余之经验以乙酰谷胺酰胺最佳。近来新药雅搏司亦可选用,此药为鸟氨酸与门冬氨酸之复合制剂,降氨作用明显,但价格昂贵。门冬氨酸钾镁亦有一定之降氨作用,临床亦可使用,此药在低钾、低镁时更有改善电解质紊乱之意义。乳果糖口服可阻断肠道氨之再吸收,通常以20~40ml口服,一日3次。

2.假神经介质之增高:指脑组织中羟苯乙醇胺之增加,此物与多巴胺之结构大体相似,有以假乱真、置换脑组织中之多巴胺之作用,从而使脑组织之多巴胺减少,加重肝性脑病之进程。治疗则以补充多巴胺为目的。然而单纯之多巴胺不能直接进入血脑屏障,必须以左旋多巴之形式方可。但是左旋多巴可损伤肝脏,故必须与卡比多巴同时滴注才可起到护肝作用。临床上通常以左旋多巴100mg加卡比多巴20mg加入250~500ml葡萄糖液中静脉滴注,每日1~2次。

3.芳香氨基酸之增加:正常情况下,人体血清中支链氨基酸如谷氨酸、精氨酸、门冬氨酸等与芳香氨基酸如酪氨酸、蛋氨酸、色氨酸、苯丙氨酸等比例维持在一定的水平,保持着一定的比例关系。当肝功能损害严重时芳香氨基酸增加,支、芳比发生改变,肝性脑病趋向发展。此时治疗当补充大量支链氨基酸,前述麸氨酸、精氨酸、乙酰谷氨酸补充除了直接减少血氨外尚有增加支链氨基酸,改善支、芳比的作用。门冬氨酸、鸟氨酸滴注亦具此种作用。

三低之改善即补钾、补糖、补蛋白。临床以10%氯化钾10ml加入500ml 10%葡萄糖中,静脉滴入,钾、糖双补也;人血清白蛋白市售者有5g、10g不同规格,可酌量输之。

肝性脑病时,中医中药亦有一定治疗作用,笔者常用方为大承气汤和桃仁承气之合方,《伤寒论》"下利,谵语,有躁屎也,大承气汤下之。""太阳病不解,热结膀胱,其人如狂,血自下,下者愈,外证未解者,尚未可攻,外证解已,但少腹急结者,乃可攻之宜核桃承气汤。"两条经文之共同特点是热病并发精神症状。前条之"谵语"、后条之"其人如狂"均可似作肝性脑病之精神症状。肝性脑病时用上述二方之攻下泻火作用符合中医之阳明腑证攻下法。笔者用下法与现代西药同时应用,使大量肝性脑病转危为安:大黄10g、芒硝10g(烊化)、枳实10g、厚朴6g、桃仁10g、甘草6g、柴胡10g、白芍10g、桂枝10g、生姜6g、大枣4枚、黄芩10g、黄连3g、木香10g、草蔻10g、丹参10g,水煎服,一日1剂,分次以鼻饲管导入,每次以50~100ml为宜,神志清醒后可令慢慢服之。此方之使用获效,笔者认为系大剂硝黄之攻下导泻使滞留肠道之NH^{3+}、NH^{4+}大量排出体外,从而阻止了氨之再吸收;另外大量水分之泻下降低了脑水肿之继续加重。

三、肝肾综合征

肝硬化发展到一定程度,肝功能损害,代谢不全产物增加,血氨持续高水平,假神经介质增加,白蛋白相对减少等均严重影响并增加了肾脏负担。久而久之肾功能遭到破坏,血中非蛋白氮排泄出现障碍,血清尿素氮超过正常水平(5.9mmol/L),肌酐亦超过正常水平(96mmol/L),二氧化碳结合力的下降(低于正常标准21~30μmol/L),则说明肾功能衰竭已合并了酸中毒。西医西药对肾功能衰竭之抢救,除目前常用大剂量白蛋白输入和透析疗法,再无他法。透析疗法亦是权宜之计,仅能一时缓解,且易引起全身感染等后遗症,最终亦不可免去死亡,故有人说:"透析无回路"。中医中药治疗肝肾综合征尚有一定疗效。笔者经长期观察体会,采用疏肝补肾之法可促使部分肝肾综合征患者好转。现将常用之主方公诸于下:当归10g、白芍10g、白术10g、茯苓10g、泽泻10g、生地12g、山萸6g、山药10g、丹皮6g、大黄10g、附片6g、桂枝10g、益母草20g、赤芍10g、车前子10g、二花10g、白花蛇舌草20g、三棱10g、莪术10g、山甲10g、制乳没各6g、水蛭10g(分冲),水煎,2d 1剂,分次服完。上方中三棱、莪术、山甲、乳没、水蛭等破瘀之品为治疗肾功能衰竭主药,尤其水蛭一味具推墙倒壁之力,此可谓不破不立也。方中合逍遥散、桂附八味以疏肝补肾、扶正固本。曾翻阅《中国当代名医验方大全》(河北科技出版社)浙江名老中医潘澄濂氏之徐长卿方可谓一组成严谨之好方剂,该方由徐长卿15g、白茅根10g、木通6g、冬葵子10g、瞿麦10g、槟榔10g、滑石10g,水煎服,一日1剂。此方余曾试用于临床,有一定疗效。2000年(庚辰)3月,王某,男,52岁,因肝肾综合征住院3月余,曾前后用保肝、利水、预防感染等长期治疗,腹水消退,肝功能亦恢复正常,但尿素氮11.2mmol/L,肌酐208μmol/L,经服用上方10剂后尿素氮降至9.2mmol/L,肌酐降至182.5μml/L。此后患者长期服用此方,结合肝硬化失代偿之常规治疗,曾经一度出院,生活尚可自理。上方出自《局方》,原为治疗气雍关格、小便不通、少腹急结之效方,潘澄濂先生独具慧眼,用治肾衰,验之果效,真古方今用、推陈出新也。笔者经验,肾衰患者胃肠内分泌功能紊乱、外分泌功能亦紊乱,鉴于此,胃肠之消化、吸收均处在高度紊乱状态,故在服用中药之同时,可给以吗丁啉10mg,一日3次,雷尼替丁150mg,一日3次,只有这样才能保证中药入胃。

四、电解质紊乱

大量腹水及低蛋白血症造成的钠水潴留,因钠、钾之间的正离子对抗,自然而然低钾血症是肝硬化电解质状态的基本特点,再因大量利尿剂之使用,致使钾离子大量丢失,从而加重了缺钾。因而补钾是治疗肝硬化的基本手段,通常以氯化钾1g加入10%葡萄液500ml中,静脉缓慢滴入,浓度不宜再大,否则出现心脏意外事件。鉴于钙、镁等阳性离子与钾离子一样和钠离子均具同样之对抗关系,因此低钾之同时,钙、镁离子亦处于低下水平。尽管因腹水、浮肿之故,机体整体处在钠水潴留状态,但是钠离子都积滞于组织间隙中,就其血清钠而言,仍然处在低缺状态,因而在肝硬化失代偿之初期,其电解质状态可以一个"低"字概括。此时除了补钾,镁、钙、钠等均应适当补给。随着病情的进展,肝硬化患者继发了肾功能衰竭,此时临床称之曰"肝肾综合征",肾脏廓清功能之破坏,血清中尿素氮、肌酐等非蛋白氮上升,二氧化碳结合力下降,机体随之出现酸中毒。由于少尿和排泄之减少,血钾开始上升;由于磷酸盐之排泄受阻,出现高磷血症,钙、磷之相互对抗关系致使血钙下降。酸中毒之出现,使钠、钙等离子被酸根接纳,低钠低钙更趋明显。综上所述,在出现肾功能衰竭后,高钾、高磷外,钙、钠、镁等仍处在低缺状态,仍应通过输液适当补给。肝硬化失代偿之最后,有极少数患者合并甲状旁腺功能之亢进,此时血钙一反常态上升,血磷旋即下降。

掌握了上述特点,肝硬化失代偿之电解质补给则有明显之依据。总起来只有三点:①肝硬化失代偿之初,钾、钠、钙、镁均属缺乏或偏低,应以补钾为主,兼补钠、钙、镁。②肝肾综合征时血钾随尿量之减少而增高,不宜再补,钠、钙、镁亦偏低,可以酌情补之。③少部分病人合并甲状旁腺功能亢进时血钙则上升,血磷则下降,高血钙宜用含磷药物对抗治疗,以口服磷酸钠或磷酸钾为最常用,通常以0.5g口服,每日3次。

除上述四个方面外,肝硬化失代偿期之治疗仍应以利水、保肝、抗感染、增强免疫活力、保护胃肠道功能、支持营养等方面为基本措施。利水以消除腹水,减少门静脉压,解除肝硬化患者最大精神压力。西药双氢克脲塞、安体舒通、速尿等的应用为人们所熟知,对一般的腹水往往有效,但当腹水合并感染或在严重的低蛋白血症时,上述利尿药往往不能奏效;合并肾功能衰竭时则利水药更趋无效。鉴于一部分患者必须采用腹腔穿刺放水的办法,又有各不同类型的腹水回收装置相继应用于临床。腹水回收的好处在使腹水中白蛋白及有效营养成分再利用,但最大的副作用在于反复回收会形成感染,甚至加速肾功能的破坏。笔者曾在20世纪80年代创制肝硬化腹水之特效药物"古圣Ⅱ号",对肝硬化腹水疗效确切可靠,尤其在西药速尿等无效的情况下该药之疗效更趋明显满意。古圣Ⅱ号之主要成分是《金匮》"硝石矾石散",此药推陈出新,古为今用,为肝硬化腹水之治疗开辟了光明前景。在兰州地区试用20余年,因其疗效显著,路人皆知,陕西、四川、青海、宁夏、北京等地慕名求医、购药者络绎不绝。所有利水药,包括古圣Ⅱ号在内,在消除腹水、浮肿之同时,都具丢失钾离子之副作用,因此在利水的同时必须补充钾盐,盖肝硬化失代偿时消化道黏膜皆因门脉高压而充血水肿,胃肠消化吸收功能极弱,因此钾盐之补充应以静脉补给为首选;果味钾等亦可口服,但仅适于胃肠功能尚可、病情较轻之患者。保肝西医多以10%葡萄糖注射液500~1000ml内加维生素C 1000mg,胰岛素适量,胰高糖素1mg同时滴入,每日1次。中药逍遥散、强肝汤、香砂六君汤、柴芍六君子汤等均为可选方剂,但余之经验,方中务必应有丹参30g、黄芪30g、当归10g、白芍10g、秦艽10g、板蓝根20g。肝区痛加三棱、莪术、元胡、川楝子、制乳没;肝功能损害者加二花、连翘、公英、败酱、白花蛇舌草、半枝莲、五味子粉(冲服);脾肿大显著加三棱、莪术、夏枯草、生牡蛎、汉三七、水蛭。黄疸明显西医西药尚无专门之药物,中医中药则方药繁多。笔者辄用大柴胡汤合茵陈蒿汤、茵陈五苓散等,临床可收到较好疗效。

乙肝患者莫惆怅

乙型肝炎自20世纪60年代流行以来，以其传播之惊人速度，几乎席卷亚洲、非洲、拉丁美洲。我国受染人数几达1.5亿，一时街头巷尾大有谈乙肝而人畏、谈乙肝而变色者。随着科学技术的发展，人们对乙肝的认识已越来越透、越深，原先令人可怕之传染性、难治性、遗传性等问题已逐步明了，并产生了行之有效的预防措施，即使患了乙肝也可以通过妥善之治疗达到不再进展，一部分患者尚可完全治愈。关于乙肝之传染性，只要正确预防，也并非是无法避免，关于对婴儿之垂直感染，现已通过最新之三阻断技术达到了完满解决。

一、传染性

乙型肝炎传染性并非很强，在我国大约有70%人群曾经被乙肝病毒感染，但是真正发病的人数仅占受染人群的10%，说明有90%的受染人群依靠自身的免疫机制就可以轻而易举的将进入体内的乙肝病毒(HBV)消灭。20世纪80年代起我国开始推行乙肝疫苗的全社会普遍接种。乙肝疫苗3支，第一针注射后在1月、半年时再各注射1支可使前述10%可感人群变为不可感人群，这样乙肝病毒便失去了用武之地。笔者从事乙肝临床和科研30余年，深感近年乙肝在我国流行已大不同前，门诊病例中以20世纪发病人群居绝大多数。当然21世纪补发人群也不能说完全绝迹，这主要是乙肝疫苗接种还有盲角和空白，如广大农村、山区,大量流动人群；另外部分父母为乙肝患者，生下婴儿未作产前和产后相应处理，致使垂直感染得逞。总之，乙型肝炎传染性从理论上讲已可以被人类完全遏制。当前在先进国家这一问题已完全解决，有些国家已不视乙肝为传染病,乙型慢迁肝患者HBV-DNA无复制者不应收住传染科。

二、难治性

乙肝确系难治性疾患。α干扰素一年治愈率仅12%~15%；拉米夫定仅10%~12%，最新出品聚氯乙醇干扰素一年治愈率也只有20%~30%，且价格昂贵，一般人难以接受。近来美国研制出阿地福维，各国陆续仿造，我国亦在积极试制中，据初步报告，表面抗原转阴率高达50%(服药一年)、E抗原转阴率高达70%左右。乙肝完全治愈确实较难，但笔者积30多年治疗乙肝之经验，认为乙肝慢性化仅占全部乙肝患者5%~10%，所谓慢性化乃指变为肝硬化、肝癌、慢活肝患者，此5%~10%之慢性化患者经询问病史大半在乙肝发病之初未曾进行系统治疗。但凡是系统进行过治疗患者很不易形成慢性化，虽然表面抗原未见转阴，但长期处在小三阳、无症状之慢迁肝状态。中医中药在治疗乙肝方面有其独到之处，笔者研制之"乙肝扫"、"乙肝康"主要以扶正固本为目的，如坚持服用1~2年，表面抗原之转阴率约在30%左右，E抗原转阴率约在60%左右。价钱并不太贵，2年治疗药费合计3000~4000元，较之于干扰素、拉米夫定要便宜得多，仅相当于干扰素的1/20、拉米夫定的1/5。目前存在的问题是大量的广告宣传对患者形成误导，致使大量患者对正确的治疗不能坚持到底，见异思迁，浪费时间，浪费钱财，最后灰心丧气，放任自流，致使肝病向慢性化发展。

三、遗传性

过去对胎儿之发病束手无策，最近国外推行双亲乙肝时胎儿围产期之三阻断，可以使99%以上乙肝双亲或单亲产下健康婴儿。我国城市医院也逐步开展此项治疗，如能将此项治疗在国内普遍推广，乙型肝炎将后继乏人，全面控制乙肝流行之日子已为期不远。三阻断之具体方法：此法适应E抗原阳性，即通常所谓之大三阳双亲或单亲之孕期和产期。小三阳之双亲或单亲所生婴儿基本为健康婴儿，故不列为三阻断对象。三阻断具体操作：①孕妇在28、30、36周时，即7、8、9三月之初分别肌注高效乙肝免疫球蛋白200~400u；②胎儿出生后在24h、15d时分别肌注乙肝高效免疫球蛋白200u；③胎儿出生后1月、3月、半年时分别肌注乙肝疫苗1支。前面阻断采用乙肝免疫球蛋白，是主动免疫；后面使用乙肝疫苗是被动免疫。经上述三阻断后，乙肝大三阳之双亲所生胎儿99%均系正常健康胎儿。

上述三个方面是乙肝患者惆怅之主要原因，传染性的严重性说法在社会上不翼而飞，乙肝人群受到不同程度歧视，周围的人见乙肝而远之，给乙肝患者造成巨大的心理压力。其实乙肝患者约2/3以上属于小三阳，病毒无复制或很少复制，这种人根本无传染性，我们经常见到一家三口，其母和孩子是乙肝患者，其父与其同吃同住，毫无隔离和防预概念，数十年过去，其父仍安然无恙。这说明乙肝的传染性并不可怕。乙肝患者最大的惆怅当属此病难以治愈，此病之治疗虽然难治，但随着医学科学的不断进步，治疗乙肝的方法越来越多，疗效也越来越好，最近推出的阿地福维表面抗原转阴率已达50%以上，E抗原转阴率达70%以上，中药制剂疗效持久，尚可预防乙肝向肝硬化和肝癌之发展。所有这一切都说明乙肝可治，而且可完全治愈，只要方法对头，坚持服药，前途是光明的，无需惆怅。关于乙肝患者的子女问题前面已经讲过围产期三阻断，可以说已经完全解决了这个问题。即便双亲都是大三阳，也可以产下一个健康活泼的婴儿，这就无需为婚后生儿育女而惆怅。

幽门螺杆菌之研究进展

20世纪70年代,人们在慢性胃炎患者之胃内容物中发现了一种杆状弯曲之菌种,当时命名为幽门弯曲菌,经观察幽门弯曲菌和萎缩性胃炎关系密切。后来发现这种弯曲菌和溃疡也有明显的关系。20世纪末随着对幽门弯曲菌的研究逐渐深入,发现此种细菌具有广泛的致病性,遂将此菌之名称改为幽门螺杆菌(HP),幽门螺杆菌在人体各系统之疾病中均有参与。

1.消化系统:慢性萎缩性胃炎、胃及十二指肠球部溃疡、浅表性胃炎、反流性食管炎、胃MALT淋巴瘤、唾液腺MALT淋巴瘤、肝性脑病等均与幽门螺杆菌之感染呈现正相关。

2.呼吸系统:近年来一些有趣的动物实验表明上消化道之炎症可能通过一种非肾上腺素性、非胆碱性的感觉神经通路引起慢性支气管炎的发生,而不是过去所认为的细菌直接感染。研究者通过循证医学观察,凡胃肠系统出现幽门螺杆菌感染之患者,慢性气管炎之发病较常人增加数倍,最近有人在呼吸道分泌物中已直接检测出了幽门螺杆菌。

3.血液系统:自身免疫性血小板减少性紫癜(PATP),往往称为原发性血小板减少性紫癜,经查幽门螺杆菌之感染与此病有明显之关系,在85%以上患者消化道分泌物中查到幽门螺杆菌,70%患者伴发着胃肠道疾患。血小板减少——胃肠病——幽门螺杆菌三者之关系应如何看待,因果病机如何具体阐明?尚待进一步的研究。近来又发现缺铁性贫血与幽门螺杆菌之关系亦很明显。

4.心血管系统:原发性头痛、原发性雷诺氏现象、贫血性心脏病等均与幽门螺杆菌之感染有关。

5.免疫性疾患:亚甲炎、乔本氏病之血清中发现了幽门螺杆之抗原活性物质,这表明幽门螺杆菌之感染与此类疾病相关。

6.近来学者发现幽门螺杆菌与儿童生长缓慢、糖尿病、皮肤病

（银屑病、斑秃）等均有密切关系。

　　综上所述，幽门螺杆菌之发现是自19世纪美国医生郭霍氏创立微生物致病学说以来的又一次重大突破，人们指望随着这一成果的深入开展，对既往未能阐明的许多医疗难点提供解决的契机。中医认为"脾胃为后天之本"、"有胃气则生无胃气则死"说明脾胃是人体健康之源泉。既然源于胃肠之幽门螺杆菌能引起如此众多之全身疾患，可见祖国医学在实践中产生的理论是具有科学内涵，并应该不断开发，使其古为今用，推陈出新，发扬光大。中医所谓"培土生金"、"水唯畏土"、"肝木克土"等均系以胃肠为主的病机和治则。

浅谈循证医学

20世纪70年代，DR.Cochranl首先提出了循证医学的设想和思维，一时引起各国著名学者的共鸣。20世纪80年代在加拿大召开的国际医学会议对"循证医学"之命名正式认同。循证医学（EBM）的含义是认真、准确、明智地应用当前研究得到的最佳证据为患者制定治疗方案。当前EBM已经成为全世界医学研究亮点。1999年13个国家建立Cochranl协作网。

EBM实施的具体方式有五个步骤：提出问题，汇集证据，确立最佳证据，制定决策，评价效果。上述五个步骤也可用一句话概括之，即用最佳证据制定最好治疗方案。达到上述目的是一个系统工程，不是一蹴而就的事，关键环节是"汇集证据"，这需要大样本、大范围、多方面、多层次的准确无误的资料收集，只有在电脑联网、信息设施完全现代化的今天才可能实现。这一过程之始终，临床医师均应居于主导地位，但是作为疾病发生的主体，患者的主诉也是非常重要的参与。这就必须从最基本的病史询问、病历书写为起点，形成符合EBM之整套规范，作为医院临床工作的基本制度。临床实践中高质量的科学证据是EBM的最基本要求，除了前述源于医院医疗文书之证据，还应吸收各地临床研究报告、个人经验、心得、体会。这些不同来源的证据，其可靠性和力度通常是不同的，大概将其分为五个级别。①来自各地研究中心之总结报告，数量在500以上（随机、双盲、对照）。②来自医疗机构的研究报告，数量为100~200（随机、双盲、对照）。③来自科室或多人联合发表之报告，设计良好但无随机性，仅系治疗前后之对照，而无对照组。④来自个人之总结，设计良好，但无对照研究。⑤缺乏可靠证据之专家意见、体会、经验。在上述五级中，1~2级之力度可谓金标准，3~5级是较次标准。我国之21种医学刊物被WTO采纳，就其数量而言国际排行榜列8~10位，但被EBM引用的资料数量却远远低于这个品位。这说明我国的医学杂志在提高论文数量的同时当须大力提高论文质量,首先应在大样本、多中心联合、随机、双盲、对照上下大功夫。

EBM对收集文献、资料作系统评估和荟萃分析同样是非常重要的环节。必须达到公正、客观、全面地将各地区、各层次检索或收集小样本整合为大样本。然后再进行系统评价(SR)和荟萃分析(MA),SR是利用现代手法对文献和资料进行严格评估;MA是对SR后的文献、资料进行统计学处理。据统计,全球生物学杂志参加国际互联网者共25 000余份,年刊出200万篇论著性文稿。为掌握生物学方面的国际动态,如果全面阅读上述文献,对一个生物学研究工作者来说是绝对不可能的,但是上述200万篇论著在经SR和MA处理后,则可使其要点和核心昭然明世,利用很短的时间达到全盘掌握的目的。EBM之最后结局是疗效之结论,即研究之终点指示或替代终点指示。终点指示的内容包括治愈率、病死率、病残率等等。为了适应国际EBM需要,当前国内期刊均要求随机、双盲、对照等基本原则,这就需要各医疗中心、单位以及科学工作者个人在进行资料处理时务必严格遵照SR、MA规则办事,只有这样劳动成果才能纳入EBM规定范畴。当前国内医学杂志数量和论文数量均居于国际上游,但被国外科研引用文章数量却居下游地位,这充分说明我国医学科研虽与国际接轨,但仍处在落后层次。中医中药研究近10年来有了很大进步,在国内大的科研中心在随机、双盲、对照等方面已有了充分体现,在SR、MA等方面也逐步和西医科研接轨,但是中医纯经验性资料依然占据着整个中医文献资料之首要地位,这就明显的影响着中医文献资料向EBM汇集,从而阻碍着中医科研工作的进展。要解决这一问题也不是一蹴而就的容易事,这必须从中医证据规范、病症结合规范、疗效标准规范等三个规范做起,做到上述三规范则必须将宏观辩证与微观辩证有机结合。这需要几代人的努力才能完成。由于EBM的开展,国际联合大样本的回顾洞察,现已在许多方面取得了非常显著的成果,诸如对他汀类药物减少冠心病死亡率的断定、现行高血压标准的判定、心力衰竭治疗标准的再认识等。关于高血压标准与降压目标的认定就是EBM出色成果的典型案例。这一工作由26个国家参与,18 000名高血压患者参加,历时5年之久,结果表明将舒张压由14.0kPa(105mmHg)降至11.1kPa(83mmHg),可使1000例高血压患者减少4起心血管死亡事件、相当于把死亡案件减少30%,并发现收缩压降至18.5kPa（139mmHg）;舒张压降至11.1kPa（83mmHg)时,患者可收到好处,使心血管风险降到最小。鉴于WHO对既往的高血压标准进行了修正，修正后的正常血压标准是<17.3/11.3kPa(130/85mmHg)，超过此值则应视为高血压病前期或高血压病。

在心衰方面EBM也有较大的建树。过去对心衰认识单纯从心室扩大、血液排出量不足等心血管动力学方面去认识,治疗也主要着眼于正性心力和负性心律的加强。EBM大样本观察发现这种治疗并不能延长心衰患者之寿命;同时发现心衰患者交感神经介质儿茶酚氨对心衰量化起着最主要的作用,于是长期以来视为心衰禁忌药的β受体阻断剂用于心衰,并且产生了很好的疗效。事实证明β受体阻断剂(比索洛尔和卡维洛尔)能显著降低心衰病死率。

医话部分

炙甘草汤治疗冠心病

《伤寒论》"脉结代，心动悸，炙甘草汤主之。"说明脉结代、心动悸是炙甘草汤之主证，缓而中止曰结，止有定数曰代，这包含着现代医学的期前收缩、二联律、三联律等。笔者积40年临床经验，认为凡具上述脉象者，大多伴有心前区之闷胀和疼病，其次是心悸和气短。在冠心病发病日趋增加的情况下，笔者发现心律不齐成年患者以冠心病为多见，有些患者开始时并不具冠心病之诊断条件，但一半年后最终以冠心病确诊。笔者遇到类似患者总以炙甘草汤合冠心Ⅱ号取效。病例一，齐某，女，58岁，冠心病已确诊多年，经常胸部闷痛，以左胸为主，并向左背放散。伴心悸、气短，心电图示完全性室内传导阻滞，心肌缺血，频发性室早，脉见结代，舌质红绛、瘀斑。心气不足，心血瘀滞，法当益气养心，活血化瘀，方用炙甘草汤合冠心Ⅱ号加味：桂枝10g、党参10g、阿胶10g(烊化)、麦冬10g、当归10g、生地12g、赤芍10g、红花6g、降香10g、丹参10g、川芎6g、火麻仁10g、生姜6g、大枣4枚、水蛭10g(分冲)、汉三七3g(分冲)，水煎服，一日1剂。此方服40余剂，诸证悉平，心电图完全恢复正常。病例二，王某，女，54岁，3年前确诊冠心病，3年来胸闷痛，心悸气短，未见心律不齐，心电图仅见心肌缺血，血脂高，血浆体黏度和全血黏度均高于正常。脉象弦大有力，舌质红、少苔，有瘀斑。血压21.3/12kPa(160/90mmHg)，阴虚阳亢、心血瘀阻，法当滋阴平肝、活血化瘀，方用炙甘草汤、冠心Ⅱ号加味：党参10g、桂枝10g、阿胶10g(烊化)、麦冬10g、生地12g、火麻仁20g、生姜6g、大枣4枚、甘草30g、赤芍10g、川芎10g、红花6g、降香6g、丹参20g、怀牛膝30g、生龙牡各15g、生白芍15g、生龟板15g、生赭石15g、山药10g，水煎服，一日1剂。服上药10剂，胸闷、心悸、气短诸证均减轻，血压下降至正常。患者仍自觉胸前时有不舒，伴气短，在走路、上下楼梯时加重。前方去火麻仁、生姜、大枣，加茯苓12g、杏仁10g、瓜蒌10g、薤白10g，水煎服，一日1剂。服15剂后诸证悉平，经查心电图、血脂、血黏度等均在正常范围。前方量加10倍,再加汉三七30g、水蛭100g,共研末,过箩,炼蜜为丸,6g重,每服1丸,一日3次,饭后温开水冲服。3月后患者谓自服药以来胸闷、气短再未发生,血压偶有升高,现服用心痛定缓释片,每日20mg。

　　以上两例均采用炙甘草汤,此方通常以治疗心律不齐为众所周知,但治疗冠心病则少有报告。笔者之经验,此方治疗冠心病疗效绝对可靠,较之瓜蒌薤白半夏汤,自有独到之处,与活血化瘀之桃红四物、冠心Ⅱ号相配,其效更彰。炙甘草汤重用甘草是本方之特点,《伤寒论》"心下痛鞭而满,心烦不得安……甘草泻心汤主之。"说明甘草具有治疗心烦不得安之作用。近代实验研究证明甘草中甘草次酸具有强大中枢神经镇静作用,甘草甜素和甘草次酸对实验性动脉硬化增高之血三脂能迅速下降,并能促其动脉硬化明显减弱。甘草对胃溃疡、肝病、心血管病、内分泌病、前列腺炎、神经衰弱等均有疗效,又能调和诸药,故在大多数中药处方中均可见之,中医学家将其谓之曰"国老",这是对甘草的恰当比喻。炙甘草汤中之麦冬、桂枝、生地是治疗冠心病的主要药物。生地、麦冬据近代实验研究证明具有降压、降脂、调节心律之作用,在炙甘草汤中之剂量最大;桂枝实验研究证明能回升血压,即中医所谓之温通心阳作用。鉴于此炙甘草汤之治疗冠心病才有了物质基础,此方与冠心Ⅱ号(赤芍、川芎、红花、降香、丹参)相合则气、血双治,相得益彰。水蛭与汉三七两个破瘀逐血药之应用使药力增强,心血之瘀阻可荡然而开,诚画龙点睛之妙也。

癫痫之中医治疗

癫痫乃临床常见病,多始发于18岁以前之儿童或青年,通常有先天性、脑外伤、原发性等三种癫痫,所谓先天性癫痫乃指遗传性染色体异常、脑畸形、脑积水等为病因之癫痫,脑外伤性癫痫指颅脑损伤之后遗症而言。原发性癫痫占癫痫大部分,也是中医治疗癫痫之主要对象,是本文论述的重点。

原发性癫痫主要临床表现是短暂的意识丧失,随之而出现的抽搐、眩晕、肢体麻木、刺痛等感觉异常,时间可为数秒钟或数分钟,严重者持续数小时。也有少数患者属单纯性局部发作者,仅表现局部运动感觉、植物神经和精神系统异常,如口角抽动、眼睑、手指、足趾异常感觉和精神短暂错乱等。另外在婴幼儿中常见如一边性眼球偏斜,吸吮、咂嘴重复动作,一侧肢体反复动作等均属于癫痫综合征范畴。脑电图检查对原发性癫痫诊断有一定意义,但一两次正常之脑电图也不能完全排除癫痫诊断。脑部CT及MRI在排除脑外伤、脑占位、先天性脑部疾患方面具有重大意义。癫痫诊断和癔病、昏厥、偏头痛、低血糖等相鉴别,此等疾患共同特点是无意识丧失,而癫痫绝大多数有意识丧失则可与之鉴别,其中也有小部分无意识丧失者则最易误诊。西医对癫痫治疗用苯巴比妥、苯妥英钠、卡马西平、乙琥胺、安定等,仅系对症疗法,毫无根治意义。中医对癫痫治疗丰富多彩,虽然也不能说从根本上已解决了该病治疗问题,但只要坚持服药,一部分患者可获得痊愈,大部分患者可获得缓解。此所指为原发性癫痫,至于先天性脑病、脑外伤所致癫痫则作别论。

中医对癫痫认识由来已久,《素问》"二阴急则癫痫"将癫痫责之于二阴,所谓二阴指足少阴肾、手少阴心也。《千金方》对癫痫论述更细,谓"发时眼目相引、牵纵反急强,羊鸣,食顷方解","发时如死人,遗溺,有倾乃解",将癫痫之临床症状描写得非常逼真。《石室秘录》中对癫痫的病状、治疗予以详细论述,"癫痫之征,多因气虚有痰,一时如暴风疾雨,猝然而倒,口吐白沫,作牛羊马声者,种种不同。治之不得法往往有死者。吾今留一方。名祛痰定痫汤。人参三钱、半夏三钱、茯神三钱、白术五钱、甘草一钱、附子一钱、陈皮一钱、石菖蒲一钱,水煎服。"此方中参术苓芍等为健脾平肝之圣药,陈皮、半夏、甘草消痰和中,妙在附子、菖蒲以起心之迷,引各药直入心窍之中。《石室秘录》"更有羊癫之证,忽然卧倒,作羊马之声,口中吐痰如涌者,痰迷心窍,因寒而成,感寒而发也。方用人参、半夏、山药各三钱,白术一两,茯神、苡仁各五钱,肉桂、附子各一钱,水煎服。"《石室秘录》作者陈士铎谓曾治一例,仅服一剂,永未再发,并谓将此方"幸珍视之"。陈士铎又出一方谓治此证亦神,人参三两、白术五两、陈皮三钱、生南星、半夏、甘草各一两、附子一钱为末,炼蜜为丸,发病前服之,永不再发。上述论述说明古人对癫痫认识由病因、病机到理法方药,已形成一个完整的系统。陈士铎之病因、病机着眼一个"虚",一个"痰",故有"无虚不作痫"、"无痰不作痫"之谓称,治法上提出人参、白术、甘草、茯苓(四君子汤)补益脾胃;半夏、陈皮、茯苓、甘草(二陈汤)健脾祛痰;肉桂、附片治肾壮阳,其意亦在补虚;薏仁、胆星去湿除痰与二陈相得益彰。此方剂充分体现了补虚、祛痰之真谛。"痰"乃痫之根本病机,痰由何生?脾也、肾也。盖肺为储痰之器,脾则生痰之源也;痰者湿也,水也,究其本在肾也,故有"肾为成痰之本"说。笔者曾用陈士铎上方治疗癫痫,对轻症患者着实有效,但对重症患者力未能及也。笔者临床40余年孜孜以求治痫良法,现将不成熟之经验全列于下,望读者临床试用,不妥之处,尚望同道批评指正。

1.裴氏止痫冲剂:胆南星6g、法半夏6g、沉香3g、黑白二丑各10g、礞石20g、浮石10g、铁锈50g、神曲20g、生龙牡各20g,水煎3次,收取药汁,再煎浓缩,浸膏中加炒山药粉40g、白糖适量,作成冲剂4包,此为2d量,每日2次,每次1包,温开水冲服。此剂适用。癫痫之每日小发作,病情不重,数秒钟自止,煎常服,日久则效。胃脘禀赋素虚者,可酌情减半服用。

2.裴氏止痫丸:当归10g、川贝6g、赤芍10g、生地100g、桃仁100g、红花60g、姜虫60g、全蝎60g、蜈蚣10条、天麻100g、钩藤300g、石菖蒲

100g、白胡椒100g,共研为末,炼蜜为丸,6g重,日服2次,每次1~2丸,温开水冲下。此剂适合于较大之发作,体质虚弱者可以大枣煎汤冲服,久服之,则可见效。

3.裴氏定痫胶囊:猫头鹰脑髓10g、明矾20g、郁金60g、姜片60g、全蝎60g、蜈蚣10条,共研为末,装入胶囊(0.5g),每日服1~3次,每次1~3粒,温开水冲服,宜久服,此剂适合癫痫大发作,精神恍惚、神志不定者。

4.扶中止痫汤:党参10g、白术10g、茯神10g、半夏6g、陈皮6g、甘草6g、生苡仁20g、肉桂3g、附片6g、木香3g、草蔻6g、生铁落100g(先煎),水煎服,一日1剂。此汤剂适合痫症之体虚、多痰者,可与前述冲剂、丸药、胶囊选其中之一与之同服。

5.生铁落饮:天冬15g、麦冬15g、党参15g、丹参15g、北沙参15g、元参15g、胆星6g、川贝6g、生赭石15g、法半夏6g、陈皮6g、茯神15g、远志6g、炒枣仁15g、朱砂3g(分冲)、连翘15g、菖蒲6g、钩藤30g、生铁落100g(先煎),水煎服,一日1剂。此剂适合于癫痫精神性发作和癫痫合并精神症状,烦躁,不寐,心悸,坐卧不安者。此方为清·陈钟龄方,方出《医学心悟》。

6.复方柴胡温胆汤:柴胡10g、黄芩10g、半夏6g、甘草6g、桂枝10g、白芍10g、胆星6g、枳实10g、竹茹6g、陈皮6g、茯神10g、远志6g、炒枣仁5g、附片6g、干姜6g,水煎服,一日1剂。此方应用于癫痫患者体质虚弱,经常感冒,一感冒即引起癫痫发作。

7.复方紫参片:山慈茹10g、五倍子10g、续随子10g、大戟6g、腰黄3g、朱砂3g、麝香1g、苦参30g,共研为末,制成片剂,0.3g 1片,日服3次,每次2片,温开水冲服。此方原名"紫金锭",方出《片玉心书》,为中医急救常用药,习惯用于治疗疔疮肿、痈疽丹毒,也可用于食物中毒、急性痢疾、急性胃痉挛。笔者将此剂应用于癫痫大发作获效。

综上所述,中药中医治疗癫痫,主要指原发性癫痫,此种癫痫中医自能独当一面。对于脑病、脑外伤引起之癫痫必须中西医结合综合治疗。以上方药中四种成药制剂可根据病情选择其一常服之。三种汤药根据病情间断服用。中医治疗癫痫是一个慢性的系统工程,需要医患合作长期服药。中医治疗的基本思想是扶正固本和祛风镇惊相结合，前者的作用是调节机体植物神经系统和内分泌系统功能,使之日趋协调,祛除癫痫发作生理基础;后者作用是对症治疗缓解癫痫临床表现,二者结合,缓中图治。

医 案 部 分

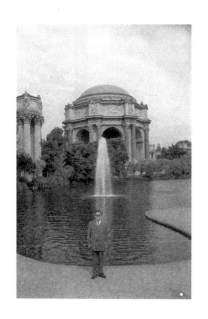

　　医案共30篇,病例87案,均系难治病、少见病。贯彻了作者早年提出的"西医诊断、中医辨证、中药为主、西药为辅"的临床十六字原则。务求实事求是,疗效可靠。

治愈食道癌2例

例一:1984年(甲子)秋,患者徐某,男,50岁。胃脘胀满、咽下困难月余。经钡餐、胃镜确诊食管中段腺癌,鉴于患者经济困难,要求服用中药,回家中调养。诊见:舌红、苔黄厚腻、尺脉弱、关脉弦。方用六味地黄合半夏泻心:生地12g、山茱萸10g、山药10g、丹皮6g、茯苓10g、泽泻10g、黄连6g、黄芩10g、半夏6g、干姜6g、党参15g、丹参10g、木香3g、草蔻3g、黄芪30g、制乳没各3g、穿山甲10g、皂角刺6g。水煎,取汁800ml,分4次2天服完(即每日2次,每次200ml,早晚饭后服)。1997年(丁丑)春,患者来诊,谓上方坚持服用300余剂,效果明显,目前已无任何症状,诊见其颜面红润、体格健壮,无吞咽困难及胃脘不舒,钡餐透视无阳性发现,胃镜检查:食道中段未见,慢性浅表、萎缩性胃炎。此例之治愈实属奇迹,患者将原方加厚裱糊为纸板,该板因久用磨损,其上字迹斑驳,隐约可辨。余问患者何以能坚持服药数年?答曰:先是服药10余剂,自觉服后饮食稍能通流,因无他法,只有埋头服药,1年后病情明显好转,越有信心,故能坚持至今。

按:上方乃六味地黄汤、半夏泻心汤、半夏厚朴汤、托里透脓散之合方,六味地黄汤扶正固本、半夏泻心及半夏厚朴汤泻火燥湿、行气宽中,托里透脓散软坚活血、扶正散瘀分钟。诸方共奏治癌之功效,久服不辍,竟成大功。

例二:2000年(庚辰)2月,患者张某,男,56岁。咽下困难3月余,伴胃脘胀满,钡餐、胃镜确诊为食管上段鳞癌、萎缩性胃炎并肠化、幽门螺旋杆菌阳性。曾经^{60}Co照射20次,总量达6000cGy,咽下较前略有好转,仅能进食牛乳及茶水等,胃脘胀满较前加重,求治于余。舌质红、苔黄厚腻,脉沉弦数。患者除上述症状外,大便秘结、小便赤涩。方用大承气汤合三黄泻心汤、启膈散加味:大黄10g、黄连3g、黄芪10g、枳实10g、厚朴10g、芒硝10g、茯苓10g、郁金6g、丹参10g、丹皮10g、木香10g、浙贝10g、砂仁6g、杵头糠20g、荷叶蒂10g,水煎服。服药

10剂,患者咽下明显通利,能进食面条,能嚼咽面包及饼干等,大便通畅、小便转清、胃脘之胀痛明显好转,厚黄腻之舌苔亦较前变薄。前方去芒硝,加生地12g、山茱萸10g、山药10g、泽泻10g,水煎服,每日1剂。10剂后症状进一步好转,胃脘胀痛消失,舌红、苔薄黄、微腻。方用六味地黄汤、三黄泻心汤、丹参饮、启膈散之合方:大黄6g、黄连3g、黄芪10g、干姜6g、半夏6g、丹参10g、木香6g、砂仁6g、生地12g、山茱萸10g、山药10g、丹皮10g、茯苓10g、泽泻10g、郁金6g、浙贝母10g、荷叶蒂10g、粳米20g,水煎服,每日1剂,令长服之。2001年(辛巳)3月,患者来诊,谓服上药90余剂,诸证全消,在当地行钡餐、胃镜检查已无病变。嘱患者用前方10剂之量,粉碎过箩,炼蜜为丸,6g/丸,日服3次,每次1丸,饭后温开水冲服,以善其后。

　　按:此例之治愈亦属奇迹,三黄、承气均对症之方也,六味、启膈、丹参饮合而治本,在放疗奏效的基础上,采用中药治疗,达到了单纯放疗无法达到的疗效。此例目前已属治愈,然毕竟时间仅1年余,宜继续观察远期疗效之。

　　余行医40余年,经治之食道癌患者,总不下数百例,有些系术前、术后加服中药;有些是化疗、放疗加服中药;单纯服用中药者多系农村经济困难者。中药虽系辨证论治,临证加减,但用方总不外半夏厚朴汤、六味地黄、启膈散、三黄泻心汤、半夏泻心汤、丹参饮等类方。中药对绝大多数病例来说均有不同程度的疗效,尤其对手术病人之延长存活,对放、化疗病人之减少毒副作用等确有肯定作用,上述两例乃余采用中药治疗疗效最佳之验案,谨录之以示人矣。

原发性肝癌2例

例一:患者张某,男,56岁,因"肝区疼痛3月伴胃脘不适、纳差",于1996年1月就诊查体:患者形体消瘦,皮肤及巩膜轻度黄染,心肺(-),腹微膨隆,肝大剑下4cm,质硬,表面欠光滑,腹水(+),脾肋下不可及,舌淡红、苔黄腻,脉弦细,B超示:肝左叶可见5.0cm×4.2cm之占位性病变,多考虑肝癌。肝功化验示:总胆红素为18μmol/L,麝香草酚浊度试验为6u,谷—丙转氨酶为45u,总蛋白为59g/L,白、球蛋白比例为1.2:1。甲胎蛋白为400mg/L。西医诊断为:原发性肝癌。中医辨证:肝瘀分钟气滞,肝木克土,治宜疏肝健脾,方用柴胡疏肝散加味,处方为:柴胡10g、白芍10g、枳实10g、甘草6g、川芎6g、香附6g、青陈皮各6g、丹参30g、黄芪10g、元胡10g、川楝子15g、海藻10g、昆布10g、龟板10g、木香3g、草蔻3g,水煎,每日1剂,分服。服用上方14剂后纳差、胃脘不适减轻。但仍感肝区疼痛,故原方去木香、草蔻、龟板、鳖甲,加三棱10g、莪术10g、姜黄10g、制乳没各3g,又服用20剂后肝区疼痛缓解,但仍有肝区及胃脘不适。查全身仍有轻度黄染、舌淡红、苔黄腻、脉弦,上方又去姜黄、制乳没加生苡仁30g、鸡内金10g,总服20剂后复查B超示:肝左叶可见3.0cm×2.4cm之占位性病变,已较前缩小,肝功化验也恢复正常。

例二:患者王某,男,48岁,因"肝区疼病1月伴腹胀",于1995年10月5日前来治疗,查体:患者皮肤黏膜未见黄染,心肺(-),肝大剑下5cm,质硬,腹水征(-)、脾未及,舌紫黯有瘀分钟点,苔薄黄,脉弦。CT检查示:肝左叶可见6.0cm×5.0cm大小之肿块,考虑为肝癌。肝功化验示:总胆红素为15μmol/L,麝浊为4u,谷—丙转氨酶为82u,甲胎蛋白大于400mg/L。西医诊断:原发性肝癌。中医辨证:肝瘀分钟气滞,瘀分钟血内阻,治以疏肝行气、活血化瘀分钟。方用柴胡疏肝散加味,处方为:柴胡10g、白芍10g、枳实15g、甘草6g、香附6g、川芎6g、三棱10g、莪术10g、海藻10g、制乳没各3g、丹参30g、黄芪30g、龟板10g、鳖

221

甲6g,水煎服,一日1剂分服。服后20剂,患者腹胀减轻,肝区疼痛稍有好转,查:肝大同前。改用兰州方加味。方药为:生地12g、山药10g、山萸肉10g、茯苓12g、泽泻10g、丹皮10g、人参须15g、太子参15g、北沙参15g、党参15g、麦冬10g、五味子3g、丹参30g、黄芪30g、当归10g、白芍10g,水煎,分2次服,并配合西药5-Fu,500mg静滴,一日1次,连用5天,停9天后再连用5天,总量5g、生理盐水200ml加先锋V号3g,静滴,一日1次、10%葡萄糖溶液500ml加维生素C200mg、维生素B₆0.2g、10%氯化钾溶液10ml,胰岛素8u,静滴,一周2次。治疗21天后肝区疼痛明显缓解;查肝大剑下2cm,质地变软,但出现乏力、纳差之症;故又改用柴胡疏肝散加减。处方为:柴胡10g、白芍10g、枳实10g、甘草6g、丹参30g、黄芪30g、木香3g、草蔻3g、当归10g、海藻10g、昆布10g、龟板10g、鳖甲10g、青陈皮各6g,水煎,一日1剂,分服。又治疗20天后患者饮食精神好转,出院时CT提示:肝脏肿块缩小至2.0cm×1.5cm,肝功化验也完全恢复正常,此后又用中药调理治疗,至今存活。

治愈急性单核细胞白血病1例

　　马长生，男，17岁，战士。住院号2346。主诉3个月前自觉头昏、乏力、皮肤出现少许出血点。因日趋增多，更伴鼻衄、便血等，当地医院以"再生障碍性贫血"，之初步印象于1967年2月1日转入某医院，经骨髓穿刺确诊"急性单核细胞白血病"。在该院住院50余天，输血10余次，计3000ml，并服激素及6-MP等；仍未能控制病情之恶化，遂于同年3月15日转入我院。

　　既往史：身体健康，曾患"伤寒"及时治愈。无放射线及有毒物质接触史。

　　体检：体温38.5℃，脉搏112次/分，血压12.1/6.7kPa（90/50mmHg）。发育尚可，营养欠佳，神志清晰，查体合作。面色苍白，急性病容，全身皮肤黏膜可见散在性大小不等之出血点，压不退色。臀部及小腿外侧可见4cm×6cm及7cm×4cm两处出血斑。巩膜未见黄染。咽部充血，扁桃体不肿大。颈部柔软，未见畸形。胸廓对称胸骨压痛明显，两肺呼吸音粗糙，未闻及干湿啰音。心界不大，心律齐。$P_2>A_2$，心尖区可闻及Ⅲ级收缩期吹风样杂音。腹胀，中腹部有压痛，肝脾未触及。四肢未见异常。病理反射阴性。

　　化验检查：血象：红细胞90万/mm³，血色素19.2%，血小板10 000/mm³，白细胞1200/mm³，中性18%、淋巴72%、单核10%，网织红细胞0.1%，出血时间5′20″，凝血时间24秒。尿、粪常规均正常。骨髓穿刺涂片检查：标本号L-802，骨髓增生明显活跃，粒:红=3.1:1，白:红=27.6:1，白细胞系统显著增生，主要细胞类型为单核细胞，其中原始单核细胞5.0%，幼稚单核细胞69.5%，成熟单核细胞6.0%，共计80.5%。各阶段幼红细胞共计3.5%，成熟红细胞形态基本正常，部分红细胞血红蛋白充填欠佳。未见巨核细胞。诊断意见：急性单核细胞白血病(非白血病型)。

　　治疗经过：患者于1967年3月15日入院。即予青霉素、链霉素肌注,口服维生素B_1、维生素C、强的松。同时着重采用中医辨证施治,时见壮热烦渴,骨蒸汗出,遍身血斑,吐、衄、便血,舌红少苔,脉细而数。显系气阴两亏,血热妄行之证。法宜益气养阴、清热降火、固表止汗、凉血止血。遂以Ⅰ号方①煎服,每日1剂。8剂后一般情况稍有改善,发热、汗出、口渴均较前减轻,出血症状亦较前好转(其间输血2次,共600ml)。4月5日复诊,证见夜热早凉,骨蒸盗汗,吐、衄、便等全身出血症状较前稍减轻。舌红少苔,脉仍细数。证乃余热未清、气阴两亏。气虚不能统血,阴虚不能制火。法宜大补气阴,清热除蒸,佐以凉血止血,固表止汗之剂。遂用Ⅱ号方②水煎服,每日1剂。共服10剂后,患者体温下降至正常,鼻衄停止,全身血斑及出血点渐呈干涸。一般情况亦逐日好转,并可在床下作轻微活动(其间亦输血2次,计600ml)。4月20日复诊,证见颜面苍白,少气乏力,心悸气短,夜寐不安,头晕目眩,骨蒸自汗。舌质红,少苔,脉细数。此系气阴亏损,表里两虚,血不安神,浮阳外越之证,法当大补气阴,重镇安神,佐以固表止汗之剂。方用Ⅲ号方③水煎服,每日1剂。连服40余剂患者一般情况明显好转。出血止、斑疹消,颜面稍稍转红,乏力、自汗、心悸、气短、夜寐不安等症状均有一定程度的减轻(其间输血3次,共计800ml)。1967年6月25日,继续以大补气阴之法改用Ⅳ号方④煎汁收膏,日服2次,每次15.0g,开水冲服,共服3料,历时5月余,至1967年11月,患者体力增加,颜面红润,食欲可,精神佳,发热、骨蒸、口渴、多汗诸证均初步控制,只是偶有头晕、目眩、心悸。患者尚能从事轻微劳动(其间先后输血5次,共计1200ml,西药仅使用维生素及强地松)。血色素持续维持在50%以上。于11月10号作骨髓涂片赴兰州医学院复查,并嘱其在兰期间,每日坚持服Ⅲ号方,1968年1月17日接该院内科张主任函云:"患者之骨髓象属急性单核细胞白血病缓解期变化,除单核细胞各阶段尚有轻微异常外,其他各系统均恢复正常。1968年1月13日患者返家继续服用中药。笔者于1月20日应邀赴患者家中诊视,见患者仍有颜面㿠白,伴乏力自汗,心悸气短,偶有牙龈出血及鼻衄,脉沉细,舌胖淡,给Ⅳ号方配膏1料,白开水冲服(服法同上)。1968年3月9日,患者以感冒2天,胸闷咳嗽之主诉,二次入我院(住院号3102),体温

39.2℃,胸闷咳嗽,痰中带少量血丝,前胸后背可见少量出血点,咽微红,扁桃腺不大,两肺呼吸音粗、未闻及啰音。胸骨有压痛,肝脾未触及,四肢未见异常,病理反射阴性。血象:红细胞345万/mm³,血色素52%,白细胞3400/mm³,中性56%、淋巴40%、单核4%。诊断:①急性单核细胞白血病(缓解),②上感。入院后即给青霉素40万单位,链霉素0.5g,维生素B20mg,维生素C 100mg,强地松20mg,咳必清2片。中医检查:证见壮热无汗,喘息不宁,头疼恶寒,舌红少苔,脉濡细。此系风寒犯表,热蕴肺经,气阴两虚之证。法当解表清里,益气养阴。投以V号方⑤水煎服,每日1剂。服4剂后,一般情况好转,体温降至37.5℃,咳嗽止,痰呈泡沫状,未见血丝。3月15日起改用Ⅲ号方服40余剂,患者除时有头晕、心悸外,其他症状完全消失,于1968年5月18日出院。出院后在家继续服Ⅲ号方达60余剂,身体恢复健康,于1968年7月重返工作岗位。

1973年春,笔者随访了患者,时患者在金塔县农建三团任班长,精力充沛。当时(1973年3月24日)血象:红细胞420万/mm³。血色素82%,血小板20万/mm³,白细胞5600/mm,中性65%、淋巴33%、单核2%。当时(1973年3月26日)骨髓象:骨髓增生活跃,白:红=1.96:1,粒细胞系统中幼粒至带状核阶段比例稍低,幼稚单核细胞及单核细胞比较偏高(共17.8%,其中幼稚单核为3.8%),淋巴系统基本正常,红细胞系统基本正常,全片见成熟巨核细胞3个,无血小板形成征象,成熟红细胞形态如常,血红蛋白充填良好。两次住院血象变化情况见表1、表2。

表1

日期	红细胞 (万/mm³)	血色素 (%)	白细胞 (万/mm³)	分类(%)			血小板 (万/mm³)
				中性	淋巴	单核	
1967.3.15	90	19.2	1200	18	82		10 000
4.5	120	25	1750	20	72	8	
4.22	200	32	2100	20	70	10	
5.2	240	40	2120	38	58	6	25 000
8.4	320	62	3450				62 000
11.2	360	61.5	3250	49	48	3	

表2

日期	红细胞（万/mm³）	血色素（%）	白细胞（万/mm³）	分类(%)			血小板（万/mm³）
				中性	淋巴	单核	
1968.3.9	345	52	3400	60	40		
4.9	420	67	4100	62	30	8	

讨　论

　　白血病是骨髓造血功能恶性紊乱之疾患，祖国医学对此病尚无专门命名，此例患者经中西医结合治愈，关于中医中药对本病的作用，笔者有下列体会。

　　本例患者自始至终具有明显的气虚证候，如面色不华，自汗乏力，少气懒言，头晕眼花等。"气为血帅"，"血为气母"，气虚必然导致血虚，因此在此例病程之中期，出现心悸气急，夜寐不安等血虚证候。《内经》说："气为阳，血为阴"，"孤阴不生，孤阳不长"，气虚与血虚相互促进，使病程急剧进展，最后发展至阴虚内热，血热妄行，气虚阳脱，不能统血的程度。在这一系列病机的形成中，最早出现的气虚，是一个极为重要的因素。治疗此病必须紧紧抓住补气这一环，才能达到治本的目的。拙拟五个方剂，均以补气为主，选用了大剂量的参须、潞党参、太子参、黄芪等补气药。气是什么？用现代医学观点来看，它可能是机体生理功能和防卫力量等一切正常功能活动的总概念。《内经》说："邪之所凑，其气必虚"，"正气存内，邪不可干"，可知通过全力补气，机体自身的抗病功能可得到充分的动员；造血系统的生理机能，指望得到进一步提高，这是治愈本病的主要因素。在补气的同时，还必须养阴。祖国医学的养阴，包含有增加血液、水分、营养之意，这些物质是维持机体生理功能的先决条件。补气与养阴相配合，才能相得益彰，功效卓著。在拙拟五个方剂中，均包含有类似六味地黄汤的组成；六味地黄汤系五代钱乙为补阴而专设，有"壮水之主以制阳光"的显著疗效，所谓"壮水之主"指补益肾阴而言，"肾主骨"、"骨藏髓"。六味地黄汤既补肾阴，能否对骨髓造血有所补益，这是一个值得进一步研究的问题。除参类补气，六味益阴，方中尚包含着麦冬、五味子二药,此二药与参类配合,是唐代医家孙思邈所定之生脉散,为益气养阴之名方,用于本病可助参类以补气,助六味以养阴,使益气养阴之力更专。Ⅰ号方中加入"白虎"以清热,犀角以凉血;Ⅱ号方中加入青蒿鳖甲以去余热除骨蒸;Ⅴ号方中用麻桂以解表散寒,这些都是适当的对证加减。

附:

①Ⅰ号方:生石膏30g、知母12g、粳米9g、人参须15g、棕炭15g、北沙参30g、潞党参30g、犀角9g、元参15g、生地30g、丹皮9g、山药15g、山萸肉30g、龙骨15g、牡蛎15g、五味子3g、浮小麦30g。

②Ⅱ号方:青蒿15g、鳖甲15g、知母15g、鳖血炒柴胡15g、人参须15g、棕炭15g、北沙参30g、潞党参30g、犀角9g、生地30g、白芍30g、丹皮9g、山药15g、山萸肉30g、龙骨15g、牡蛎15g、五味子3g、浮小麦30g。

③Ⅲ号方:人参须15g、北沙参20g、潞党参30g、山药15g、白芍15g、生草9g、麦冬9g、生地30g、龙骨9g、牡蛎30g、五味子3g、酸枣仁9g、山萸肉30g、浮小麦30g、大枣10枚。

④Ⅳ号方:台党参90g、太子参90g、北沙参90g、元参90g、生地15g、熟地15g、寸冬90g、白芍90g、枸杞子90g、首乌90g、山药90g、山萸肉90g、玉竹90g、百合90g、当归90g、去心白莲子120g、白薇45g、白术90g、炙甘草90g、牡蛎90g、酸枣仁90g、柏子仁90g、红枣250g、五味子15g、炒丹皮45g、炙黄芪150g,上药共煎4次浓汁为膏,加入阿胶15g、龟板胶15g、红糖2kg烊化入膏,空腹开水冲服,每服15g。

⑤Ⅴ号方:麻黄15g、桂枝15g、杏仁15g、甘草15g、黄芩9g、地骨皮9g、桑白皮9g、人参须15g、北沙参15g、潞党参15g、山药15g、白芍15g、炙甘草9g、麦冬15g、五味子3g、生地30g、山萸肉30g、犀角9g、丹皮15g。

按:此例于2002年3月随访,仍健康存活,已年逾花甲,子孙满堂。

白血病2例

例一:魏××,男,14岁,学生,甘肃省科学院工人家属。1975年5月23日初诊,家长代诉:3月前因倦怠无力、头晕、纳减、两胁不舒、腰腿酸软,经兰州××医院检查:白细胞计数165 000/mm³左右,骨髓象:骨髓极度增生,原粒及早幼粒均在22%以上,肝脾稍肿大,确诊为慢性粒细胞白血病。经诊:口苦、耳聋、急躁易怒、颜面发赤,烦渴失眠,胸骨隐痛,按脏气失调,实火在肝论治,方用加味当归芦荟汤,并加牛黄0.6g(分2次冲服)以增强祛邪功效。以后多次门诊,仍围绕此方用药,同年10月4日第7诊:面色正常,饮食转佳,精神好转,白细胞降至21 000/mm³。改用当归芦荟丸,每服6g,早晚各服1次。用药3个月后,已能参加轻体力劳动,肝经实热证候大减,以逍遥、归脾等疗养之剂续进。1977年11月18日诊:白细胞已降至18 300/mm³,自觉症状消失,体力增强,食欲良好,已在科学院×厂当工人,仍以生脉地黄丸、当归芦荟丸交替服用,以巩固疗效。患者自患病于今已3年,一直服用中药,现仍在继续治疗观察中。

例二:卫××,男,11岁,学生,兰州市人。于1974年4月,因发热、疲乏、食欲不振、胸骨隐痛,在甘肃省人民医院住院,确诊为急性淋巴细胞白血病。曾用联合化疗,未能控制病情发展。鉴于白细胞持续下降,于同年6月12日请中医会诊,时面色萎黄、形体瘦弱、发热自汗、胸骨压痛,脉浮无力、两尺更弱。血象:血红蛋白9.2g、红细胞232万/mm³、白细胞1550/mm³、淋巴细胞10%、血小板计数33 000/mm³,证系肺肾两虚,方用益气养阴汤。6月26日第二次会诊:服上方12剂后,烧退汗止,自觉症状好转。血象:血红蛋白11g,红细胞412万/mm³、白细胞5100/mm³、中性76%、淋巴细胞23%、幼稚细胞(单核)1%,血小板计数12万/mm³。仍按原方继续服用。7月1日,突发高烧,吐泻交作,7月7日第三次会诊:体温39℃持续不降,便溏、色黑、神疲、心下痞不思食、口干不思饮,脉沉数,舌质红,苔薄白,证系血证阴虚,内热与温邪交织，仿泻心汤及清骨散意，方用：北沙参9g、白扁豆9g、茯苓9g、苡仁15g、白蔻仁1.5g、黄连2.4g、干姜2.4g、银柴胡9g、青蒿9g、鳖甲9g、焦楂9g、丹皮6g、白薇6g、莱菔子6g、炙甘草3g，水煎服。7月12日第四次会诊：服上方3剂后，体温降至36.4℃，便溏已止，稍能进食，脉沉弱，舌质红、白苔渐退净，尚有指甲大一片稍腻，上午疲倦，下午轻快，不时自汗，改用补中益气汤、益气养阴汤合剂。调理月余，病情、血象又回到7月1日以前的完全缓解状态。此后，中药方面，一剂药作2日分服，每日1次，以益气养阴汤、益气助阳汤交替使用。西药方面，除在发病初期曾用联合化疗外，一年半来仅用中药调理，于今整2年，仍在完全缓解中。

恶性淋巴瘤误诊纠正3例

例一:陈××,女,48岁,病历号:6380。

患者以"腹胀、腹水2年余,加重半年"于1992年9月转入我科,谓2年前自觉乏力,盗汗,腹部逐渐胀满、膨隆,曾在某医院诊断为"结核性腹膜炎",并系统采用抗痨药物治疗,先后腹穿10余次,抽出腹水总计达20 000余毫升。治疗历时半年,病情越来越重,腹水增长迅速,全身状况极差,转入我科。体查:T36.2℃,P120次/分,Bp13/8kPa,极度消瘦、衰竭、恶病质,除右颈部可触及一蚕豆大小淋巴结外,余浅表淋巴结均未触及,心肺(-),腹部高度膨隆,腹围90cm,叩诊腹水大量。血常规示:Hb100g/L、WBC12.9×10⁹/L,N82%,L18%,BPC60×10⁹/L,尿分析示:BIL:SmalL,KET:0.5mmol/L,PRO:0.3g/L,URO:33mmol/L,NIT:POS,WBC:Ce12u/L,血沉:55mm/h。腹水脱落细胞示:成团变性细胞(不排除恶性肿瘤),CT示:腹膜后恶性肿瘤可疑。此大量腹水可能系恶性淋巴瘤所致;在取颈淋巴结活检的同时进行化疗。为减少化疗副作用,提高化疗药物疗效,配合中药"兰州方"(主要组成:生地、山萸、人参须等),每日1剂水煎分服,化疗方案COPP,即CTX600mg/w静滴,VCR2mg/w静滴,PCZ50mgP·O,Tid,3周1疗程,休息1周后继续,共进行3个疗程,患者腹水逐日减少,化疗结束时,腹水完全消失,体质恢复,可下地活动。血常规示:Hb130g/L,WBC6.8×10⁹/L,N76%,L24%,血沉6mm/h,其余检查均未见异常,病理活检报告:恶性淋巴瘤(NHL)。

例二:董××,男,43岁,病历号:6251。

患者以"腹胀,腹水半年"于1992年8月转入我科。谓半年前因劳累、受凉而发生腹胀,随后腹水。曾于某医院诊断为:"肝硬化腹水",系统采用保肝、利水治疗5月余无效,病情明显加重而转入我科。体查:T36.1℃,P87次/分,Bp13/9kPa,精神差,慢性消耗病容,全身浅表淋巴结未触及,心肺(-),腹部膨隆,腹壁静脉显见,但无曲张,肝、脾肋下未触及,腹水大量,腹围98cm,肠鸣音不亢进,双下肢无浮肿。血常规示:Hb138g/L,WBC8.2×10⁹/L,N86%,L14%,血沉:5mm/L,尿分析:SG>1.030,NIT:POS,肝功、蛋白电泳及三系统均未见异常。同位素检查示:SA777μg/ml,B₂-M:3.08μg/L,其余(-)。B超示:肝硬化腹水可疑,左肝大。首先取腹水化验并进行化疗,方案COPP,药物用法同前例患者。共进行5个疗程,间隔期为3周,中药"兰州方"配合。腹水完全消失,B超无异常可见。化验室检查均正常,患者临床病愈出院。腹水化验:大量淋巴细胞,病理提示:恶性淋巴瘤(NHL)。

例三:黄××,女,59岁,病历号:5815。

患者以"左颈淋巴结肿大4月,伴红、肿、热、痛1月"于1992年6月转入我科。入院前4月无明显诱因出现左颈部淋巴结肿大如蚕豆,无其他症状。某医院诊断为:"颈淋巴结结核",系统抗痨治疗3月余,淋巴结进一步增大,且伴红、肿、热、痛,遂转入我科。体查:T36.3℃,P74次/分,Bp12/8kPa,营养不良,慢性病容,精神差,左颈部触及大小为2.3cm×2.4cm肿大淋巴结,分叶状、表面尚光滑、质硬、活动性差,伴红、肿、热与压痛,自觉有跳痛。心肺(-),腹软、腹水征(-),B超及胸部拍片均未见异常,正常心电图。血常规示:Hb130g/L,WBC8.8×10⁹/L,N84%,L16%,BPCI60×10⁹/L,尿分析:HIT:POS,镜检白细胞:1~7/HP,血沉:75mm/h,同位素查示:DNA-P(+),余(-)。淋巴结活检:恶性淋巴瘤(HD)。即行化疗方案COPP,药物用法同前例患者,中药"兰州方"配合。进行4个疗程后,患者颈部肿块完全消失,血沉5mm/h,其余化验查均未见异常,临床痊愈出院。追踪至今无复发。

紫癜 2 例

例一:孙某,女,11岁。1997年2月3日初诊。

外感后双下肢出现紫癜,伴双膝关节疼痛、腹痛、咽干。当地医院给予激素治疗无明显效果,故来我院求治,查心肺未见异常,肝脾未及,双下肢可见丛集或散在的出血斑点,以踝关节内侧为明显,色鲜红或暗紫,压之不退色。舌红苔薄黄、脉浮数。化验示血小板为228×10⁹/L,西医诊断:过敏性紫癜。此系风热入里、血热妄行所致。治宜清热解毒、凉血祛风。药用:双花15g、连翘15g、蚤休15g、生地12g、地肤子10g、白蒺藜20g、白藓皮20g、赤芍10g、蝉蜕10g、丹皮10g、防风12g、土茯苓12g、木香6g、黄连6g,水煎服,每日1剂分服,10天后双下肢紫癜减少,腹痛消失,但仍双膝关节疼痛,查舌红苔薄黄、脉弦,上方去木香、黄连,加附子6g、柴胡10g。又服20余剂诸症消失。

按:"风火相煽于外则惊厥;风火相煽于内则迫血妄行。"过敏性紫癜当属风火相煽于内,治疗务必"泻火"与"祛风"并重,才能药中病的,泻火宜清热泻火,重用双花、连翘之类;祛风宜凉血祛风,重用生地、蝉蜕之属。

例二:王某,女,24岁。间断性全身紫癜2年,伴鼻衄、纳差、乏力、月经过多。于1995年4月就诊。查面色苍白,脾大肋下可及。舌淡苔薄白,脉滑数,全身皮下有大小不等的暗紫色出血斑点,以双下肢为甚。化验示血小板为40×10⁹/L。西医诊断:血小板减少性紫癜。系脾不统血、虚火上炎所致。治以补脾气、清虚火。药用:黄芪15g、党参15g、白术10g、黄连3g黄柏10g、白蒺藜20g、土大黄15g、制乳香3g、没药3g、丹皮炭10g、血余炭10g、甘草6g,水煎服,每日1剂分服,服20余剂后紫癜减少,但仍乏力、纳差,查舌淡少苔、脉细数。上方去丹皮炭、血余炭,加山药12g、石斛10g,又服20余剂后诸恙悉平,化验示血小板为80×10⁹/L。

按:气虚不能统血则血溢、血瘀分钟,瘀分钟久化火,亦能迫血妄行,系原发性血小板减少性紫癜之病机。治疗务必"扶正"与"泻火"并重,兼以化瘀分钟、止血。扶正用党参、白术、黄芪,泻火用黄连、黄芩、黄柏,佐以制乳没化瘀分钟,丹皮炭、血余炭止血。由以上两个病例可以看出,过敏性紫癜与血小板减少性紫癜虽均以紫癜为其临床表现,然其病机截然不同,前者为风热之证,为血热妄行;后者为气虚之证,为虚不统血。前者当清,后者应补,同病异治,方可有效。

再生障碍性贫血2例

例一:患者马荣,男,54岁,于1992年5月就诊。自诉头晕乏力、纳呆便溏、形寒肢冷、腰膝酸软。查体:形体消瘦,心、肺未见明显异常,腹平软,脾大胁下可及,舌淡少苔,脉沉细。化验示:红细胞$2.1×10^{12}$/L,血红蛋白63g/L,血小板$50×10^9$/L,白细胞$2.0×10^9$/L,网织红细胞1.2%。西医经骨髓片诊断为:再生障碍性贫血。治以益气健脾,方用归脾汤加减,处方为:黄芪30g、当归10g、党参10g、白术10g、茯苓12g、甘草6g、木香3g、圆肉20g、附子6g、肉桂3g、鸡血藤15g、破故纸15g,水煎,一日1剂。服20余剂后,精神饮食好转,大便已成形。但仍畏寒腰困、耳鸣、遗精,查舌脉同前,化验示:血红蛋白84g/L、血小板$60×10^9$/L、红细胞$2.8×10^{12}$/L、白细胞$2.4×10^9$/L。故又改为右归丸加味,处方为:山药15g、鹿角胶15g、枸杞子15g、杜仲10g、山萸肉30g、当归10g、菟丝子15g、附子6g、肉桂3g、生地15g、丹参10g、木香3g、草蔻13g,水煎服,每日1剂。又服20余剂,畏寒、腰困之症均明显改善,复查血常规:血红蛋白100g/L、血小板$64×10^9$/L、白细胞$3.4×10^9$/L、红细胞$3.4×10^9$/L,接近正常。

例二:患者张某,女,44岁,有10余年再障病史,于1995年4月就诊。症见头晕、乏力、目眩、耳鸣、鼻衄、咽干、月经量多,查体:面色苍白,双上肢皮下有散在瘀分钟斑。心肺未见异常,腹平软,脾脏肋下可及。舌淡少苔,脉细涩。化验示:红细胞$1.90×10^{12}$/L、血红蛋白60g/L、血小板$50×10^9$/L、白细胞$2.4×10^9$/L、网织红细胞为1%,西医经骨髓片诊断为:再生障碍性贫血。中医辨证:肾阴亏虚、瘀分钟血内阻。治宜滋阴补肾、活血化瘀分钟。处方为:当归10g、川芎6g、生地12g、仙鹤草15g、何首乌15g、土大黄15g、鸡血藤15g、丹参15g、红花6g、黑大豆30g、山萸肉20g、龙眼肉15g、女贞子15g、枸杞子15g、破故纸15g、大芸10g。服上方20余剂后头晕目眩之症缓解,但仍有鼻衄、咽干,查红细胞$2.4×10^{12}$/L、血红蛋白68g/L、血小板$60×10^9$/L、白细胞$2.8×10^9$/L,故上方去破故纸加黄连3g、黄芩10g。加减继服40余剂后,复查血常规示:红细胞$3.5×10^{12}$/L、血红蛋白85g/L、血小板$60×10^9$/L、白细胞$3.0×10^9$/L。患者诸症消失。

治疗再障一方面应继承前人补益气血、调理脾胃之大法,另一方面宜与现代医学提供的各种微观资料相结合。再障白细胞低下突出者多表现为神疲乏力、少气懒言,红细胞低下突出者多表现为头晕目眩、面色苍白,前者多为气虚,重用黄芪、附子、肉桂等补气之品,如病案1;后者多为血虚,重用生地、首乌、女贞子等养血之药,如病案2。然"有形之血难以骤生,无形之气需当急补",故治疗再障升白细胞见效快,而升红细胞当以坚持服药,切不可稍有好转就停止调治,前功尽弃。在健脾补肾、益气养血基础上酌以活血化瘀分钟。现代医学证实活血化瘀分钟对改善骨髓微循环有很好的作用。从临床上看大多患者在调补脾肾之基础上加入几味活血药有"画龙点睛"之功。

心律失常4例

一、快速性心律失常

快速性心律失常包括各种早搏、窦性心动过速、室上性和室性心动过速、心房心室扑动及颤动。临床上多见心悸、胸前区不适、乏力、脉细数或有结代等表现。从中医辨证看多为气阴二虚、瘀分钟血内阻、瘀分钟久化热、热扰心神所致,其中气阴二虚为本;瘀分钟血内阻、瘀分钟久化热、热扰心神为标。治疗上以养阴益气为主,方用炙甘草汤加味:炙甘草20g、桂枝10g、干姜6g、阿胶10g(烊化)、大枣4枚、党参10g、麦冬20g、生地20g、麻子仁10g、丹参20g、苦参20g、五味子10g,水煎,每日1剂分服。临床加减;兼见虚烦不眠、口舌生疮、惊悸多梦者上方加黄连3g、朱砂3g(分冲);兼见失眠多梦、疲乏无力、少气懒言、食欲不振者上方加黄芪30g、远志6g、炒枣仁15g;外感后惊悸、多汗、全身酸困者原方加白芍20g;兼见胸前区憋闷不适,脉沉细弦,舌紫暗有瘀分钟斑者用上方合冠心Ⅱ号(由丹参、赤芍、川芎、红花、降香组成),主治冠心病、心绞痛辨证属血瘀分钟者,或以余之验方桂川合剂,即桂枝10g、川芎6g、葛根10g、丹参20g、党参10g、麦冬10g、五味子6g、紫石英15g、生龙牡各15g、灵磁石10g、珍珠母15g、甘草6g;兼见烦躁易怒、惊恐不安、失眠多梦者原方加生龙牡15g、制乳没各3g、炒枣仁15g、柏子仁15g、圆肉10g、山萸肉10g;癔病引起者方用柴胡加龙骨牡蛎汤加味。

例一:许某,男,62岁,干部,心悸伴胸前区不适8年,于1996年10月26日就诊。查体:脉搏100min⁻¹,血压16/10kPa,心脏检查示心音清楚,心率100min⁻¹,心律不齐,每分钟可闻及6~10个早搏,心前区未闻及病理性杂音。心电图示:①心肌供血不足,②频发性多源性早搏。结合脉细数有结代、舌红苔薄黄有瘀分钟点,中医辨证为气阴二虚、瘀分钟血内阻。治以益气养阴、兼以化瘀分钟,方药为:炙甘草20g、桂枝10g、生姜6g、阿胶10g(烊化)、大枣4枚、党参10g、生地20g、麦冬20g、麻子仁10g、丹参20g、苦参20g、瓜蒌10g、薤白10g、半夏6g、红花6g、川芎10g,水煎,每日1剂分服。服20余剂后,胸前区疼痛消失,仍感轻度心悸,有时乏力、胃脘不适,查舌红苔薄黄、脉细数。上方去川芎、红花,加砂仁6g、檀香6g、白术10g、茯苓12g,继服20余剂后诸症消失,查心率86min⁻¹,每分钟仅可闻及1~2个早搏,心电图示:偶发性房早。

例二:赵某,女,50岁,农民。阵发性心悸2年伴右上腹疼痛,失眠多梦,于1997年1月4日就诊。查体:脉搏104min⁻¹,血压12/8kPa,心音清楚,心率110min⁻¹,律齐,心前区可闻及吹风样杂音。腹平软,右上腹有压痛。心电图示:窦性心动过速。西医诊断:①窦性心动过速;②慢性胆囊炎;③癔病。结合舌红少苔、脉弦数,中医辨证为肝郁化火、火扰心神。治以疏肝解郁、安神定志,方用柴胡加龙骨牡蛎汤合甘麦大枣汤加味:柴胡10g、黄芩10g、党参10g、半夏6g、生姜6g、甘草6g、大枣4枚、生大黄3g、生龙牡各15g、浮小麦30g、黄连3g、香附6g、远志6g,水煎,每日1剂分服。服用该方10余剂后心悸、失眠、多梦好转,但仍有右上腹疼痛,故上方去远志、炒枣仁,加枳实10g、木香10g、金钱草20g,继服20余剂后诸症消失。

二、缓慢性心律失常

缓慢性心律失常包括窦性心动过缓、病态窦房结综合征、房室交界性心律及各种传导阻滞。其临床多表现为气短、头昏、乏力、胸闷不适,脉迟有结代。中医辨证多为阳气亏虚、痰饮内阻所致,治疗以温阳益气化痰为主,代表方剂为麻黄附子细辛汤。在临床应用时兼见胸前区疼痛、舌紫暗有瘀分钟点者该方与冠心Ⅱ号合用;兼见失眠多梦、少气懒言、脉沉细无力者,该方与归脾汤合用;兼见胸脘痞满、舌苔白厚者,该方与苓桂术甘汤合用;兼见畏寒肢冷、胸腹胀满、浮肿少尿者,该方与真武汤合用;兼见气短、多汗、口干者,该方与生脉散合用。此外生长于陇南地区茶树之根茎(又名茶树根)对各种缓慢性心律失常均有良好的疗效,可酌情使用。

例三：薛某，男，61岁。胸前区疼痛。伴气短、乏力，于1997年10月7日就诊。查体：脉搏52min⁻¹，血压12/8kPa。心音清楚，心率52min⁻¹，律齐，各瓣膜未闻及病理性杂音，舌淡苔薄白、脉弦缓。心电图示：①心肌供血不足；②窦性心动过缓；③完全性右束支传导阻滞。西医诊断：①冠心病；②窦性心动过缓；③完全性右束支传导阻滞。中医辨证为心阳亏虚、瘀分钟血内阻，治以温通心阳、活血化瘀分钟。方用麻黄附子细辛汤合冠心Ⅱ号加味：麻黄6g、附子6g、党参10g、麦冬10g、五味子3g、苦参15g、汉三七3g（分冲）、茶树根30g、檀香6g、砂仁6g，水煎，每日1剂分服。服上药20余剂后胸前区疼痛完全消失，但仍有轻度气短。查心率58min⁻¹，血压：13/8kPa。上方去水蛭、汉三七，加黄芪30g、桂枝10g、白术12g、茯苓15g。又服30余剂后诸症消失，2月后复查心电图已恢复正常。

例四：马某，女，50岁。气短伴头昏、胸闷、咽痛5年，于1994年12月4日就诊。查脉搏54min⁻¹，血压14/8kPa。患者咽部红肿，心音清楚，心率56min⁻¹，心前区可闻及舒张期Ⅱ级隆隆样杂音，舌淡苔白、脉滑缓。心电图示：窦性心动过缓。西医诊断：①风湿性心脏病（二尖瓣狭窄）；②窦性心动过缓。中医辨证心阳亏虚、痰饮内阻，治以温阳化痰，方药为苓桂术甘汤合麻黄附子细辛汤加味：茯苓15g、桂枝12g、白术10g、甘草8g、麻黄6g、附子6g、细辛3g、半夏6g、二花15g、连翘15g、公英15g、败酱15g。水煎，每日1剂分服。服20余剂后咽痛之证消失，头昏、乏力缓解，仍感胸闷。查舌淡苔薄白、脉涩，上方去二花、连翘、公英、败酱，加瓜蒌10g、薤白10g，继服30余剂后诸症好转。查脉搏68min⁻¹，血压15/10kPa，心电图正常。

营养性巨细胞性贫血2例

例一:患者李某,女,60岁。有慢性胃炎病史,反复鼻腔出血2年加重3天,曾经多方治疗无效,于1999年8月求治于余。初诊:患者精神委靡倦怠,面色萎黄,纳差,口苦口干,腹胀便秘,间断性鼻腔出血,脉沉细,舌红少苔。化验示:RBC2.01×10^{12}/L,MCV120f1,PLT50×10^9/L,HGB50g/L,WBC2.9×10^9/L。骨髓检查示:骨髓有核细胞明显增多,以巨幼红细胞增生为主。西医诊断:营养性巨幼细胞性贫血。除给予维生素B12 500mg肌注,每日1次,叶酸30mg口服,每日1次外,重点以中药调理脾胃治疗,药用:北沙参15g、麦冬10g、玉竹6g、石斛6g、丹参10g、木香6g、草豆蔻3g、薄荷炭15g、丹皮炭15g、血余炭15g、大黄6g、黄连3g,水煎,分2次温服,每日1剂,服10剂。二诊:患者服上方10剂后鼻腔出血明显减少,大便干缓解,但仍有纳差、口苦,上方去薄荷炭、丹皮炭,加黄连3g、黄芩10g、焦三仙各6g,继服10剂,并停用维生素B12及叶酸,嘱其加强营养,注意休息。三诊:患者又服原方10剂后,诸症好转,但仍有轻度的乏力、纳差、腹胀,偶有鼻腔出血。舌红苔薄黄,脉弦。化验提示:RBC3.03×10^{12}/L,MCV92f1,PLT60×10^9/L,HGB90g/L,WBC8.2×10^9/L。治疗仍以健脾调胃为主,佐以疏肝为辅。药用:木香3g、草豆蔻3g、北沙参10g、麦冬10g、玉竹6g、白术10g、茯苓12g、柴胡10g、白芍10g、丹皮10g、栀子10g、当归10g、黄连3g、黄芩10g,水煎,分2次温服,每日1剂。四诊:患者又服20剂后,诸症消失,血象和骨髓检查显示恢复正常,极少再有鼻腔出血情况,精神饮食也明显改善。

例二:王某,男,50岁。胃脘不适,饭后胀满,头晕乏力,纳差3年,有时恶心、腹泻,舌淡苔薄白、脉弦细。化验示:RBC2.56×10^{12}/L,HGB82g/L,MCV98f1,胃镜检查提示:胃体部慢性炎症。曾先后用维生素B12、叶酸、替硝唑等西药治疗半年无效,遂求治于余。患者面色㿠白,精神委靡,形体消瘦,舌淡苔薄白,脉滑。曾在外院骨髓检查诊断为营养性巨幼细胞性贫血。西医诊断:①慢性胃炎;②营养性巨幼细胞性贫血。中医辨证为脾胃气虚。治以益气健脾,方用香砂六君子汤加味:木香3g、草豆蔻3g、党参10g、白术10g、茯苓12g、甘草6g、半夏6g、陈皮6g、枳实10g、白芍10g、生龙牡各15g、乌贼骨15g、焦三仙各6g。有补中益气,健脾养胃,行气化滞,燥湿除痰之功效。水煎,分2次温服,每日1剂。二诊:服上方10余剂后患者述胃脘不适、饭后胀满之症明显缓解,但仍感头晕乏力,时有睡眠不佳,查舌、脉同前。化验示:WBC2.9×10⁹/L,HGB86g/L,MCV96fl。患者脾胃运化功能虽已好转,贫血尚未改善。改用心脾同治、气血同补的方法,以归脾汤加味:黄芪30g、当归10g、党参10g、白术10g、茯苓12g、甘草6g、远志6g、炒酸枣仁15g、木香3g、圆肉10g、生地12g、何首乌15g、土大黄12g、女贞子12g,水煎,分2次温服,每日1剂。三诊:服上方10余剂后,患者胃脘不适进一步好转,饮食精神睡眠亦明显好转。复查血象示:RBC3.4×10¹²/L,HGB96g/L,MCV92fl,再以上方加减调理,共服中药40余剂,血象复查恢复正常。四诊:患者病情一直平稳,但5天前因饮食不慎而又出现胃脘不适,恶心,大便稀、每日4次,纳差,故而再诊,考虑为慢性胃炎合并急性胃炎,治疗以中药为主。药用:陈皮6g、茯苓12g、连翘15g、半夏6g、焦三仙各6g、苍术6g、黄连6g、木香6g,水煎,分2次温服,每日1剂,服5剂。五诊:患者恶心、腹泻消失,仍有胃脘不适,纳差。复查血象示:RBC3.6×10¹²/L,HGB100g/L,MCV94fl,遂改投香砂六君子汤合半夏泻心汤,以增和胃降逆、开结除痞之功。水煎,分2次温服,每日1剂,服用10剂后,复查血象和骨髓检查显示均正常,随访3年未复发。

原发性血小板减少性紫癜2例

例一:彭××,女,27岁,炊事员,1983年9月8日初诊。一年前始见鼻衄,反复发作,全身出现散在性出血点,大小不等,少数部位形成片状紫斑。月经量多、色淡,颜面日渐萎黄,伴乏力、头晕、心悸、腰痛、耳鸣、怕冷、自汗,曾于兰医一院行骨髓穿刺,诊断特发性血小板减少性紫癜。患者体温36.7℃,血压12/8kPa(90/60mmHg)。颜面萎黄,颈部、前胸、四肢可见点片状散在性出血点,按之不退色。心界叩诊不大,心尖区可闻及Ⅱ级收缩期吹风样杂音,肺(-),肝未触及,脾在肋下可触及1.5cm,血小板2.7万/L,红细胞360万/L,血红蛋白10g/L,白细胞5600/L,中性72%,淋巴28%。出血时间8分钟,24小时血块收缩不良。骨髓象示巨核细胞形态正常数量增多,血小板形成型巨核细胞明显减少。诊断:特发性血小板减少性紫癜。中医辨证:患者舌质胖淡,有齿痕,苔微黄而腻,脉象沉细数,双尺沉细尤甚。参合颜面萎黄、乏力、头晕、心悸、腰痛、耳鸣、怕冷之见症,此乃脾肾气虚,气不统血之证,气虚久,则湿滞、则血瘀分钟、则化火。法当健脾补肾,益气摄血,佐以清热燥湿,活血化瘀分钟。方用参芪三黄汤加味:党参10g、黄芪20g、白术6g、土大黄15g、黄连3g、黄芩10g、制乳没各3g、白蒺藜20g、圆肉10g、山萸10g、破故纸10g、菟丝子10g,水煎服,一日1剂。连服10剂,全身紫斑及出血症状明显好转,头晕、乏力、怕冷、心悸亦好转。前方去破故纸、菟丝子,每日1剂,服21剂后,患者诸症悉平,血小板升至12万/L,出血时间、血块收缩均恢复正常,骨髓象亦恢复正常,红细胞480万/L,血红蛋白14g/L。

例二:华×,女,5岁,1984年2月17日初诊。半年前患者于一次感冒后,出现鼻衄及全身紫斑,在某医院诊断"原发性血小板减少性紫癜",曾用激素等西药治疗后,血小板曾有一时性回升,全身紫斑鼻衄仍反复发作。患者日渐消瘦苍白,伴乏力、烦渴、自汗、纳差、便干、心悸,大便时肛门出血。体温38.9℃,血压10.7/6.7kPa(80/50mmHg),

颜面苍白,前胸及背、四肢可见大小不等的出血斑点,按之不退色,心界叩诊不大,各瓣膜区未闻及杂音,肺(-),肝在剑下可触及2cm,质软,无压痛,脾未触及。血小板1.7万/L,红细胞460万/L,血红蛋白12g/L,白细胞5600/L,中性78%,淋巴21%,嗜酸1%,出血时间6分钟,24小时血块收缩不良,骨髓象示巨核细胞形态数量尚属正常,血小板形成型巨核细胞减少。中医辨证:患者舌质红,有散在性瘀分钟斑,苔微黄厚腻,脉象沉滑数,双寸沉细。参合消瘦、苍白、乏力、自汗、纳呆、烦渴、心悸、发热、便干之见症,病乃气血双虚,气不摄血;气虚则阳虚、则生湿,血虚则血瘀分钟,则化火;虚为本,湿热为标。法当标本兼治,方用参芪三黄汤加味:党参10g、黄芪20g、白术10g、甘草6g、土茯苓19g、黄芩10g、黄连3g、制乳没各3g、白蒺藜60g、生石膏30g、仙鹤草15g,水煎服,每日1剂。服5剂后,患者烧退、渴止,自汗乏力减轻,全身紫斑及鼻衄变明显好转。前方去生石膏、仙鹤草,再服22剂,患者诸证消退,状若常人。血小板9.1万/L,红细胞480万/L,血红蛋白14.5g/L,白细胞6200/L,中性71%,淋巴28%,单核1%。出血时间、24小时血块收缩均正常。骨髓象示血小板形成型巨核细胞接近常人。

中药抢救重危急症2例

例一:王××,男,51岁,工人,1982年8月6日急诊。患者于3天前上腹部剧烈疼痛,如刀割样,向左胸、腰、肩、背放射,伴恶心呕吐,并出现颜面苍白,四肢冰凉,血压下降。遂请中医会诊。查体:体温37.8℃,脉搏102次/min,呼吸28次/min,血压8.0/5.3kPa(60/40mmHg),面色苍白,痛苦表情,神志朦胧,颈软,两肺听诊无异常,心界不大,心尖区可闻及Ⅱ级收缩期吹风样杂音。腹部稍膨隆,上腹部偏左有明显压痛及轻度反跳痛,肝脾未触及,四肢冰凉,病理反射未引出。实验室检查:白细胞18 000/mm³,中性84%,淋巴16%,血淀粉酶1260u(Somogyi法),尿淀粉酶445u(Winstow法)。诊断:急性胰腺炎并休克。中医辨证:舌红苔黄厚腻,脉沉细数,大便干结,参合胸腹之剧痛,颜面苍白,四肢冰凉等,证乃阳盛于内,格阴于外,内有阳明腑实,外有格阴肢厥,热愈盛则厥愈深。法当泻火攻实以治其本,方用大承气汤加味:大黄、芒硝、枳实、柴胡、白芍各10g,元胡、川楝子、厚朴、黄芩各6g,黄连、木香、草蔻各3g,水煎服,一日内连服2剂,同时给予补液和青、链霉素肌注。次日复诊:患者腹痛大减,神志转清,大便下大量酱黑色污浊稀便,血压13.3/10.7kPa(100/80mmHg),患者左上腹部仍有疼痛,呈阵发性加重,并向左胸、腰、肩放射,伴口苦咽干,腹胀肠鸣,脉弦数,舌红苔黄腻。证属里热未尽,邪寓少阳,法当表里双解,方用大柴胡汤加味:柴胡、黄芩、枳实、大黄各10g,白芍15g,川芎、香附、元胡、川楝子各6g,黄连3g,苡仁、红藤各20g,水煎服,一日1剂,共服6剂。再诊:患者精神好转,血压平稳,舌苔变薄,脉弦,仅左上腹部时有隐痛。血淀粉酶由1260u降至60u,尿淀粉酶由445u降至120u,继服疏肝丸(河南禹县制药厂),每日早晚各1丸,以善其后。

例二:陈××,男,68岁,退休工人,1983年4月7日初诊。患者于一日前胸闷喘咳,骤然发生吐血,血色鲜红,内杂泡沫,一日来咯血不止,总量达半痰盂许,曾在××医院诊断为"支气管扩张合并大出血",

既往有慢性气管炎史,无结核病史,亦无心脏病史及肝胃病史。查体:体温38℃,呼吸20次/min,脉搏102次/min,血压13.3/8.7kPa(100/65mmHg)。患者消瘦萎黄,神志清晰,胸部对称,略呈桶状,肋间隙变形,叩诊过清音,两侧呼吸动度较深等大,两肺呼吸音粗糙,有散在干性啰音,心界不大,各瓣膜区均未闻及明显杂音,$A_2>P_2$,A_2稍亢进。腹部平软,胃区无压痛。肝脾未触及,腹水征(-)。胸部透视:两肺纹理明显增粗,透光度增强,肺野增宽,提示慢性气管炎合肺气肿、支气管扩张。实验室检查:白细胞18 600/mm³,中性82%,淋巴18%,血沉2mm/h。诊断:支气管扩张、肺气肿并大咯血。中医辨证:患者舌红苔黄厚腻,脉洪大而数,大便干结,胸膈满闷,咳喘气促,痰涎壅塞,泡沫状血痰。证属肺胃实火、火旺迫血。法当清泻肺胃,凉血止血,方用凉隔散加味:大黄、芒硝、连翘、黄芩、山栀、白芨、瓜蒌、橘红各10g,黄连、贝母、甘草各6g,薄荷3g,水煎服,一日1剂(同时给予青霉素80万单位肌注,8小时1次;链霉素0.5g肌注,12小时1次),服4剂。复诊:咯血已止,舌苔变薄,仍有黄腻苔,胸满、喘逆亦较前减轻,痰仍多,呈黄稠之脓痰,腹泻日达2~3次,泄下物为褐黑色臭浊稀水,脉弦数。前方去芒硝、白芨,继进5剂。再诊:除胸满、气促外,诸证悉平,脉弦尺弱,舌淡苔微黄腻。嘱以麦味地黄丸日服2次,每次1丸,以善其后。

重度中毒性痢疾2例

例一:陈×,21岁,男,中学生。于1969年2月16日下午14时,以高热,腹痛,昏迷,抽搐2小时后入院。当日晨7时许,患者起床洗漱后,自觉腹痛,恶心欲呕,自服十滴水1小瓶未效,并伴高热寒战,旋即卧床不起,2小时前,神志逐渐昏迷,并有阵发性抽搐,患者身体素健。体检:体温40.1℃,脉搏120次/min,呼吸12次/min,血压14.7/10.7kPa(110/80mmHg),患者昏迷,时有抽搐,全身皮肤黏膜未见黄染、瘀斑、皮疹及出血点。全身淋巴结未见明显肿大,两侧瞳孔轻度散大,对光反射、交睫反射均较迟钝。咽红、扁桃腺Ⅰ度肿大,颈项强,心(-),两肺鼾鸣音,腹部轻度膨胀,下腹有轻度柔韧感,肝(-),脾(-),肠鸣音减弱,移动性浊音(-),膝腱反射稍亢进,病理反射未引出。化验血常规:红细胞460万/mm³,血色素89g/L,白细胞12 300/mm³,中性80%,淋巴18%,大单核1%;尿常规(导尿):色黄,酸性,糖(-),蛋白(-),仅有少量上皮细胞;粪常规(肛门拭子):黏液(+++),脓细胞(+++),红细胞(+),蛔虫卵0~3/低倍镜;脑脊液:清亮,透明,潘氏:(-),细胞(-)。诊断:中毒性菌痢(暴发型)。入院后按暴痢常规抢救,立即用冬眠灵、非那根各50mg肌注,行亚冬眠疗法。并且给0.5%呋喃西林混悬液30ml灌肠,静脉滴注20%甘露醇200ml,氢化可的松200mg,维生素C1000mg,同时给青霉素40万单位,每6小时1次,链霉素0.5g肌注每8小时1次,氯霉素0.5g肌注每8小时1次。经上述处理后,患者抽搐有所减轻,但昏迷反加深,晚24时许,出现潮式呼吸,瞳孔两侧不等大。立即用阿托品1mg注入盐水管静脉滴注,每5分钟1次,滴10余次后,呼吸衰竭未见明显改善,通知家属"病危",停阿托品疗法,改用中药"新订桃仁承气汤"治疗(鼻饲),分3次以胃管导入,3小时鼻饲完,饲药毕(晨3时许),患者自肛门排出黏胨样物约500ml,呼吸逐渐平缓,脉搏较前有力,仍呈深度昏迷状态,在前述体液疗法及抗生素继续使用的同时,再以"新订桃仁承气汤"1剂鼻饲。饲药期间,患者神志逐渐清晰,呼吸完全恢复正常,次后以前方减大黄、芒硝至15g,加当归20g、白芍15g、上肉桂4g,每日1剂,连进3剂,患者痊愈。

　　例二:王××,女,1岁半。发烧半日,抽风1小时入院。患者于当日晨始有发烧,哭闹不安,但未引起家人注意。1小时前,骤然连续抽搐,家人大骇,才急诊入院。体检:体温35.6℃,脉搏不清,呼吸呈断续呼吸,神志不清,颜面发绀,牙关紧闭,口吐白沫,阵发性抽搐若断若续,心音微弱,节律不清,呼吸时有时无,无干湿性啰音。腹部膨胀,肠鸣音(−),肝脾(−),病理反射未引出。急查粪常规(肛门拭子):黏液(+++)、脓细胞(+++)。诊断:中毒性痢疾(暴发型)。立即以10%葡萄糖液500ml,5%葡萄糖盐水500ml,加维生素C1g头皮静脉点滴,肌注洛贝林3mg,再以"新订桃仁承气汤"1剂鼻饲(处方:大黄15g、芒硝15g、桃仁10g、桂枝10g、甘草5g、黄连8g、木香5g、黄芩10g、马齿苋50g,加水1000ml煎至200ml,分3次在2小时内饲完)。药饲毕,患儿抽搐停止,并自肛门泻下大量黏胨样物,呼吸平稳,当日再进服"新订桃仁承气汤"1剂,分3次服完,次晨患儿精神转佳,饮食稍好,原方减去大黄、芒硝,加秦皮、白芍、当归、山楂,服1剂痊愈出院。

慢性支气管炎2例

例一:患者高某,男,67岁,气喘10年,伴咳嗽。半月前受凉后加重,咯痰清稀,咯出不爽。查体:T:36.8℃,P:88次/min,R:30次/min;Bp:18/10kPa。患者神清,口唇青紫,胸廓呈桶状,双肺叩诊过清音,听诊呼吸音急促,肺底可闻及水泡音,舌胖苔白、脉浮滑。化验示:WBC为11.2×10⁹/L,中性为0.78。西医诊断:①慢支急性发作;②阻塞性肺气肿。中医辨证:寒燥犯肺,痰浊内阻。治宜温散寒燥、润肺化痰。方用杏苏散合麻杏石甘汤加味:杏仁10g、白前10g、茯苓12g、桔梗10g、五味子3g、细辛3g、干姜6g,水煎服,一日1剂,分服。服上方10余剂后咯痰减少,但仍气喘,动则尤甚。查舌淡苔白、脉滑,上方去麻黄、生石膏,加沉香6g、肉桂3g、紫石英15g,继服20余剂后,诸症消失。

例二:患者王某,女,50岁,咳嗽、咯痰质稠1月伴口干咽痛。查体:38℃,P:90次/min,R:28次/min,Bp:16/10kPa。扁桃体Ⅰ度肿大,胸廓对称,双肺可闻及鼾鸣音。舌红苔黄,脉搏滑数。化验示:WBC为16.2×10⁹/L,中性为0.82。西医诊断:慢支合并感染。中医辨证:寒燥犯肺痰热内壅,方用杏苏散合麻石甘汤加味:杏仁10g、苏叶10g、桔梗15g、枳壳10g、麻黄6g、生石膏30g、甘草6g、地骨皮15g、桑白皮15g、金银花15g、连翘15g、公英15g、败酱15g,水煎服,每日1剂,分服。服上方10余剂后咳痰明显减少,但仍感口干咽痒。查舌红少苔,脉细数,上方去麻黄、地骨皮、桑白皮、金银花、连翘,加生地12g、玄参12g、麦冬10g、浙贝10g、梨皮20g,继服10余剂后诸症消失。

结核性腹膜炎误诊纠偏1例

1982年10月,遇一患者孙某,女,36岁,长风厂职工。自述:腹痛、泄泻数月,便稀有黏液,黑色,6~7次/天。腹每痛即欲如厕,每日晨起必稀便一次。腹痛以小腹为著,纳呆,体健,无怯冷,但小腹凉。诊其脉,沉细而滑,舌淡苔薄,是诊为:脾胃虚寒,湿阻中焦,投以附子理中汤合平胃散加味:附子6g、党参10g、白术10g、甘草6g、茯苓10g、厚朴10g、陈皮6g、苦参10g、丹参10g、木香3g、草蔻5g、黄连3g、枳壳10g、焦三仙各10g,每日1剂,水煎服。

二诊,患者服上药5剂后无任何效果,诸证如前,乃细询患者,得知除上诸证外,且有日晡低烧,又以腹诊查知:右下腹脐旁有明显压痛,回盲部反射痛,再次询问病史,确知病程已届半年,旋即查血沉:73mm/h,脉弦滑,舌淡红,苔白薄腻。西医诊断:①肠结核,②结核性腹膜炎。中医辨证:湿热蕴于中焦。并告诉患者上次因诊务繁忙,忽略检查,以示歉意。即拟方:乌药6g、茯苓12g、郁金6g、元胡6g、腹皮10g、干姜6g、木香3g、檀香3g、香附6g、陈皮6g、当归10g、苍术6g、厚朴6g、白术10g、枳壳10g、泽泻10g、车前子10g(另)、附子6g、黄连3g、苦参10g、白芍15g,服10剂,水煎,并增服利福定0.125g,每日1次。

三诊:患者病情大愈、精神好转明显,再于上方加减5剂后而愈。

此例患者的全程,说明了医生应有脚踏实地、实事求是的医疗风尚。医生不应只总结成功案例,亦应总结失败的教训,以提高自己。

萎缩性胃炎3例

例一:黄××,男,50岁,干部。主诉:胃脘部灼痛10年,加重1年。每因饮酒或饮食不节为诱因,疼痛剧烈,伴胃中烧灼、口干欲饮,喜食凉饮凉食,大便干,舌红苔微黄,脉弦数。

查体:剑下偏左部位压痛。

胃镜:浅表性胃炎,窦部萎缩,轻度肠化。

辨证:胃火炽盛型(分型为B型)。

方药:半夏、生姜、黄芩、黄连、北沙参、大枣、木香、草蔻、甘草。

服上方10余剂后症状减轻,再服10余剂后症状消失,至今6年未出现胃脘疼痛。

例二:王×,男,50岁,干部。主诉:上腹部胀满10年,加重半年。以入暮时为显,伴畏寒怕冷,脊背发凉,体乏无力,食欲不振,大便溏泻,舌淡苔薄白,脉弦细。

查体:剑下压之胀满。

胃镜:胃体黏膜花斑状。提示:萎缩性胃炎,重度肠化。

辨证:脾胃气虚型(分型为A型)。

方药:木香、砂仁、党参、白术、半夏、茯苓、陈皮、良姜、香附、山药、焦三仙、甘草。

服上方7剂后见效,胃脘胀满明显减轻,余症亦好转,随后以上方加减治疗效果显著。

例三:杨××,男,23岁,工人。主诉:上腹部胀满疼痛2年,伴泛酸。胃部胀满与疼痛并存,不能食过热过凉饮食,泛酸嘈杂,畏寒怕冷,体乏无力,大便或干或稀,舌淡苔薄黄,脉象沉细。

查体:剑下偏左部位压痛。

胃镜:胃窦、胃体黏膜呈花斑状。提示:萎缩性胃炎、重度肠化。

辨证:寒热互结型(AB型混合)。

方药:木香、砂仁、党参、白术、茯苓、陈皮、枳实、厚朴、半夏、黄芩、黄连、当归、丹参、制乳没、甘草。

　　服上方10剂后,所诉症状全部减轻,继续调方服用,疗效令人满意。

风湿性心脏病2例

例一:患者张某,女51岁。气短10余年,加重5天,伴心悸,胸闷,乏力,动则更甚,生活不能自理,于1996年10月10日就诊。查体:患者呈二尖瓣面容,端坐呼吸,脉搏82次/min,心脏叩诊心界向左增大,听诊心音强弱不等,心率90次/min,节律不齐,心尖区可闻及收缩期Ⅲ级粗糙的吹风样杂音,双下肢轻度浮肿,舌胖大、苔薄白,脉结代。西医诊断:①风湿性心脏病(二尖瓣关闭不全);②心衰;③房颤。中医辨证:痰浊内阻。方用苓桂术甘汤合真武汤加味:茯苓15g、桂枝12g、白术10g、甘草6g、附子6g、干姜6g、白芍10g、生地20g、丹参20g、苦参20g。服10余剂后气短及端坐呼吸减轻,但仍心悸,胸闷,脉搏74次/min,心率84次/min,节律不齐,舌淡苔薄白,脉结代,故上方去附子、白芍,加阿胶10g、大枣4枚、党参10g、麦冬20g、麻子仁10g,又服15剂,患者症状好转。后以苓桂术甘汤为主加减服用20余剂诸症消失,生活能完全自理。查脉搏72次/min,心率72次/min,心律较前整齐。

例二:患者雷某,男,30岁。气短5年,常在感冒或劳累后加重,伴间断咳嗽、咯粉红色泡沫样痰,乏力,双膝关节疼痛。于1995年10月就诊,双肺可闻及哮鸣音,心脏叩诊心界向左增大,听诊心音清楚,心率80次/min,律齐,心尖区可闻及舒张Ⅲ期隆隆样杂音,舌淡苔薄黄,脉浮数,胸片示左心房增大。西医诊断:风湿性心脏病(二尖瓣狭窄)。中医辨证:痰饮内阻,肺失宣降。治以温阳利水,宣肺平喘。方用苓桂术甘汤合麻杏石甘汤加味:茯苓15g、桂枝12g、白术10g、甘草6g、葶苈子15g、大枣4枚、银花15g、连翘15g、麻黄6g、杏仁10g、生石膏30g。服上方20余剂后气短减轻,咳嗽咯痰之症消失;但仍关节疼,且有低烧。故改用苓桂术甘汤合桂枝芍药知母汤加味:桂枝12g、白芍12g、知母10g、白术10g、川草乌各10g(先煎60分钟)、防风12g、麻黄6g、甘草6g、大枣4枚、茯苓15g、地骨皮15g,服20余剂后患者关节疼痛消失,血沉降至正常。后以苓桂术甘汤加味治疗1月,诸症消除。复查胸片左心房较前有所缩小。

脱发 3 例

例一：李××,男,21岁,河北籍,工人,1983年9月初诊。4年前患脱发病,先由双侧额角脱起,逐步向头顶延伸,2年前除枕部残留少许稀疏头发外,大部脱光;头皮有油性光泽,自觉发痒,时有少许白屑落下;有十二指肠球部溃疡史,近来仍有胃痛。查体:营养中等,发育良好,心肺未见异常;腹平,脾肝未触及;头发大部脱落,头皮光亮油滑,少皱褶。西医诊断:脂溢性脱发。中医辨证:脉沉细,舌淡苔薄白,自诉乏力纳呆,胃脘不舒。证乃脾胃虚损,中气不足,营血之化源失调;证见早秃。法当健脾和胃、益营养血。方用Ⅰ号汤剂,每日1剂,并用侧柏叶60g煎水洗头,每日一洗。服药20剂,全头开始长出绒毛样新发,再服上药20剂,绒毛变黑变粗。3月后患者已满头黑发,与常人无异。

例二：徐×,女,16岁,甘肃籍,中学生,1978年3月初诊。一年前患脱发病,先在枕部及头顶头发全部脱光。查体:营养尚可,发育良好,心肺未见异常,腹平,肝脾未触及。前额、头顶全光,头皮光滑无皱褶。西医诊断:斑秃。中医辨证,脉弦细,双尺稍弱,舌质红,苔薄白。自诉时有口苦胁闷,头晕腰困,经来色暗腹痛。证乃肝郁肾虚,营血虚损,乃见脱发。法当疏肝益肾,益气养血,方用Ⅱ号汤剂,每日1剂,配服Ⅲ号丸剂1料,每日2丸,分2次温开水冲服。3月后谓汤剂服20剂,丸药服完1料,脱发部位已长出黑发,与常人无异,随访3年再无复发。

例三：宁××,男,38岁,甘肃籍,1983年4月初诊。半月前因家中夫妻不和,心情沉重,一日发现枕部甲盖大小之脱发区,后来逐步扩大,在半月之内头皮及眉毛全部脱光,头皮发亮,自觉轻度发痒。查体:颜面萎黄,营养欠佳,心肺未见异常,腹平,肝脾未触及。西医诊断:斑秃。中医辨证:脉沉细,舌质红苔淡,症见乏力,口干,虚损,证乃气阴双损,营血不足,乃见脱发。法当益气养阴,大补营养,方用Ⅲ

号方丸剂1料,每日2丸,分2次温开水冲服;另服I号汤剂,每日1剂;同时以侧柏叶60g、生姜3g水煎洗头,每日1剂2洗。1983年12月某日,见患者满头乌发,眉须皆备,与常人无异。自谓共服汤药45剂、丸药2料,兼用洗药2月。1985年4月函访,未见复发。

内伤头痛5例

例一:患者赵某,男,70岁。有10余年的高血压病史,出现头痛3年伴双手抖颤,视物不清,四肢麻木;查血压为21/16kPa,舌红少苔、脉弦数。治宜平肝潜阳降逆,方用杞菊地黄汤加味:枸杞子10g、菊花10g、生地12g、山药10g、山萸肉6g、茯苓12g、泽泻10g、丹皮10g、苦丁茶20g、干荷叶10g、生牡蛎15g、生龟板15g、生鳖甲15g、麦冬10g、阿胶10g、火麻仁10g、川芎6g、白芷6g、细辛3g,服上药20剂后头痛及双手抖颤、视物不清均减。查血压20/14kPa,上方去川芎、白芷、细辛,加生赭石15g、生白芍15g、川楝子20g。继服20余剂诸症消失,查血压20/12kPa。

例二:患者张某,女,68岁。头痛3年伴目眩、耳鸣、胸闷,记忆力差,曾用维脑路通等药未见好转。查舌淡苔薄白,脉弦涩,血压18/13kPa,化验示血黏度高于正常,脑CT示:有萎缩,心电图示:心肌供血不足。西医诊断:①脑动脉硬化性头痛;②冠心病。中医辨证:血瘀分钟头痛。治宜活血化瘀分钟。方用血府逐瘀分钟汤加味:桃仁10g、红花6g、当归10g、生地10g、川芎6g、赤芍10g、柴胡10g、桔梗20g、牛膝15g、枳实10g、蔓荆子10g、白芷6g、细辛3g、降香10g、丹参10g,服该方10余剂后头痛、胸闷明显减轻,仍感目眩,耳鸣。故上方去降香、丹参,加枸杞子15g、菊花10g、石菖蒲15g,共服30余剂诸症缓解。复查全血黏度及心电图均恢复正常。血压降至16/12kPa。

例三:患者郭某,男,51岁。患美尼尔氏综合征、慢性胃炎3年;现表现为头痛、动则加重,伴恶心、纳差,胸脘胀满,失眠多梦等。查舌胖大、舌淡苔白厚,脉滑,血压16/10kPa。治宜温中化痰降逆。方药为:吴茱萸10g、党参10g、干姜6g、甘草6g、泽泻30g、五味子3g、山药10g、当归10g、圆肉10g、旋覆花15g、代赭石20g、半夏6g、川芎6g、白芷6g、细辛3g。服上方10余剂后头痛减轻,睡眠好转,仍感呕吐、纳差、胸脘胀满,便溏;查舌淡苔白厚,脉滑。故治宜益气健脾、化痰降逆。方用香砂六君子汤加味:木香3g、砂仁3g、党参10g、白术10g、茯苓12g、甘草6g、半夏6g、陈皮6g、泽泻30g、旋覆花10g、代赭石20g、川芎6g、白芷6g、细辛3g、车前子6g、钩丁20g,又服20余剂诸症缓解。

例四:患者王某,女,32岁。头痛劳累后加重,伴失眠多梦、健忘、乏力,腰膝酸弱,白带多,查血压12/8kPa,舌淡少苔,脉沉细。西医诊断:①低血压;②月经不调。治以益气养血。处方为:黄芪30g、当归10g、党参10g、白术10g、茯苓12g、甘草6g、木香3g、圆肉10g、远志6g、炒枣仁12g、生龙牡各15g、乌贼骨15g、杜仲10g、生苡仁30g、淫羊藿15g,服上药10余剂后白带减少,腰膝酸弱之症消失,头痛等症缓解。故去杜仲、生苡仁、淫羊藿,加川芎6g、白芷6g、细辛3g,继服7剂诸症消失,查血压13/7kPa。

例五:患者邱某,男,38岁,不明原因头痛2年,近日外感后加重,伴恶寒、全身酸困,咽干,查血压16/10kPa,舌淡苔薄白,脉浮。西医诊断:①血管神经性头痛;②感冒。治以疏风解表,兼清里热,方药为:羌活10g、防风12g、苍术6g、川芎6g、白芷6g、细辛3g、生地12g、黄芩10g、甘草6g、荆芥6g、麻黄6g。服药3剂后恶寒、全身酸困消失,头痛减轻。上方去生地、荆芥、麻黄,加当归10g、蔓荆子10g、菊花12g、麦冬10g,又服10余剂后诸症缓解。

糖尿病3例

例一：李××，女，52岁，家庭主妇。1983年6月初诊，患者自1972年起发现尿糖阳性，时有口干尿多，在当地医院诊断为糖尿病，曾先后服用降糖灵、D_{860}等，病情时好时坏，近年来病情较前加重，空腹尿糖常在±~++之间，1月前因上呼吸道感染，导致病情加重来诊。患者证见烦渴多饮、自汗乏力、心悸善饥，尿频、量多。查体：体温37℃。颜面潮红，巩膜无黄染，全身皮肤黏膜未见溃烂及化脓，两肺呼吸音粗糙，未闻及干、湿性啰音。心界正常，瓣膜区均未闻及杂音，腹平，肝、脾未触及，四肢、脊柱无异常。化验检查：血红蛋白14.5g/L，红细胞520万/L，血小板9.6万/L，白细胞9000/L，中性76%、淋巴23%、单核1%，尿糖(+++)，尿酮体(-)，空腹血糖450mg，血酮体5mg，餐后2小时血糖620mg，CO_2-CP58容积，尿素氮16mg，西医诊断：糖尿病。中医辨证：脉象洪大有力，舌质红，苔黄腻，参合烦渴多饮、自汗乏力等，乃阳明火盛，法当清热泻火、益气养阴，方用人参白虎汤加味：生石膏30g、知母6g、山药10g、甘草10g、党参10g、麦冬10g、五味子10g、黄连6g、花粉10g，水煎服，每日1剂。服10剂后，患者诸证消失，精神如常，脉象弦、舌质红减，尿糖(-)，空腹血糖140mg，餐后2小时血糖260mg。前方去黄连、花粉，加生地10g，生石膏减至20g。继续服30剂后，患者因感冒尿糖又复波动在+~++，时有口渴、尿多等症状。乃于前方中加黄连6g，花粉10g，生石膏加至30g，继服10剂后，患者口渴、尿多等症状又复消失，尿糖(-)，空腹血糖120mg，餐后2小时血糖190mg。嘱患者常服桂附八味丸。2年后随访，患者如常人，尿糖(-)，空腹血糖及餐后2小时血糖均在正常范围之内。

例二：赵×，男，29岁，教师。1986年3月初诊，患者于5年前始患糖尿病，经多方诊治，疗效不甚满意，曾服用玉泉丸、降糖灵、优降糖，并曾住院肌注胰岛素，尿糖始终在+~+++，经友人介绍来我院门诊。患者证见尿多而频、乏力自汗、头晕耳鸣、腰酸腿困、形寒怯冷。查体:体温36℃,颜面萎黄、全身皮肤黏膜未见溃烂及化脓性感染,心肺未见异常,肝脾未触及。化验检查:血细胞11 000/L,中性72%,淋巴28%,尿糖(+++),尿酮体(-),空腹血糖360mg,血酮体3mg,餐后2小时血糖520mg,尿素氮16mg。西医诊断:糖尿病。中医辨证:脉象沉弦细、尺脉弱,舌体肥大有齿痕、苔薄白,参合头晕、腰酸自汗、恶寒等临床表现,证乃肾阳亏损,法当温补肾阳,方用桂附八味丸加味:生地10g、山萸6g、山药10g、丹皮6g、茯苓12g、泽泻10g、肉桂10g、附片6g、麦冬10g、五味子3g、黄连3g、花粉10g,水煎服,每日1剂,服10剂后,患者诸证较前减轻,尿糖降至(+),空腹血糖140mg,前方加黄芪30g,继服用30剂后,患者诸证悉平,尿糖(-),空腹血糖100mg,餐后2小时血糖180mg,随访至1989年秋,患者病情稳定,再未复发。

例三:白××,男,61岁,工人。1981年2月初诊,患有糖尿病13年,近来形体消瘦、骨蒸潮热,五心烦热,口渴多饮,尿赤而涩,大便干结,全身骨节疼痛。曾多次住院治疗,长期服用玉泉丸、降糖灵、D860,并曾在住院期间多次肌注胰岛素,最大量曾达每日80u(普通胰岛素)。3月前因视物模糊经眼科检查为双侧老年性白内障。查体:体温36.8℃,脉搏92次/min,血压24/13.3kPa(180/100mmHg),面色晦暗,形体消瘦、口臭、全身及皮肤黏膜未见破溃和感染灶,两肺呼吸音粗糙,未闻及干湿啰音,心界向左侧稍扩大,$P_2>A_2$,A_2亢进,心尖区可闻及Ⅱ级收缩期吹风样杂音,腹平,肝脾未触及,四肢脊柱无畸形。化验检查:血红蛋白10.2g/L,红细胞352万/L,血小板12万/L,白细胞1000/L,中性79%,淋巴21%,尿糖(+++),尿酮体弱阳性,空腹血糖190mg,血酮体8mg,餐后2小时血糖580mg,尿素氮20mg,CO_2-CP65容积,血胆固醇270mg,酯蛋白1100mg,甘油三酯200mg,眼底动脉硬化Ⅱ级。西医诊断:①糖尿病,②高血压并动脉硬化,③双侧白内障。中医辨证:舌质红少津有瘀分钟斑,苔黄厚腻,脉弦数,参合前证,证乃病久入络,化火灼津,法当活血化瘀分钟清热除蒸。方用增液汤加味:生地12g、元参10g、麦冬10g、赤芍10g、川芎6g、红花3g、降香10g、丹参20g、丹皮6g、葛根10g、知母6g、黄柏6g、苍术6g、黄连6g、花粉10g、人参3g,水煎服,一日1剂。患者退休持方回老家服用。1983年9

医案部分

月,患者来诊,谓前方因疗效好,坚持常服,共服用200余剂,前述症状均已消失,体力恢复,能参加一般劳动。经查尿糖(-),空腹血糖100mg,餐后2小时血糖170mg,三酯在正常范围,血压20/12kPa(150/90mmHg),嘱继续服用前方,每日加服桂附八味丸1丸,1985年3月函访,诸症悉平,尿糖、血糖均正常。

慢性胰腺炎合并胆石症1例

患者,男,26岁,1963年8月26日因上腹剧痛一日入院。入院前一日约15时许,上腹部呈刀割样、持续性剧痛,并向腰、背、左胸、左肩放散,伴恶心呕吐,用阿托品多次注射无效。既往有右上腹疼痛史,1960年胆囊造影诊断为胆石症。

体查:体温38℃,血压10.7/8.0kPa(80/60mmHg),颜面苍白,被动体位,上腹部膨隆,按之柔软,压痛明显,以上腹偏左为著,有反跳痛,肠鸣音减弱,一日来未见排气及大便,肝、脾、胆囊均未触及,莫非氏征(-),皮肤、五官、心肺均异常。化验:白细胞13 600/mm³,中性85%,酸性2%,碱性1%,淋巴11%,单核1%;血清淀粉酶524u(Somogyi法),尿淀粉酶(Wina-LOW法)256u,血糖120mg%,血钙8mg%,尿糖(-)。诊断:急性胰腺炎。给予镇静、消炎、解痉、补液等西医疗法,但上腹隐痛仍持续不解,并向腰部放散,饱餐后及饥饿时痛著。病后2月余,患者出现慢性腹泻,7~8次/天,呈奇臭之稀褐便。化验:大便脂肪滴(++),尿淀粉酶64u,血淀粉酶226u,血糖125mg%,尿糖(-),糖耐量试验曲线偏高。十二指肠引流乙类胆汁内含有少量胆固醇结晶。胆囊造影显示:2cm×3cm之阴性结石阴影。诊断:慢性胰腺炎合并胆结石。

1963年11月2日,开始用中医辨证治疗。经诊:脉弦数,舌白腻,胸脘持续性隐痛,痛连两胁,头晕乏力,少气懒言。证乃肝胆郁结,木旺克土,法当疏肝利胆,健脾化湿,行气止痛。拟方如下:

柴胡18g、当归9g、杭芍6g、白术9g、茯苓9g、枳壳4.5g、郁金4.5g、香附4.5g、青皮3g、佛手6g、丹参9g、檀香3g、砂仁13g、金铃子6g、金钱草30g、甘草6g,水煎服,每日1剂。服2剂后两胁疼痛逐渐消失,口苦咽干逐解,胸脘部仍有胀痛并向左肩放散,喜按喜暖,腹泻减至3~4次/d,呈黄色稀便。舌苔白腻,脉弦细,仍属肝胃不和,中气不足,宜以疏肝和胃,补中益气之法,拟下方:

259

党参10g、黄芪12g、归身9g、升麻3g、柴胡6g、甘草6g、郁金6g、内金6g、黄芩6g、枳壳6g、白术9g、白芍12g、金钱草30g,水煎服,每日1剂。共用73剂,诸证大减,于1964年3月25日胆囊造影,发现结石阴影已消失。再查:两寸脉细弱,结合胸脘隐痛,大便溏稀,此为气血亏虚,肝郁脾虚之候,继以健脾和胃,补益气血之法,拟方:

党参12g、白术9g、黄芪20g、当归10g、白芍9g、茯苓12g、青皮6g、郁金6g、木香6g、降香3g、佛手3g、丹参15g、砂仁3g、元胡6g、白蒺藜10g、佩兰10g,水煎服,每日1剂。服95剂后腹痛、胸闷消失,腹泻停止,食欲增加,精力充沛,痊愈出院。随访14年来未见复发。

按:本病在急性期采用西药综合疗法获效,后来转为慢性,用中药治疗,虽然疗程较长,但终于使胆石排出,慢性胰腺炎痊愈。中医虽无此病名,通过辨证当属肝气郁结和脾胃气虚,因此第一方与第二方均以疏肝健脾之通剂逍遥散为基础,因并湿热,故加清热利湿之金钱草,服近百剂而病情缓解,说明辨证得当,药中病的。而第三方重点则在于健脾和胃,佐以行气疏肝之品,是重在扶正而佐以祛邪之法。

慢性肾炎3例

例一:王××,男,18岁,插队知青,于1976年10月初诊。患者于2年前在一次感冒后出现颜面浮肿,体倦无力,全身关节疼痛,兰州医学院第二附属医院以急性肾炎之诊断收入住院。经20余天西药治疗浮肿消退,尿蛋白由原来(+++)降至微量。出院后因反复感冒及扁桃腺发炎,引起浮肿复发,尿蛋白多达(++++)。此后浮肿逐日加重,于半年前二次入该院治疗。诊断:慢性肾炎(肾病型),住院期间曾用抗生素、强的松、环磷酰胺、双氢克脲噻等治疗。病情一度好转,但近来反复发作,患者自动要求出院,来我处中药治疗。

查体:体温36.6℃,脉搏72次/min,血压16.0/12.0kPa(120/90mmHg),发育正常,营养欠佳,面色㿠白,全身均见凹陷性浮肿,以足胫部最为明显。心肺(-),肝脾(-),腹部膨胀,腹水征(+),脉象:沉细无力,舌象:质淡体胖有齿痕、苔薄白。

化验:尿常规:蛋白(+++),红细胞2~5/低倍镜,白细胞1~2/低倍镜,透明管型少许。血常规:血红蛋白10g%,白细胞11 200/mm³,中性66%,淋巴34%。血胆固醇:490mg/ml,NPN40mg/ml,血清总蛋白4.5g/L,白蛋白2.1g/L,球蛋白2.4g/L。西医诊断:慢性肾炎病型。

中医辨证:患者证见颜面㿠白,少气懒言,体倦乏力,头晕耳鸣,腰酸腿困,怕冷自汗,全身浮肿,食欲不振。脉沉细,两尺尤弱。舌胖淡有齿痕、苔白薄腻。证属脾肾阳虚,水湿泛溢,法当温肾健脾、利水消肿,方用济生肾气汤加味:生地10g、山萸肉6g、山药10g、丹皮6g、茯苓12g、泽泻10g、肉桂10g、附片10g、车前子10g、牛膝10g、党参10g、黄芪20g、麻黄10g、生石膏20g、甘草6g、益母草30g、苏梗10g、蝉衣10g,水煎服,每日1剂,服药1月余,水肿基本消失,尿蛋白仍(+++),红细胞0~1/低倍镜,白细胞0~1/低倍镜。患者精神饮食均较前好转,怕冷自汗也较前转佳。沉细,两尺仍弱。舌胖淡、有齿痕、苔薄白。上方去麻黄、生石膏,加三棱、莪术、海藻、昆布各6g。服此方150余剂,自觉精力充沛，体力强壮，于1977年9月复查：尿常规正常，血胆固醇200mg%。此后于1979~1980年又经多次追访检查,患者一般情况良好,尿常规除偶见白细胞0~1/低倍镜外,余均正常。

例二：刘×,女,43岁,干部,1980年11月21日初诊。患者于一年前始见全身浮肿,伴尿急、尿频、尿痛,在兰州铁路中心医院诊断慢性肾盂肾炎,住院1月余,尿中脓球消失,蛋白仍在(++)左右。出院后病情时轻时重,4月前感冒发烧,咽喉疼痛,旋即浮肿加重,甘肃省中医院以慢性肾炎(急性发作)之诊断收入住院,住院期间采用中西医结合治疗,浮肿始终未见消退,尿蛋白(+++)。患者于1月前自动出院,出院后浮肿更见加重,伴咽痛咳嗽,食欲不振,尿少涩痛,故来我处寻求中药治疗。

查体：体温37℃,脉搏90次/min,血压17.6/13.1kPa(132/98mmHg),发育正常,营养欠佳,颜面㿠白,全身中度浮肿,咽红,扁桃腺Ⅱ°肿大。心界叩诊不大,心尖区可闻及Ⅱ级收缩期吹风样杂音,肺(-),腹部膨隆,腹水征(++)。脉象：弦滑数,双尺稍弱。舌象：质红、苔微黄而腻。

化验：尿常规：蛋白(++++),红细胞(++),脓细胞(+),颗粒管型1~2/低倍镜。血常规：红细胞310万/mm³,血红蛋白9g%,白细胞10 000/mm³,中性79%,淋巴21%。血胆固醇660mg%,血清总蛋白3.8g%,球蛋白2.2g%,白蛋白1.6g%。腹水检查：外观清亮,蛋白(±)。西医诊断：慢性肾炎肾病型合并上呼吸道感染。

中医辨证：证见：颜面㿠白,全身浮肿,腰酸腿困,头晕,口苦,咽痛,咳喘,胁满,尿少色赤,微有寒热,结合脉象舌色,系肾虚水泛,风热入里之证,方用济生肾气汤合清热解毒之品加味：生地10g、山萸肉6g、山药10g、丹皮6g、茯苓10g、泽泻10g、肉桂10g、附子10g、车前子10g、牛膝10g、二花15g、连翘15g、公英15g、败酱15g、夏枯草15g、石苇20g、白茅根20g、麻黄10g、生石膏30g、蝉衣10g、苏梗10g、益母草30g,服10剂咳喘渐平,全身浮肿略有消退,腹水征(+)。尿常规：蛋白(+++),红细胞(+),颗粒管型1~2/低倍镜。患者仍见颜面㿠白,全身浮肿,腰酸腿困,耳鸣怕冷,脉沉仍弱,舌红苔白腻。证属肾阳虚损,水湿泛溢,上方去二花、连翘、公英、败酱、夏枯草,加冬瓜皮20g、全葫芦20g、大腹皮10g、海藻10g、昆布10g、半枝莲15g。服药100余剂,患者浮肿消退,腹水消失,精神体力均较前明显好转。尿常规:蛋白(+),红细胞0~2/低倍镜,管型未见。血胆固醇300mg%,患者仍见颜面㿠白,稍有怕冷,腰酸腿困,晨起可见颜面浮肿,傍晚则见下肢浮肿,饮食欠佳,脘腹时有胀满不舒,脉沉细,尺脉弱,舌胖淡。证属脾肾阳虚,方用济生肾气汤合保元汤加味:生地12g、山萸肉6g、山药6g、丹皮6g、茯苓12g、泽泻10g、肉桂10g、附子10g、党参10g、黄芪20g、甘草6g、破故纸10g、淫羊藿10g、巴戟天10g、旱莲草10g、白茅根30g,服药30余剂,尿常规未见异常,血常规:血红蛋白15g%,红细胞480万/mm³,白细胞9800/mm³,中性68%、淋巴32%。血胆固醇220mg%。患者体力恢复,精神充沛,痊愈参加工作。

例三:陈××,男,48岁,干部,1978年6月诊。患者10年前因浮肿、腰痛、血压高在天水地区医院诊断为慢性肾炎,经住院治疗,病情曾有好转,近几年来反复浮肿,并出现高血压、蛋白尿,多次以慢性肾炎诊断住当地医院治疗。半年来浮肿持续不退,尿量长期较少,伴食欲不振,腰酸腿困,自汗怕冷,体倦乏力,恶心欲呕,大便溏稀,头晕眼花,近日来上述症状加重,血压亦持续不降,故来我处就诊。

查体:体温36.4℃,脉搏74次/min,血压24.0/13.3kPa(180/100mmHg)。患者神志清晰,表情淡漠,全身浮肿以颜面及足胫部最为明显。心尖区可闻及Ⅱ级收缩期吹风样杂音,肝(-)、脾(-),腹部膨胀,腹水征(++)。脉象:弦滑数。舌象:质红体胖有齿痕,苔薄白。

化验:尿常规,蛋白(+++),红细胞(++),白细胞0~2/低倍镜,透明管型1~2/低倍镜。血常规:血红蛋白12.5g%,白细胞11 200/mm³,中性72%、淋巴27%、单核1%,血胆固醇390mg%,NPN146mg%,CO_2结合力25%,血清总蛋白5.5g%,白蛋白2.1g%,球蛋白3.4g%。西医诊断:慢性肾炎合并尿毒症。

中医辨证:患者证见浮肿,头昏,腰酸脚困,怕冷自汗;又见食欲不振,体倦乏力,恶心欲呕,大便溏稀,证乃脾肾阳虚、湿滞中焦、升降失司。当用温肾降逆合健脾利水法,方用济生肾气汤合大黄、生赭石、小半夏汤加味：生地10g、山萸10g、山药10g、丹皮6g、茯苓10g、泽泻10g、肉桂10g、附子10g、车前子10g、牛膝30g、大黄12g、生姜6g、半夏6g、蝉衣10g、地龙12g、生龙牡各15g、生赭石15g、生白芍15g、生龟板15g、白茅根30g、石苇20g、白术15g、猪苓10g，服10剂呕恶渐平，胃纳稍进，尿量渐多，全身浮肿亦略见好转，血压20.0/12.0kPa(150/90mmHg)，尿常规：蛋白(++)，红细胞2~5/低倍镜，透明管型1~2/低倍镜，NPN122mg%。上方去生龟板、生姜，加党参10g、陈皮6g、木香3g。连续服用43剂，精神饮食转佳，浮肿明显消退，血压18.7/12.0kPa(140/90mmHg)，尿常规：蛋白(+)，血NPN39mg%，CO_2结合力57%，血胆固醇310mg%，总蛋白5.7g%，白蛋白3.1g%，球蛋白2.6g%。血常规：血红蛋白13.5g%，白细胞9000/mm³，中性68%，淋巴32%。患者仍有苍白，乏力，头晕，腰酸，怕冷诸证，继以济生肾气合香砂六君汤投之，服90余剂，诸证悉平，尿蛋白(-)。

变应性亚急性败血症3例

例一：崔某某，男，20岁，病历号：08639，1994年3月3日入院。患者1993年2月不明原因出现发热、咽喉肿痛、关节疼痛、颈部淋巴结肿大，抗生素治疗无效，激素治疗后缓解，但停激素后再次复发，遂来我院求治于余。体格检查：体温39.7℃，脉搏83次/min，血压13.7/8.4kPa(103/63mmHg)；满月脸，咽红，扁桃体Ⅲ度肿大，无分泌物，颈部淋巴结肿大、质硬、无压痛，活检为慢性炎症。双下肢可见数处散在性充血性皮疹，压之褪色；全身关节肌肉疼痛，无肿胀压痛及变形。肝脏剑突下5cm大小，质软，无压触痛，脾脏肋下3cm可触及，质中等硬度。实验室检查：白细胞27.8×10⁹/L，中性0.79，血红蛋白132g/L，红细胞4.55×10¹²/L，血小板203×10⁹/L，血沉90mm/h，总蛋白80.5g/L，球蛋白51.0g/L，γ-球蛋白36.8g/L；尿常规、大便常规、肝功能、肾功能均正常；骨髓象呈感染性骨髓象，且发现中性粒细胞大量明显变性；反复血培养无细菌生长，结核菌素试验、抗核抗体、抗"O"、类风湿因子、C-反应蛋白、LE细胞及肥达氏反应均为阴性。西医诊断：变应性亚败血症。治疗用强的松15mg口服(每日早晨顿服)，青霉素480万单位静脉滴注，15天后开始停强的松，每周减量5mg，3周减完。中医辨证：主证为发热畏寒，全身骨节疼痛，气短乏力，呼吸气粗，皮疹隐隐，口干欲饮，小便赤，大便溏，脉沉细，舌质红、苔黄少津。证属湿热郁阻、寒凝经脉，治以消风除湿、散寒止痛。方选桂枝芍药知母汤加减：桂枝10g、白芍15g、知母10g、麻黄6g、川乌草乌各15g(先煎60min)、干姜6g、细辛3g、防风12g、生石膏60g、马钱子1个(油炸)、黄芪30g、当归10g、薏苡仁30g。服药62剂后，再未发烧，颈淋巴结不肿大，实验室复查血象正常，患者出院。在家继续服用中药20剂，诸症皆去，追访4年无复发。

例二：张某某，男，41岁，病历号：16518，1998年3月19日入院。患者1997年11月17日受凉后出现全身不适，发热(体温38℃)，双下肢疼痛以大关节为主,无晨僵,活动不受限,以抗风湿治疗无效,以激素治疗1周后体格检查:体温39.0℃,面色潮红,咽红,扁桃体Ⅱ度肿大,无分泌物,颈部、腋下、腹股沟无肿大淋巴结,关节无压痛,胸背部散发皮疹,压之退色;肝脏未触及,脾脏肋下2cm可触及,质软,B超提示脾脏肿大。实验室检查:血白细胞10.6×10^9/L,中性0.69,血红蛋白148g/L,血红细胞2.11×10^{12}/L,血小板214×10^9/L,血沉132mm/h;血清蛋白电泳:白蛋白39.1%,球蛋白$\alpha_1$12.2%,$\alpha_2$24.1%,β3.1%,γ41.2%,乳酸脱氢酶326u/L,α-羟丁酸转肽酶99u/L,甘油三酯3.89mmol/L,C-反应蛋白57.3mg/L,抗核抗体阴性、抗"O"<1:400,类风湿因子(+);尿常规、大便常规、肝功能、肾功能均正常;骨髓象呈轻度感染性骨髓象;结核菌素试验、LE细胞及肥达氏反应均为阴性,3次血培养无细菌生长。西医诊断:变应性亚败血症。治疗用强的松30mg口服(每日早晨顿服),氧氟沙星0.2g静脉滴注,参芪扶正注射液100ml静脉滴注。15天后强的松开始减量,方法同前,6周减完。中医辨证:主证为发热畏寒,关节疼痛,少气懒言,面色潮红,皮疹隐隐,纳差胃胀,小便清长,大便努责,脉大无力,舌淡苔白。证属风湿阻络、中气不足。治以温经散寒、甘温除热。方选桂枝芍药知母汤加补中益气汤:桂枝10g、白芍15g、知母10g、麻黄13g、川乌草乌各15g(先煎60分钟)、干姜6g、细辛3g、防风12g、马钱子1个(油炸)、黄芪30g、当归10g、白术10g、党参10g、升麻10g、柴胡10g、陈皮10g。服药32剂后患者临床症状消失而出院,在家又服药55剂后实验室检查全部正常,追访3年无复发。

例三:周某某,女,35岁,病历号:17366,1999年6月26日入院。患者1998年2月因反复感冒3个月后出现发热、寒战、乏力、纳差、四肢关节疼痛,用消炎痛治疗无效,用激素治疗效果明显,停激素则复发,以影响正常工作,求治于我院。体格检查:体温38.6℃,贫血貌,咽红,扁桃体无肿大,颈部、腋下、腹股沟无肿大淋巴结,关节疼痛无红肿,无皮疹,肝脏、脾脏未触及。实验室检查:血白细胞8.7×10^9/L,中性0.52,血红蛋白108g/L,血红细胞4.13×10^{12}/L,血小板167×10^9/L,血沉120mm/h;血清蛋白电泳:白蛋白29.5%,球蛋白$\alpha_1$15.3%,$\alpha_2$20.1%, β2.9%、γ31.7%，C-反应蛋白、抗核抗体阴性，抗"O"<1:400，类风湿因子阴性；尿常规、大便常规、肝功能、肾功能均正常；骨髓象提示基本正常骨髓象；结核菌素试验、LE细胞及肥达氏反应均为阴性；反复血培养无细菌生长。西医诊断：变应性亚败血症。治疗用10%葡萄糖注射液500ml加维生素C 2g、维生素B_6 0.2g、10%氯化钾5ml、地塞米松5mg，静脉滴注7天后停药。中医辨证：主证为发热面赤，自汗盗汗，午后为甚，咽红肿疼，关节疼痛，乏力纳差，头晕心悸，唇燥无华，小便短赤，大便秘结，舌质红、苔薄黄，脉弦数。证属寒湿凝滞、营血受损。治以温经散寒、凉血和营。方选桂枝芍药知母汤加当归六黄汤：桂枝10g、白芍15g、知母10g、麻黄3g、川乌草乌各10g(先煎60分钟)、防风12g、马钱子1个(油炸)、黄芪30g、当归10g、白术10g、生熟地黄各12g、黄连6g、黄芩10g、黄柏10g、生龙骨15g、牡蛎15g。服药27剂后临床病愈出院，追访1年余无复发。

皮肤病6案

一、带状疱疹

患者张某,女,40岁。半月前经期感冒,服感冒通等药物后外感症状基本消除,近日出现左胁部剧痛伴低烧,查左胁部沿肋间神经部位有片状红斑,部分已变成簇性丘疱疹,周围有红晕呈带状排列,各簇疱疹间皮肤正常。舌红苔黄,脉浮数。西医诊断:带状疱疹。此乃"风热入里,肝经火旺"所致,治宜清热泻火。药用:龙胆草10g、黄芩10g、栀子10g、木通6g、滑石6g、车前子10g、茯苓12g、泽泻10g、甘草梢6g、当归10g、生地12g、柴胡10g、大青叶15g、公英15g、马齿苋30g。服上方5剂,疼痛缓解,疱疹已大部分干燥结痂,舌淡苔黄腻、脉弦。为邪去大半,脉络尚未疏通,治以活血通络,佐以泻火解毒。药用:花粉10g、穿山甲10g、柴胡10g、大黄6g、桃仁10g、红花6g、当归10g、生地12g、川芎6g、赤芍10g、元胡10g、大青叶15g、公英15g、马齿苋10g。服10剂,疱疹全部结痂脱落,疼痛消失。

按:该病是由带状疱疹病毒引起,西医用干扰素、聚积胞等虽可治疗,但疗效欠佳;该病初期为"肝经热毒",治以清热泻火,方用龙胆泻肝汤加味;后期"血瘀分钟经络",治以活血化瘀分钟,方用复元活血汤加味,在此基础上加入大青叶、公英、马齿苋等具有抗病毒作用的中药,有药矢中病之功用。

二、阴虱

患者孙某,女,27岁。游泳后自感阴部瘙痒难忍,自用10%硫磺软膏外擦无效,故来我处求治。查体可见阴毛上附有针头大小的白色虱卵,毛根间皮肤上植入点状阴虱,触之不去,周围皮肤糜烂,有湿疹样改变。西医诊断:阴虱。以清热、祛湿、杀虫为法,药用:蛇床子

30g、苦参20g、明矾10g、黄柏10g、使君子10g、雷丸15g，嘱患者先将阴毛剃除，以上诸药水煎后外洗，并勤换内裤，治疗10天，痊愈。

按：阴虱病为虱子寄生于人体阴部所致，多为性接触及不洁之洗浴、游泳所得，近年来该类疾病发病率增高，用中药清热祛湿配合杀虫药疗效好。

三、湿疹

患者王某，女，40岁。发病1周，初起见面部片状红斑，继而出现丘疹、水疱等皮肤损害融合成片，并向四周漫延，部分水疱糜烂、渗出，自觉剧痒，查舌苔黄腻，脉弦数。西医诊断：面部急性湿疹。治以清热利湿、养血凉血。药用：茯苓12g、泽泻10g、苦参20g、乌蛇6g、白藓皮15g、黄柏10g、土茯苓12g、生地12g、当归10g、玄参10g、丹皮10g、公英15g、败酱15g，水煎服，每日1剂分服。服上方7剂后病变皮肤表面红肿渗出减少，局部出现结痂，仍感瘙痒，上方去公英、败酱，加川芎6g、赤芍10g，又服7剂后痊愈。

按：湿疹病因极为复杂，一般认为与变态反应有关。从中医角度认为该病乃由于湿热外浸，入血动风所致。治疗初期重在清热除湿，后期在养血熄风。

四、荨麻疹

患者赵某，男，40岁。2月来阵发性地出现双下肢皮肤发痒，并伴有圆形的大小不等之风团，色鲜红，查舌红苔薄黄，脉浮数。西医诊断：荨麻疹。治以疏风、清热、养血。药用：苍术6g、公英15g、赤芍10g、双花10g、丹皮10g、生地12g、地肤子10g、百部10g、桃仁10g、苦参15g、白芷6g、白藓皮15g、连翘15g、防风12g、乌蛇6g、生姜6g、黄芪15g。服上药7剂后瘙痒发作次数较前减少，上方去连翘，加当归10g、川芎6g，继服7剂后痊愈。

按：荨麻疹为各种过敏性因素引起的局部组织胺增多，皮肤黏膜下小血管扩张形成局限性水肿，常呈阵发性发作，该病为风邪夹湿，血脉失和所致。治疗上除祛风除湿外，尚遵"治风先治血，血行风自灭"之原则,祛风与养血并重,效果颇佳。

五、银屑病

吴某,男,40岁。反复出现右上肢及头颈部剧痒。查体:右上肢伸侧及颈部有数个黄豆大小的红色斑丘疹,其大部分表面覆有银白色鳞屑,除鳞屑外,基底有轻度红晕,少数基底部有针头大小之出血点;大便干结,烦躁失眠;查舌红苔黄,脉弦数。西医诊断:银屑病。乃热毒所致,治宜清热、泻火、解毒。药用:山豆根15g、草河车15g、白蒺藜30g、白藓皮20g、土茯苓12g、忍冬藤15g、甘草6g、板蓝根15g、威灵仙12g、玄参10g、大黄6g、火麻仁10g,水煎服,每日1剂。服上药10剂后便干、烦躁减轻,右上肢及头面部丘疹颜色有所减退,上方去大黄、火麻仁,加连翘15g、大青叶15g,继服20余剂,诸症明显缓解。

按:银屑病系疑难病症,近年来中西医虽在攻克银屑病方面做了大量工作,但疗效不甚理想,治疗该病从热毒入手,均获良效。

六、黄褐斑

王某,女,33岁。面颊两侧对称地出现黄褐色斑片,边界清楚,表面光滑无鳞屑,在面颊两侧融合成蝶形,以上改变常在经期加重,有痛经史,伴头晕、乏力。查舌淡少苔,脉细数。西医诊断:黄褐斑。此乃肝肾阴虚,营血亏损。治宜滋阴养血。药用:桃仁10g、红花6g、当归10g、生地12g、白芍10g、川芎6g、女贞子15g、旱莲草15g、山茱萸10g、山药10g、丹皮6g、茯苓10g、泽泻10g、益母草10g、菟丝子10g、公英10g,水煎服,每日1剂分服。服上方20余剂,痛经消失,黄褐颜色基本减退,故去桃仁、红花,继服20余剂后,黄褐斑基本消失。

按:黄褐斑为肝血不足引起,女子以血为先天之本,血虚不能上荣于面,故成此病。"虚则补之"故以滋养肝血为主治之。

冠心Ⅱ号别用2例

一、萎缩性胃炎

张××,男,47岁,干部,1979年4月20日初诊。患者胃脘烧灼样疼痛2年,痛向后背放散,伴胸闷腹胀。先后在县医院、省医院住院治疗,确诊萎缩性胃炎,经西医治疗,未见明显疗效。查体:体温36℃,脉搏70次/min,血压16.0/9.3kPa(120/70mmHg)。患者发育中等,营养欠佳,颜面萎黄,心界叩诊不大,心尖区可闻及Ⅱ级收缩期吹风样杂音,上腹部有明显压痛,肝脾未触及,四肢未见异常。血红蛋白9.8g%,红细胞360万/mm³,白细胞11 000/mm³,纤维胃镜检查符合萎缩性胃炎之诊断。中医辨证:患者胃脘灼痛,压之则痛增,痛处固定不移,舌质淡红有散在瘀分钟斑,苔黄腻,脉弦。证属气滞血瘀分钟,郁久化热,方用活血Ⅱ号加味:赤芍15g、川芎6g、红花3g、降香6g、丹参10g、草蔻3g、黄连3g,此方服5剂,胃痛大减,食欲增加。前方去赤芍,加白芍15g、甘草6g,继服20剂,诸症悉平。1982年6月,因饮食不善,前症又复发作,仍以活血Ⅱ号加味治疗,服药40余剂,病情又复缓解,1983年3月函访,患者胃部除偶有小痛外,再未像过去那样大发作过。1984年3月胃镜检查未见明显病变。

二、硬皮症

王×,女,52岁,1980年5月20日初诊。患者于半年前,始见颜面、前胸、背部皮肤发痒,微痛,继则局部厥冷,皱纹消失,皮面呈现蜡样光泽,质地渐趋坚硬,在某院诊断为弥漫性硬皮病,先后施行紫外线照射,奴夫卡因静脉封闭及激素疗法,均未获效。查体:体温36.8℃,脉搏72次/min,血压16.0/10.0kPa(120/75mmHg)。患者发育中等,营养欠佳,颜面、前胸、背部及上肢背侧之皮肤呈苍白色,皱纹消失,有蜡样光泽,以手触之有骨样硬感。两肺呼吸运动尚对称均匀,呼吸音粗糙,未闻及啰音。心界叩诊不大,心尖区可闻及Ⅱ级收缩期吹风样杂音。腹壁反射存在,膝腱反射可引出。血红蛋白14g%,红细胞480万/mm³,白细胞6600/mm³,中性79%,淋巴18%,嗜酸2%,单核1%,血沉11mm/h。西医诊断:硬皮病。中医辨证:舌质红,有点片状瘀分钟斑,脉弦。结合皮肤之变硬,此证当属血瘀分钟范畴,法宜活血化瘀分钟,方用活血Ⅱ号加味:赤芍10g、川芎6g、红花6g、降香10g、丹参10g、仙茅6g、淫羊藿6g、黄芪30g。此方服21剂,皮肤颜色转红,局部触感较软,自觉病变部之异样感觉较前减轻,前方加桂枝10g令其长期服用。1982年6月4日患者来诊,谓服上药100余剂,症状逐日减轻,诊视颜面、前胸等处,皮肤之色泽、质地、弹性与一般常人无明显区别。嘱以活血Ⅱ号加味(药味剂量同前),散剂,每日2次,每次3g,长期服用,以善其后。1984年3月函约患者再诊,皮肤恢复如常人。

越鞠丸4案

一、胸痹案

赵××,女,42岁,1983年4月2日初诊。患者体型肥胖,2年来右胁隐痛,阵发性加剧,并向右胸、肩、背放射,伴口苦咽干,恶心呕吐,脘腹胀满,矢气增多,食欲不振,厌油腻,左脉弦滑,尤以关脉为著;右脉沉弦细,舌红苔黄微腻;体温37℃,巩膜无黄染,胆囊造影示胆囊收缩功能不良,B型超声波提示慢性胆囊炎。辨证:肝气郁结,郁而化火,肝胃失和,久则湿停,乃成胁痛满逆之证。法当行气活血,除湿清热,和胃降逆。方用越鞠丸加味:香附6g、川芎6g、山栀10g、苍术6g、神曲10g、柴胡10g、木香3g、生姜6g,服9剂。复诊:胁痛、腹满、呕恶均减轻,食欲增加,前方去生姜、神曲、苍术,加白芍15g,继进9剂。再诊:除右胁时有隐痛外,诸证悉平。原方增大10倍量,共研细末,每日2次,每次5g,温开水冲服。服完一料后,诸证消失而愈。

二、胁痛案

李××,男,56岁,1982年6月20日初诊。患者近3年来前胸憋,时有绞痛,伴心悸气短,咳嗽背痛,脉弦数,舌胖淡,有散在瘀分钟斑,苔黄腻;心电图示冠状动脉供血不全。西医诊断:冠心病。辨证:气血郁阻于胸中,胸阳不得宣泄,久则化湿化热,而致胸痹。法当行气活血,除湿清热。方用越鞠丸加味:香附6g、川芎10g、苍术6g、山栀10g、神曲10g、赤芍10g、丹参20g,服10剂。复诊:胸闷大减,心绞痛未发作,舌苔变薄,前方去赤芍加降香3g,继服30剂,诸证悉平。

三、头痛案

巨××,女,19岁,1979年10月21日初诊。患者阵发性右侧偏头痛一年余,痛时伴心悸心烦,恶心呕吐,急躁易怒,大便干,小便黄,月经量少色黑,经来腹痛;脉弦数滑,苔黄厚腻。西医诊断为血管神经性头痛。辨证:气血郁久化热,热郁夹湿头痛。法当行气活血,清热除湿。方用越鞠丸加味:香附6g、川芎6g、山栀12g、苍术6g、神曲10g、黄连3g、大黄10g、白芷3g、细辛3g,服6剂。复诊:头痛减轻,舌苔变薄,大便溏泄,每日3次,前方大黄减至6g,继进10剂,诸证悉平。

四、痛经案

陆××,女,28岁,1976年8月4日初诊。患者近3年来,经来腹痛,量少色黑,夹带血块,伴腰痛,口苦咽干,急躁易怒,手足心热,舌红苔微黄腻,脉弦滑数。辨证:七情郁结,冲任不调,气血瘀分钟滞,瘀分钟久化热生湿,而致痛经。法当行气活血,清热除湿。方用越鞠丸加味:香附6g、川芎6g、山栀10g、苍术6g、神曲6g、丹皮6g、桃仁10g,服5剂。复诊:月经适来潮,痛经明显减轻,经量较前增加,前方加益母草20g,继服20剂。再诊:月经量增多,颜色转红,痛经消失,仅余少腹轻度不适。嘱其每次月经前一周,再服前方5剂,每日1剂,共服3个月,诸证悉平。

胆囊炎3例

例一:王×,女,成年,兰州市房管局干部,1982年5月24日初诊。于5月23日夜间因右上腹剧痛,呕吐,次日晨车送研究所门诊,求诊治于余。

患者右上腹拒按,呼号不已,坐卧不宁,右肩背痛,呕吐,汗出;脉弦数,舌红苔黄厚腻。莫非氏征(+)。血象:白细胞26 000/mm³,中性89%。B超:胆囊炎合并胆石症,诊断:胆石症合并胆囊炎。治宜疏肝利胆、通腑泄热,方拟柴胡疏肝散加味:柴胡10g、枳实10g、白芍15g、川芎6g、香附6g、甘草6g、大黄10g、芒硝10g、黄芩6g、半夏6g、黄连3g、金钱草30g、败酱草15g、虎杖10g、元胡6g、川楝6g、木香3g,水煎服,一日1剂。3剂后患者下黑褐色污水样稀便,痛大减,但仍有阵发轻微隐痛,脘腹微胀,脉弦滑,舌红苔微黄。上方去芒硝,加茯苓12g、竹茹6g、丹参15g、草蔻5g,水煎3剂。来人告知,上方服后诸症明显好转,因工作忙又以上方取3剂,继服告愈。

例二:姜×,女,成年,陇西113厂职工,1982年6月10日初诊。右胁下痛数十日,阵发性加重。经查肝功正常,近日来右上腹痛加重向右肩背放散,厌油腻,食入即吐,反复数十次。陇西医院作胆囊造影,未见结石。诊断:慢性胆囊炎急性发作。患者口苦,烦躁,右胁下呈阵发性绞痛,脉弦数,舌红苔黄。查:胆囊区有明显压、触痛,莫非氏征(+)。诊断:慢性胆囊炎急发。治宜疏肝解郁、清利湿热,方以柴胡疏肝散加味:柴胡10g、枳实10g、白芍15g、甘草6g、川芎6g、香附6g、元胡6g、川楝6g、郁金6g、茵陈16g、金钱草30g、大黄10g、黄芩6g、黄连3g、木香10g、草蔻3g、制乳没各3g、半夏6g、当归10g、黄芪20g、丹参10g,水煎服,一日1剂。服后泻稀便多次,疼痛骤减,精神、饮食均如正常,脉弦、舌红苔薄。5剂后以前方去川楝、黄芪、丹参,再服5剂。8月12日家人来所转告,诸征悉平,已回陇西工作。

例三:马×,女,成年,西固区居民,1982年10月7日初诊。患者因右胁及胃脘剧痛由其女扶至门诊就诊。数日前因肝区疼痛、巩膜黄染经西固区医院查肝功(-),后经省中医院治疗不效求治于余。自述口苦、呕吐、恶心、便干、色黑,右胁下绞痛连及肩背。查:颜面色黄微汗,巩膜中度黄染;腹平软,肝脾未触及,胆囊区明显压、触痛,莫非氏征(+);脉弦滑、数,舌红苔黄厚腻。诊为急性胆囊炎。治宜疏肝和胃,清热利湿。方以柴胡疏肝散加味:柴胡10g、枳实10g、白芍15g、甘草6g、川芎6g、香附6g、元胡6g、川楝6g、芒硝10g、黄芩10g、黄连3g、木香3g、金钱30g、败酱15g、虎杖10g、代赭石15g、半夏6g、伏龙肝30g(先煎)、生姜5g,水煎服,一日1剂。5剂后泻稀暗褐色便、量多,痛随之而减,恶心呕吐亦止;饮食、精神均正常,惟背部有轻微隐痛;巩膜黄染明显转淡,腑气已通,湿热之邪已衰其大半;脉弦滑,舌淡苔微黄。遵前法去芒硝、伏龙肝继服5剂,以清余邪。1月16日再诊:诸痛及巩膜黄染均消失,大便亦正常,脉滑,舌淡苔薄,以柴胡疏肝散合香砂六君子汤调养善后而愈。

慢性胰腺炎2例

例一:患者王××,女,48岁,干部。于1978年8月骤然上腹剧痛,痛呈刀割样,辗转床头,呼号欲绝,当地卫生所肌注阿托品无效,送兰医一院急救室,经查血淀粉酶1250u,尿淀粉酶645u,确诊急性胰腺炎。住院1月余,经用消炎、解痉、支持等西医治疗后,疼痛缓解出院。此后患者在左上腹部常有隐约胀痛,并向左胸、左肩及腰部放散,疼痛时轻时重,反复发作。患者逐日消瘦、满腹胀满,大便溏稀、日达3~4次,经中西药多方调治无明显疗效,遂求治于余。查体:体温36.7℃,脉搏72次/min,血压16.0/10.7kPa(120/80mmHg)。颜面萎黄,巩膜未见黄染,上腹部膨隆,按之柔软,上腹偏左有轻度压痛,肝在剑下可触及1cm,质轻,莫非氏征(-)。皮肤、五官、心肺均无异常。化验:白细胞7600/mm³,中性72%、淋巴28%;血淀粉酶(Somnogyi法)32u、尿淀粉酶(Wina-Low法)64u;大便脂肪滴(+),血糖125mg%,尿糖(-),糖耐量曲线偏高。西医诊断:慢性胰腺炎。中医辨证:脉弦细数,舌质淡,苔薄黄而腻,胸脘胀痛,纳呆便溏,颜面萎黄,口苦咽干。此乃肝气郁结、肝木克土,法当疏肝理气、健脾益气,方用:柴胡10g、白芍10g、枳实10g、甘草6g、川芎6g、香附6g、白术10g、茯苓12g、丹参10g、木香3g、草蔻3g、苡仁15g、红藤30g、败酱20g、附片6g、干姜6g、元胡6g、川楝子6g,水煎服,一日1剂。上药服20剂,患者一般情况好转,胸脘胀痛减轻,大便成形,食欲增加,舌苔转淡。前方去元胡、川楝子、附片、干姜、苡仁、红藤、败酱,加党参10g、半夏6g、陈皮6g、焦三仙各6g、鸡内金6g、莱菔子10g,服10剂,诸证悉平,大便镜检正常。

例二:徐××,男,40岁。患者于9年前因右胁剧痛,在某医院确诊急性胆囊炎合并胆石症,经手术切除胆囊后,疼痛缓解出院。一年前上腹又发剧痛,兰医二院以急性胰腺炎收入住院,据云:当时血淀粉酶高达1250u,尿淀粉酶亦高达560u;经消炎、解痉、支持等保守疗法后,病情缓解出院。近半年来,患者左上腹部出现持续性疼痛,反复

277

发作加重,在饱餐或油腻性食物后加重异常明显,痛向左胸、左腰部及小腹部放散,并伴剧烈之腹胀;大便时干时稀,西医西药多方调治无效,故来我处治疗。查体:体温36℃,脉搏80次/min,血压13.3/8.0kPa(100/60mmHg)。颜面㿠白,巩膜轻度黄染,上腹膨隆,触诊有10cm×3cm之横行条样块物,有明显压痛。肝、脾、心、肺均未见异常。化验:白细胞5600/mm³,中性76%、淋巴24%,血淀粉酶(Somogyi法)16u,尿淀粉酶(Wina-Low法)32u;大便脂肪滴(++),血糖100mg%,尿糖(-)。西医诊断:慢性胰腺炎。中医辨证:脉弦滑数,舌质红、苔黄厚腻,左侧脘胁之持续疼痛,上腹块物,黄疸,腹满,便结。乃肝郁化火、湿热相合、气血闭结。法宜疏肝理气、泻火除湿、活血散结。方用:柴胡10g、枳实10g、白芍15g、甘草6g、川芎6g、香附6g、元胡6g、川楝子6g、蒲黄6g、五灵脂6g、大黄6g、芒硝10g、三棱6g、莪术6g、苡仁15g、败酱15g、红藤30g,水煎服,一日1剂。服5剂,大便泻下大量酱黑色物,脘胁疼痛、腹满明显减弱,黄疸消退,黄苔转薄。遂于上方去芒硝,加黄连6g、木香10g,继服8剂,脘胁疼痛消失,腹微胀,大便自如,镜检无异常。舌苔转为薄白微黄,脉沉细弦,上腹部之条状块物触之不显。前方去元胡、川楝子、蒲黄、五灵脂、败酱、红藤、大黄,加党参10g、白术10g、茯苓12g、半夏6g、陈皮6g、草蔻3g,10剂后,诸症悉平,健康工作。

关节炎3例

例一:王××,女,26岁,产后1月,全身各大小关节疼痛重着,遇寒加重,行走不利,屈伸疼痛,呈游走性,汗多,舌淡苔白,脉沉细滑。证属风寒湿痹。投桂芍知母汤加味:桂枝10g、白芍15g、知母6g、干姜6g、防风12g、麻黄10g、白术10g、川草乌各10g(先煎1小时)、马钱子1个(油炸)、杏仁10g、生苡仁20g、甘草6g、当归10g、黄芪30g、生熟地各12g、黄芩10g、黄柏6g,服药7剂,关节疼痛明显好转,汗出减少。再服7剂,症状全部消失。

例二:杨×,女,33岁,关节红肿疼痛1周,伴咽痛,发热汗出,口渴多饮,舌红苔薄黄,脉弦数。此证属热痹。投桂枝芍药知母汤加味:桂枝10g、白芍15g、知母6g、干姜6g、防风12g、麻黄10g、白术10g、川草乌各10g(先煎1小时)、马钱子1个(油炸)、生苡仁20g、杏仁10g、生石膏30g、忍冬藤20g、桑枝30g,投药7剂,热退,汗止,症状大减。前方去生石膏,继服10剂,诸症痊愈。

例三:王××,女,52岁,双手指腕关节疼痛变形,各大关节亦感疼痛,病程10余年,丧失劳动力。舌质暗苔薄,脉细涩,证属病久入络所致血痹。投方:桂枝10g、白芍15g、知母6g、干姜6g、防风12g、麻黄10g、白术10g、川草乌各10g(先煎1小时)、马钱子1个(油炸)、杏仁10g、生苡仁20g、当归10g、赤芍10g、川芎10g、生地12g。服药14剂后各关节疼痛有所缓解,服药30剂时各种症状明显改善,关节活动由僵硬变灵活。

乙型肝炎6例

例一:黄某,男,26岁,1992年8月22日初诊。主诉患乙肝1年余。患者于1991年5月渐觉疲乏,恶心厌油,继而身目发黄,尿黄,入本矿职工医院,经检查肝功异常,HBsAg阳性,以急性乙型肝炎住院治疗,经治症状基本消失,肝功基本恢复正常出院。但HBsAg一直未转阴,近2月来又觉疲乏,恶心厌油,肝区隐痛,伴心烦口苦就诊。患者身目稍黄而不甚鲜泽,尿黄,舌苔黄腻,脉弦滑。肝剑下可触及1.5cm,质软,有压痛,肝区叩击痛,脾肋下未触及。实验室检查:ALT330u,TTT10u,HBsAg阳性,HBeAg阳性,抗-HBc阳性,抗-HBe阴性,抗-HBs阴性。诊断为慢性活动性乙型肝炎。中医证属邪客少阳,湿热困脾。治宜和解少阳,清利湿热。方用乙肝2号加减:柴胡15g、黄芩10g、半夏10g、党参10g、茵陈15g、丹参20g、秦艽10g、当归10g、白芍10g、郁金8g、生薏仁30g、吴茱萸4g、全瓜蒌20g、元胡10g、川楝子10g、甘草6g、生姜3g、大枣4枚,水煎服,每日1剂。连服30剂,精神食纳转佳,黄疸消退,肝区疼痛基本消失,肝已缩回,舌苔转薄略黄。查ALT88u,TTT小于6u,原方去元胡、瓜蒌,加鳖甲20g。再服30剂,肝区疼痛消失,舌脉恢复正常,ALT34u,TTT小于5u,HBeAg转阴,抗-HBe转阳,余如前。二诊于前方去吴茱萸、川楝子,加黄芪30g、仙茅10g、炒白术10g、黄精10g,连服3月,HBsAg亦转阴,抗-HBs转阳。随访1年正常。

按:该例患者以疲乏、恶心、厌油、肝压痛及黄疸、苔黄腻、脉弦滑为主症,结合肝功及乙肝病毒标志物阳性,认为尚属邪胜,用乙肝2号加减,以和解少阳,清利湿热,调治5月而愈。

例二:柳某,男,35岁,1994年3月6日初诊。主诉患乙肝5年,加重2个月。患者于5年前曾患乙型肝炎,经治好转,但HBsAg持续阳性,多方治疗,一直未转阴。2月来肝区疼痛明显,自述两胁攻撑,右胁痛甚,伴疲乏纳呆,恶心厌油,午后低热,手足心热。查:颜面暗黄无华,巩膜稍黄,颜面及胸颈未见蜘蛛痣,无肝掌。腹平软,肝剑下触及3cm,肋下触及1.5cm,质地中等,有压痛,肝区有叩击痛,脾肋下未触及。舌略紫有瘀分钟斑,苔黄,脉弦细数。实验室检查:ALT860u,TTT13u,HBeAg阳性,HBgAg阳性,抗-HBc阳性,抗-HBs阴性,抗-HBg阴性。诊断为慢性活动性乙型肝炎。中医证属气滞血瘀分钟,化火伤阴,湿热未尽。治宜理气活血,养阴清热利湿。用乙肝3号方加减:川牛膝10g、丹皮10g、丹参20g、麦冬10g、生地10g、白芍10g、板蓝根10g、当归10g、川芎6g、元胡10g、川楝子10g、郁金15g、生薏仁30g、鳖甲20g、半夏10g、茵陈20g、生姜2g,水煎服,每日1剂,连服30剂,肝区疼痛大减,精神食纳好转,热退,手足心热减轻,黄疸消退,面色转润,肝肋下缩回,剑下1.5cm,质变软,舌质转淡,尚有瘀分钟点,原方去半夏、生姜,加吴茱萸5g。连服30剂,肝区疼痛基本消失,肝已缩回,精神食纳转佳。ALT62u,TTT大于5u,HBeAg转阴。二诊方去元胡、川楝子,加炒白术12g,取25剂,共粉细末,每日2次,每次15g,温开水冲服,每次加服大枣1枚。连服近5个月后诸症消失,面色润泽,舌质恢复正常,ALT25u,TTT小于5u,HBsAg亦转阴,抗-HBs、抗-HBg均转阳。随访1年正常。

例三:张××,女,29岁,教师,1984年10月28日初诊。患者于一年前始有乏力,纳呆,右胁疼痛,腹胀,口苦,经查肝功能明显损害,HBsAg阳性,当地医院诊断为乙型肝炎。一年来曾用转移因子、芸芝肝泰、辅酶Q_{10}等及其他保肝西药,未见明显疗效,病情仍反复发作,近一月来病情加重;除前述症状外,尚有恶心,低烧,便溏。既往有乙肝接触史;其妹为乙型肝炎患者。查体:体温37.9℃,消瘦,巩膜未见黄染,颜面、颈部发现3个蜘蛛痣。心肺未见异常,肝在剑下可触及3cm,肋下1cm,质中等硬度,有压痛,脾在肋下可触及0.5cm,腹部移动性浊音(-),下肢未见浮肿。化验检查:血红蛋白8.5g,红细胞300万/mm³,血小板9万/mm³。肝功:黄疸指数4u,麝香草酚浊度18u,磨香草酚絮状试验(++),硫酸锌浊度22u,谷丙转氨酶580u,血浆总蛋白5.8g/dl,白蛋白2.6g/dl,球蛋白3.2g/dl,蛋白电泳γ球蛋白27%。HBsAg1:512,HBeAg(+),抗HBe(-),抗-HBs(-),HBV-DNA-P(+)。西医诊断:病毒性肝炎,乙型,慢性活动型。中医辨证:患者右胁疼痛,脘腹胀满,面色晦暗,肝脾肿、大,脉弦数,舌质红见瘀分钟斑、苔微黄而腻。证乃气滞血瘀分钟,郁久化火,方用乙肝3号加味:牛膝10g、丹参20g、麦冬10g、甘草6g、生地12g、白芍15g、川芎6g、当归10g、苍术6g、龙葵15g、虎杖10g、元胡6g、川楝子6g、黄芪20g、郁金6g、橘叶20g。服20剂,胁痛腹胀均减轻,面色稍转红,脉弦数,舌质仍见瘀分钟斑,黄腻苔转薄。前方去龙葵、虎杖,加秦艽10g、板蓝根10g、党参10g,再进20剂,诸证悉平,舌质瘀分钟点消失,面色转红,肝在剑下1.5cm,压痛不著,脾未触及。肝功TET(-),TTT6u,ZnT11u,GPT85u(金氏),血浆总蛋白6.8g/dl,白蛋白4.2g/dl,球蛋白2.6g/dl,蛋白电泳γ球蛋白20%,HBsAg(-),HBeAg(-),抗-HBe(+),HBV-DNA-P(-),嘱服3号冲剂30天,以善其后。

例四:高××,男,25岁,宾馆服务员,1986年2月24日初诊。患者于一年前始有乏力,腹胀,口淡无味,时有烦躁,厌油,肝区疼痛,经查表面抗原阳性,肝功明显损害,某医院诊断为乙型肝炎。1年来曾用西药辅酶Q_{10}、转移因子、芸芝肝泰及其他保肝疗法,疗效不佳,仍反复发作。近半月病情加重,除上述症状外,尚伴心烦喜呕、胸胁满闷、口苦咽干等症。既往有乙肝接触史。查体:体温37.6℃,双目无黄染,咽红,扁桃体Ⅱ°肿大,心肺未见异常;腹平软,肝在剑下可触及4cm,肋下可触及3cm,质软,压痛明显;脾在肋下可触及1cm。化验检查:血红蛋白11.8g,黄疸指数6u,TET(-),TTT10u,GPT1210u,血浆总蛋白6.8g,白蛋白4.8g,球蛋白2g,HBsAg1:128,HBcAg(+),HBeAg(+),ALT800u,HBV-DNA-P(+)。西医诊断:病毒性肝炎,乙型,急性。中医辨证:脉弦数滑,舌质红、苔黄腻。系邪客少阳,肝胆湿热所致。方用乙肝2号加味:柴胡10g、黄芩10g、半夏6g、党参10g、甘草6g、丹参10g、木香3g、草蔻3g、虎杖10g、茵陈10g、威灵仙10g、晚蚕砂10g、元胡6g、川楝子6g,生姜、大枣引,水煎服,每日1剂,服20剂。患者肝痛消失,食欲增加,颜面转红,精神体力均较前明显好转。脾未触及,肝在剑下可触及2cm,肝功除TFT(+)外,其余均恢复正常;HBsAg1:64,e抗原转阴,e抗体转阳,前方去元胡、川楝子再进20剂,诸证皆消失,患者

282

精力充沛,食欲正常,化验除e抗体仍然阳性外,其余诸指标皆在正常范围之内。嘱服2号冲剂30天以期巩固疗效。

例五:陈××,男,40岁,工程师,1986年8月27日初诊。患者于10年前患过肝炎,2年前表面抗原阳性,肝区胀痛,口苦咽干,腿软,乏力,恶心,曾用过各种西医保肝药,仅见小效,2月来自觉肝疼加重,乏力纳呆,明显消瘦,精神委靡不振,下午轻热,手足心热;肝功损害。既往有乙肝接触史。查体:体温36.4℃,患者颜面㿠白,巩膜无黄染。面颈部可见2个蜘蛛痣,心肺未见异常。腹部平软,肝在剑下可触及4cm,质稍硬,有压痛,脾未触及,腹水征阴性,下肢未见浮肿。化验检查:血红蛋白10g,红细胞360万/mm³,肝功能SGPT240u(金氏法),TTT6u,TFT(+++),ZnT14u,黄疸指数6u,血浆总蛋白7.7g/dl,白蛋白4.7g/dl,球蛋白3.0g/dl,电泳γ球蛋白14u。HBsAg1:256,HBeAg(+),抗-HBe(-),HBV-DNA-P(+)。西医诊断:病毒性肝炎,乙型,慢性活动型。中医辨证:患者颜面白,疲乏无力,食欲不振,少气懒言,五心烦热,右胁疼痛;舌质胖淡,舌尖红,边有齿痕,脉沉细数无力;证乃气阴初挫,肝郁脾虚。方用乙肝1号加味:升麻6g、山药10g、白术10g、黄芪30g、丹参30g、当归10g、秦艽10g、板蓝根10g、葛根10g、女贞子10g、枸杞子10g、柏子仁10g、瓜蒌10g、乌梅4枚、虎杖10g、野菊花20g、蝉衣10g、党参10g,水煎服,每日1剂。服20剂后,患者肝痛消失,精神好转,食欲增加,五心烦热明显减轻,肝在剑下可触及2cm,质软无压痛。肝功除TTT6/dl外,余均正常,血浆总蛋白8.1g/dl,白蛋白4.9g/dl,球蛋白3.2g/dl,HBsAg1:32,HBeAg(-),抗-HBe(-),HBV-DNA-P(-)。上方去板蓝根、茵陈再服20剂,各种症状均消失,肝功正常,HBsAg转阴。嘱服1号冲剂30天以善其后。

例六:郑××,女,27岁,铁路职工,1986年1月11日初诊。患者于8年前检查表面抗原阳性,因为当时尚无症状,未引起重视,半年来患者感觉乏力、嗜睡、纳呆、腹胀、肝区疼痛、牙龈出血,曾服用中西治肝药物,均未见明显疗效,近来腹胀加重,明显消瘦,并伴下肢轻度浮肿,前来就诊。既往有乙肝接触史,其母为乙肝患者。查体:患者面色暗黑,消瘦,巩膜轻度黄染,心肺(-),腹部膨隆,移动性浊音(+),肝在剑下可触及3.5cm,肋下2cm,中等硬度,有压痛,脾在肋下可触及2cm,下肢可见轻度浮肿。化验:血红蛋白9g,红细胞280万/mm³,血小板6万/mm³。肝功:黄疸指数10u,TTT12u,TFT(++++),ZnT20u,SGPT160u,血浆总蛋白5.6g/dl,白蛋白1.6g/dl,球蛋白4g/dl,电泳γ球蛋白29%,HBsAg1:512以上,HBeAg(+)抗-HBg,HBV-DNA-P(+)。西医诊断:①病毒性肝炎,乙型,慢性活动型。②肝硬化合并腹水。中医辨证:患者颜面暗晦,形寒怯冷,消瘦乏力,嗜睡,纳呆,腹胀,两胁疼痛,下肢浮肿,牙龈出血,舌胖大有齿痕,苔黄腻,脉弦滑数。证属肝郁化热,阳虚水泛。方用乙肝4号加味:党参10g、白术10g、茯苓12g、甘草6g、半夏6g、丹参30g、黄芪30g、陈皮6g、苍术6g、厚朴6g、猪苓10g、泽泻10g、桂枝10g、干姜6g、附片6g、柴胡10g、板蓝根10g,水煎服,每日1剂,20剂后,腹水消失,腹胀减轻,齿龈出血停止,患者精神、食欲均较前明显好转。血小板升至12万/mm³,黄疸指数6u,TFT(++),TTT6u,ZnT12u,血浆总蛋白6.8g/dl,球蛋白3.4g/dl,电泳γ球蛋白20%,HBeAg(-),HBsAg1:256,抗-HBe(+),HBV-DNA-P(+),前方去干姜、附片,再进20剂,病情较前又有好转。嘱3号冲剂40天,患者症状全部消失,除肝在剑下可触及2cm外,余无异常。化验:HBsAg(-),抗-HBe(+),HBV-DNA-P(-),血浆总蛋白7.1g/dl,白蛋白3.8g/dl,球蛋白3.3g/dl,肝功除TFT(+)外,其余各项均在正常范围之内。患者体力、精神、食欲均好,正常上班工作。

重症肝炎2例

例一:患者冯某,男,36岁,因"全身黄染半月伴恶心"于1995年1月28日就诊。查体:患者神志恍惚、反应迟钝,全身皮肤及巩膜严重黄染,前胸部有大片血斑,肝浊音界缩小,腹水征阳性,舌质红、苔黄腻,脉弦滑数。化验血常规提示:血红蛋白10g/L;血小板计数50×10⁹/L;白细胞计数11.0×10⁹/L,中性为78%;尿常规示:尿胆红素(+++);粪常规示:潜血(+);肝功化验示:入院第1、3、6天的总胆红素及谷丙转氨酶分别为:170μmol/L→220μmol→360μmol/L;110u→260u→46u;入院时麝浊为6u;白、球比例为1:1.1;凝血酶原时间为18秒。西医诊断:亚急性重症肝炎。中医辨证:湿热互结、热伤心营。治宜清热利湿。处方:黄连8g、黄芩10g、生大黄10g、栀子10g、茵陈20g、芒硝10g(分冲)、柴胡10g、党参10g、半夏6g、丹参30g、黄芪30g、公英15g、败酱15g,水煎服,每日1剂分服。同时给予10%葡萄糖溶液500ml加10%氯化钾溶液10ml、维生素C2.0g、维生素B₆0.2g、胰岛素10u,静滴,一日1次;生理盐水200ml加先锋Ⅵ号2.0g,静滴,一日2次;灭滴灵250ml,静滴,一日2次。10%葡萄糖250ml加促肝细胞生成素80mg,静滴,一日1次。经上述治疗后患者黄疸明显消退,腹水基本消失。但在第5周出现大量呕血,除西医输血、止血治疗外,中药原方加花蕊石15g、血余炭15g、乌贼骨15g,治疗4天出血基本停止,但患者又出现极度乏力,查舌红少津无苔、脉沉细,中药改为益气生津、清热祛湿。处方为:北沙参15g、麦冬10g、玉竹10g、石斛6g、黄连6g、黄芩10g、生大黄6g、栀子10g、茵陈20g、丹参30g、黄芪30g、公英15g、败酱15g、木香3g、草蔻3g,水煎服,每日1剂分服。治疗4周后所有症状消失,精神好转,肝功恢复正常。

例二:患者方某,女,34岁。有3年的肝硬化病史。1周前外感后出现全身黄染伴乏力,纳差、腹胀,于1994年4月10日就诊。查全身皮肤巩膜严重黄染,心肺(-),腹膨隆、脾大、肝浊音界缩小,腹水征(++),舌淡红、苔白腻,脉沉细。化验检查:血常规示:血红蛋白为8g/L;血小板计数为40×10⁹/L;白细胞为5.0×10⁹/L,其中中性为68%;尿常规示:尿胆红素为(11),粪常规未见异常;肝功结果为:入院后第1、4、8天的总胆红素和谷丙转氨酶分别为70μmol/L→100μmol/L→176μmol/L和48u→64u→58u;麝浊为18u,白、球蛋白比例为0.6:1;凝血酶原时间为16秒。西医诊断:慢性重症肝炎。中医辨证为肝郁脾虚、湿热互结。治以疏肝健脾、清热化湿。处方为:黄连6g、黄芩10g、生大黄6g、栀子10g、茵陈15g、柴胡10g、党参10g、半夏6g、干姜6g、丹参30g、黄芪30g、当归10g、白芍10g、黄精20g、秦艽15g、板蓝根15g,水煎,每日1剂分服。同时给予10%葡萄糖溶液500ml加10%氯化钾溶液10ml、维生素C2.0g、维生素B60.2g、胰岛素8u、胰高血糖素1mg静滴,一日1次,生理盐水200ml加青霉素480万单位静滴,一日2次,白蛋白10g静滴,一周2次。治疗3周后黄疸消退但仍腹胀,原方去秦艽、板蓝根,加大腹皮15g、葫芦皮15g、车前子15g,并用速尿10mg肌注,一日2次。又治疗3周后患者腹胀减轻,惟觉轻度乏力、纳差,查舌淡红苔薄白、脉沉细无力。中药改为益气健脾为主,方药为:党参15g、茯苓12g、白术10g、甘草6g、陈皮6g、半夏6g、砂仁3g、木香3g、黄芪30g、丹参30g、茵陈15g、当归10g、白芍10g、黄连3g、黄芩6g、生大黄3g、栀子10g,水煎,每日1剂分服。又以该方为基础治疗5周后诸症消失,肝功恢复正常。查肝浊音界较前增宽、脾脏回缩、腹水征(-)。

肝硬化7例

例一:张某,女,60岁,工人,1992年4月20日来诊,自述2年前由于一次感冒,迁延不愈,后渐觉脘腹痞满,腹胀便溏,胸胁胀痛,食少,纳呆,厌油腻,神疲,肝区痛,曾自服肝血宝、感冒通、胃得乐冲剂等,症状有所缓解。自此后,胸胁常感不舒,食欲不振,纳呆便溏,未去医院求治,今年4月,又感风寒,上述症状均再现且明显加重,腹部明显胀大,晨起眼睑浮肿,尿少,便溏,恶寒较甚,遂求治于余。

体查:双下肢凹陷性水肿,颜面浮肿,腹部膨隆,有移动性浊音,肝右胁下2cm,剑下3cm,肝区有叩击疼,脾左胁下2cm,腹围87cm,舌质红无苔,有散在瘀分钟点,脉弦细数。血象:白细胞$4.5×10^9$/L、血红蛋白98g/L、血小板$68×10^9$/L,乙肝三系统:HBsAg1:64、抗-HBg(+)、抗-HBc(+),肝功:谷丙转氨酶40u/ml、黄疸指数6u、ZnTT20u、TTT5u、TFT(+)、白蛋白34.5g/L、球蛋白32.2g/L、γ-球蛋白24%,B超示:肝大、脾大,西医诊断:肝硬化失代偿期,重度腹水。中医辨证:积聚,脾肾阳虚型。治疗:西药给予能量组1周,胎肝悬液每周1次,白蛋白每周1次,每次10g,速尿、安体舒通、双氢克脲噻依病情选用。中药用真武汤合五苓散加减:制附子10g、干姜6g、白术15g、甘草6g、厚朴10g、木香10g、草果10g、茯苓15g、猪苓10g、泽泻10g、丹参30g、黄芪30g、生熟地各10g、白芍10g、当归10g、黄精10g、秦艽15g、板蓝根15g、大腹皮15g、葫芦皮15g、汉防己15g、车前子10g(另包),共服30余剂,基本守方不变,诸症状均有好转。出院复查:腹围76cm,谷丙转氨酶28u/ml、ZnTT8u、TTT5u、白蛋白389/L、球蛋白289/L、γ-球蛋白16%。2月后追访,患者精神良好,食欲、食量均增,腹围76~78cm,肝区未再作痛。

例二:王某,女,32岁,农民。自述2年前不明原因腹胀、便溏、食少纳呆、呕恶、月经不调、经行腹痛、量多、色红,曾服本地一老中医的药,症状有所好转。今年4月份,因家务事与丈夫发生口角,晨起自觉腹胀,纳呆,胸胁痛,且腹胀日渐加重,又服老中医之药,无效,遂慕名前来求治。

体查：全身浮肿，全腹叩浊，肝脾触诊不满意，由于经济不足，未作其他化验检查；依多年之经验，确诊为肝硬化晚期，重度腹水。中医辨证：积聚日久导致臌胀（肝郁脾虚型）。方用丹栀逍遥散加味：丹皮10g、山栀10g、当归10g、白芍10g、柴胡10g、茯苓12g、白术15g、丹参30g、黄芪30g、秦艽10g、板蓝根10g、大黄6g、葫芦皮15g、大腹皮15g、汉防己15g、车前子15g、葶苈子10g、三棱10g、莪术10g、制乳没各3g，前后共服15剂，腹水明显减轻，水肿消失，体重由来时的69kg下降至55kg，食欲，食量转佳，胸胁痛消失。于原方去大黄、秦艽、板蓝根，加木香6g、郁金6g，继服以巩固疗效。

例三：蔡某，男，45岁，工人。平常嗜烟酒，有慢性肝炎史，1991年10月因一次性喝酒过多突发鼻衄，出血约500ml，自此后，渐觉腹胀、便溏、胸胁痛、肝区痛，自服肝泰乐而症状未减，1992年3月20日求治于余。

体查：面色黧黑，消瘦，面、颈部有散在蜘蛛斑，腹壁如鼓，青筋暴露，乳房明显发育胀大，肝掌明显，舌质红，苔黄厚腻，脉弦数。三大常规正常，肝功：谷丙转氨酶48u/L、白蛋白36.5g/L、球蛋白32.4g/L。γ-球蛋白25%，B超示：脾脏肿大。西医诊断：酒精中毒型肝硬化。中医辨证：臌胀（肝郁脾虚型）。西药给予保肝利尿之药，中药用丹栀逍遥散加味：丹皮10g、山栀10g、当归12g、赤白芍各10g、柴胡10g、茯苓15g、白术10g、丹参20g、郁金10g、生地10g、元胡10g、川楝子10g、三棱10g、莪术10g、鳖甲15g、牡蛎15g、二花15g、连翘15g、大腹皮15g、葫芦皮15g、车前子10g，服7剂后，肝区痛明显减轻，仍食少、腹胀，原方去元胡、川楝子、莪术，加焦三仙各10g、炒菜菔子10g、鸡内金10g、枳壳10g、厚朴10g，继服20余剂，诸症明显减轻或消失。带药以固疗效。

例四：马××，男，30岁，住院号11595号，景泰县农副公司职工。因持续性黑便15天伴腹胀1周收入本科住院部治疗。患者自觉两胁胀满，体乏无力，食欲不振，口苦咽干。查体：精神不振，面色萎黄，巩膜轻度黄染，心肺未见异常，肝浊音正常，脾大于肋下4cm可及，质中等，腹膨隆，移动性浊音阳性，双下肢不肿。B超示：肝硬化腹水，脾大

(厚5.0cm)。上消化道钡餐透视示:食道静脉曲张。胃镜示:食道静脉曲张(重度)。化验检查示:血色素80g/L,大便潜血试验(++),肝功能正常。表面抗原阴性,总蛋白74g/L,白蛋白32g/L,球蛋白42g/L。诊断为肝硬化失代偿期。中医辨证为肝郁脾虚,郁久化火,脾虚生湿,水湿泛滥,气滞血瘀分钟。以丹栀逍遥散为主方治疗,拟方如下:丹皮6g、山栀子10g、白芍15g、当归10g、柴胡10g、茯苓12g、白术10g、甘草6g、丹参30g、黄芪30g、黄精20g、葛根10g、三棱10g、何首乌20g、莪术10g、牡蛎15g、鳖甲10g、大腹皮15g、葫芦皮15g、车前子10g,每日1剂。西药配以止血及补充白蛋白治疗。住院40天后腹胀消失,伴随症状消失。复查大便潜血阴性。食道钡餐透视复查见静脉曲张明显好转。B超复查见腹水消失,肝脏好转,脾不大(厚4.0cm),住院80余天出院。

例五:张××,男,32岁,住院号14559。急黄肝,因右肋胀满5年,黄疸3月收入本科住院部治疗。患者诉体乏无力,食欲不振,厌油恶心。查体:精神欠佳,面色萎黄,巩膜轻度黄染,心肺未见异常,肝未及,压之不舒,脾于肋下5cm可及,质中等,腹平软,移动性浊音阴性,双下肢不肿。B超示:早期肝硬化,脾大(厚8.0cm),胆囊炎性改变。食道吞钡无食道静脉曲张。化验检查:白细胞3.0×10^9/L,肝功:GPT150u、γ-球蛋白27.2%、白球比例正常、白蛋白与球蛋白均正常,诊断为早期肝硬化。中医辨证属肝气郁结,肝郁脾虚,肝郁化火,气滞血瘀分钟。以丹栀逍遥散加味治疗:丹皮6g、山栀子10g、白芍15g、当归10g、柴胡10g、茯苓12g、白术10g、甘草6g、丹参30g、黄芪30g、白花蛇舌草15g、半枝莲15g、二花15g、连翘15g、公英15g、败酱15g、三棱10g、莪术10g、桃仁10g、红花6g、牡蛎15g、鳖甲6g,每日1剂。服药60剂后所有症状消失。复查B超:肝弥漫性改变脾大较前缩小(厚6.5cm),γ-球蛋白降至19.3%,GPT降至正常,疗效明显。

例六:患者苏某,女,52岁,祁连山制药厂职工,住院号:8265。患者以腹胀半年伴纳差、消瘦、乏力,睡眠不好前来我院求治,入院时患者精神倦怠,面色黧黑;B超示:肝脏明显缩小,脾厚5.5cm,腹水少量;上消化道钡餐透视:食道静脉曲张;化验检查:血小板48×10^9/L,蛋白电泳示:总蛋白为62.3g/L,白、球蛋白比例为1.4:1,丙球蛋白为

24.5%，诊断为肝硬化腹水，治以疏肝健脾、益气活血。方药为：丹皮10g、山栀10g、柴胡10g、白芍10g、当归10g、白术10g、茯苓12g、黄芪30g、黄精20g、丹参30g、郁金10g、三棱6g、莪术6g、土鳖虫6g、泽泻10g、舌蛇草15g、半支莲15g、生地10g、炒枣仁15g、水蛭6g（冲服），服上药40余剂后腹胀等症明显减轻，纳食增加。但外感后引起面神经麻痹、多汗、头身疼痛，遂改用和解少阳之法，方药为：柴胡10g、黄芩10g、半夏10g、党参10g、甘草6g、生姜4g、大枣4枚、黄芪30g、丹参30g、白附子10g、僵蚕10g、全蝎10g、当归12g、赤芍10g、板蓝根15g、马齿苋60g、蛇舌草15g、半支莲15g、白芍15g，服用10余天后外感症状完全解除，口眼歪斜基本纠正。此后又用原方加减巩固治疗30余天，诸症消失。复查B超示：肝大小正常，脾厚4.9cm。化验检查示：血小板124×10^9/L。蛋白电泳示：总蛋白为61.4g/L，白、球蛋白比例为2.4:1，丙球蛋白为19.8%，均恢复正常。

例七：患者雷某，男，38岁，武山县农民。患者有10余年的乙肝病史，现出现腹胀，双下肢浮肿伴乏力头晕，曾出现黑便，在当地医院给予保肝、利尿治疗效果不显，故求治于余。初诊症见患者全身黄染、口唇深红，形体消瘦，脾大胁下平锁骨中线4cm处，腹水征(+)。化验检查示：肝功轻度损害，HBsAg1:128，血小板为34×10^9/L，总蛋白为57.7g/L，白、球蛋白比例为1:1.1，丙球蛋白为33.5%。诊断为肝硬化腹水。治以疏肝健脾利水，佐以活血化瘀分钟。方药为：丹皮10g、山栀子10g、柴胡10g、白芍10g、当归10g、白术10g、茯苓12g、黄芪30g、丹参30g、生地12g、土鳖虫10g、鳖甲10g、葶苈子15g、车前子15g、大腹皮15g、葫芦皮15g、汉防己15g、三棱6g、莪术6g、茵陈10g、半支莲15g、舌蛇草15g、生大黄3g。二诊服上方30余天后患者双下肢浮肿及腹水消失，但黄疸仍存在，并出现右胁疼痛，故原方加入秦艽、板蓝根各15g，继服10余天黄疸及右胁疼痛减轻，又加减调理30余天，临床症状及腹水消失，脾脏回缩至正常。化验检查示：血小板63×10^9/L；蛋白电泳示：总蛋白60.4g/L，白、球蛋白比例为1.5:1，丙种球蛋白为24.9%，疗效明显。